Partie 1

QCM thématiques : Chimie générale

PASS TOUT EN QCM

BIOCHIMIE, BIOLOGIE MOLÉCULAIRE, CHIMIE ORGANIQUE

PARCOURS **SANTÉ & L.AS**

Plus de 300 QCM

Des QCM classés par thèmes

3 concours blancs sur l'ensemble du programme

Tous les corrigés détaillés

Des concours blancs corrigés à télécharger !

Élise Marche

Frédéric Ravomanana

Simon Beaumont

EDISCIENCE

11 rue Paul Bert, 92240 Malakoff
www.dunod.com
ISBN 978-2-10-083311-5

Table des matières

Première partie

QCM thématiques : Chimie générale

Seconde partie

QCM thématiques : Chimie organique

Troisième partie

QCM thématiques : Biochimie

Quatrième partie

QCM thématiques : Biologie moléculaire

Cinquième partie

Concours blancs

Notions de base 1

1 Au cours de la combustion complète d'un composé organique $C_xH_yO_z$, dans le dioxygène de l'air, les produits de la réaction sont :

❒ **a.** Le monoxyde de carbone et l'eau ?

❒ **b.** Le carbone et l'eau ?

❒ **c.** Le dioxyde de carbone et l'eau ?

❒ **d.** Le monoxyde de carbone et le carbone ?

2 L'échelle de température Celsius (t) et l'échelle absolue (T) vérifient l'équation :

❒ **a.** $T = t - 273{,}15$?

❒ **b.** $t = T - 273{,}15$?

❒ **c.** $T = t + 273{,}15$?

❒ **d.** $t = T + 273{,}15$?

3 Pour les gaz, les conditions normales de température et de pression (CNTP) correspondent à :

❒ **a.** $P = 1\,013$ Pa et $t = 0$ °C ?

❒ **b.** $P = 1\,013$ hPa et $t = 20$ °C ?

❒ **c.** $P = 1\,013$ hPa et $t = 0$ °C ?

❒ **d.** un volume molaire $V_m = 24\ \text{L} \cdot \text{mol}^{-1}$?

4 On réalise la combustion complète de 140 g de pentane, dans le dioxygène de l'air ($V_{(O_2)} = 0{,}2V_{air}$). Dans les CNTP, est-il vrai que :

❒ **a.** Les coefficients de l'équation bilan sont (2 ; 15 ; 10 ; 10) ?

❒ **b.** La masse de dioxyde de carbone produit est 440 g ?

❒ **c.** Le volume d'air nécessaire est 2,65 m^3 ?

❒ **d.** Le volume de dioxygène consommé vaut 336 L ?

5 On considère les composés S_xO_y (masse molaire moléculaire $M_1 = 80\ g \cdot mol^{-1}$; pourcentage massique de soufre $p_1 = 40\ \%$) et C_zH_t ($M_2 = 100\ g \cdot mol^{-1}$; pourcentage massique de carbone $p_2 = 84\ \%$). Est-il vrai que :

❒ **a.** $x = 2$?

❒ **b.** $y = 6$?

❒ **c.** $z = 7$?

❒ **d.** $t = 14$?

6 La densité d'un gaz C_xH_z est d = 1,034. La composition massique des molécules est 80 % de carbone. Est-il vrai que :

❒ **a.** $x = 3$?

❒ **b.** $z/x = 3$?

❒ **c.** $z = 8$?

❒ **d.** la masse moléculaire du gaz est $M = 36\ g \cdot mol^{-1}$?

7 On dispose, en laboratoire, de deux solutions aqueuses mères A et B. La solution A contient 22,76 % en masse de NH3, et on donne sa densité : $d = 0{,}914$. La solution B contient 32,10 % en masse de NaOH, et on donne sa densité : $d' = 1{,}35$.
Données : M (N) = $14\ g \cdot mol^{-1}$; M(H) = $1\ g \cdot mol^{-1}$;
M(O) = $16\ g \cdot mol^{-1}$; M(Na) = $23\ g \cdot mol^{-1}$.
Est-il vrai que :

❒ **a.** La concentration de la solution A est $10{,}5\ mol \cdot L^{-1}$?

❒ **b.** La concentration de la solution A est $10{,}8\ mol \cdot L^{-1}$?

❒ **c.** La solution A contient 416 g de NH3 ?

❒ **d.** La solution B contient 230 g de NH3 ?

❒ **e.** La solution A diluée 10 fois a une concentration de $1{,}05\ mol \cdot L^{-1}$?

❒ **f.** La solution B diluée 10 fois a une concentration de $1{,}08\ mol \cdot L^{-1}$?

8 Le trioxyde de soufre SO_3 est un gaz qui réagit, avec les gouttes de pluie, pour former de l'acide sulfurique H_2SO_4 (réaction a). Les pluies acides qui en résultent sont néfastes ; les normes de pollution imposent, comme seuil limite de la concentration en SO_3, la valeur : 250 μg par m^3 d'air.
Données : M (S) = 32, M (O) = 16, M (H) = 1 en $g \cdot mol^{-1}$. Est-il vrai que :

a. Les coefficients stoechiométriques de l'équation bilan de la réaction a sont tous égaux à l'unité ?

b. La masse molaire moléculaire de SO_3 est supérieure à celle de H_2SO_4 ?

c. Sur un boulevard parisien, où l'on détecte 0,4 mol de SO_3 par m^3 d'air, on peut considérer qu'il y a pollution ?

d. Sur un boulevard marseillais, où l'on détecte $1{,}5 \cdot 10^{-6}$ mol de SO_3 par litre d'air, on peut considérer qu'il y a pollution ?

e. Dans une rue lilloise, où l'on détecte $2{,}5 \cdot 10^{-7}$ mol de SO_3 par millilitre d'air, on peut considérer qu'il y a pollution ?

❒ **A = a + b + c** ❒ **C = a + d + e**

❒ **B = c + b + e** ❒ **D = b + c + d**

9 Soit, à 20 °C, une solution commerciale d'hydroxyde de sodium NaOH, de pourcentage massique 20,08. La masse volumique de la solution est $\rho = 1\,220$ kg.m^{-3}.
Données : M(Na) = 23, M(H) = 1, M(O) = 16 en $g \cdot mol^{-1}$; ρ (eau) = 1 kg/L.
Est il vrai que :

a. La solution est plus dense que l'eau ?

b. La densité de la solution est $d = 0{,}98$?

c. Dans 0,75 L de solution, la masse d'hydroxyde de sodium est 244 g ?

d. Dans 0,75 L de solution, la masse d'eau est environ 731 g ?

e. Pour obtenir une solution d'hydroxyde de sodium, de concentration $0{,}122\ mol \cdot L^{-1}$, on prélève 10 mL de solution commerciale, que l'on étend à 500 mL ?

f. La concentration de la solution commerciale est $5\ mol \cdot L^{-1}$?

g. Dans 0,5 L de solution commerciale, la concentration en hydroxyde de sodium est $3\ mol \cdot L^{-1}$?

❒ **A = a + b + c** ❒ **C = a + d + e**

❒ **B = c + b + e** ❒ **D = b + c + d**

10 Pour fabriquer de la limonade, on dissout dans l'eau le maximum de glucose $C_6H_{12}O_6$, et de CO_2 gazeux.

Données :

	0 °C	**20 °C**	**40 °C**
Solubilité de CO_2 en $g \cdot L^{-1}$	3,35	1,69	0,973

s (glucose)$^{20\ °C}$ = $700\ g \cdot L^{-1}$.

Est-il vrai que :

a. À 20 °C, la solubilité du glucose est $2{,}5 \cdot 10^{-3}$ mol · L^{-1} ?

b. À 20 °C, la solubilité du dioxyde de carbone est $3{,}84 \cdot 10^{-2}$ mol · L^{-1} ?

c. À 40 °C, il y a, en quantité de matière, environ deux fois moins de CO_2, qu'à 20 °C, dans un verre de limonade ?

d. Dans 75 cL de limonade, à 0 °C, il y a environ 2,5 g de CO_2 ?

e. Pour fabriquer 50 cL de limonade, à partir de 50 cL de solution de CO_2 à 20 °C, il faut ajouter 350 g de glucose ?

f. Pour fabriquer 50 cL de limonade, à partir de 50 cL de solution de CO_2 à 20 °C, il faut ajouter 300 g de glucose ?

❒ **A = a + b + c** ❒ **C = b + d + f**

❒ **B = c + b + e** ❒ **D = b + d + e**

11 Le dioxyde de germanium GeO_2 peut réagir, avec du dihydrogène gazeux, pour donner du germanium Ge et de l'eau. Le dihydrogène est suffisamment en excès pour que la totalité GeO_2 de réagisse.

Données : m (GeO_2) = 1 tonne ; M (Ge) = 72,6, M(O) = 16, M(H) = 1 en g · mol^{-1}.

Est-il vrai que :

a. La quantité de matière de GeO_2 qui a réagi est 9 560 mol ?

b. La quantité de matière de H_2 qui a réagi est 3 850 mol ?

c. Le volume de H_2 qu'il a fallu utiliser est environ 455 m^3 ?

d. L'avancement maximal de la réaction est 3 850 mol ?

e. Les coefficients stoechiométriques de la réaction sont égaux à l'unité ?

f. En fin de réaction, m (Ge) = $6{,}94 \cdot 10^5$ g ?

g. En fin de réaction, m (H_2O) = 400 kg ?

❒ **A = a + b + c** ❒ **C = b + d + f**

❒ **B = c + b + e** ❒ **D = a + c + f**

12 La combustion de 2,68 g d'acide malique CxHyOz donne 3,52 g de dioxyde de carbone et 1,08 g d'eau.

Données : masses molaires en g.mol^{-1} : M_{acide} = 134 ; M_H = 1 ; M_C = 12 ; M_O = 16.

On peut affirmer que le pourcentage massique de l'oxygène dans l'acide malique est environ :

❒ **a.** 30.

❒ **b.** 40.

❒ **c.** 50.

❒ **d.** 60.

❒ **e.** Aucune réponse exacte.

13 On remplit un récipient de volume 1,5 L, avec du dihydrogène gazeux.
Données : volume molaire Vm = 24 $L.mol^{-1}$; M_H = 1 $g.mol^{-1}$.
La masse volumique du dihydrogène en $g.L^{-1}$ vaut :

❒ **a.** 0,0833.

❒ **b.** 0,075.

❒ **c.** 2,60.

❒ **d.** 3,25.

❒ **e.** Aucune réponse exacte.

14 On mélange 5,8 g de butane avec 10 L de dioxygène. La combustion complète de ce mélange donne n grammes d'eau.
Données : volume molaire Vm = 25 $L.mol^{-1}$; (masses molaires en $g.mol^{-1}$) : M_C = 12 ; M_H = 1 ; M_O = 16.
La valeur de n est :

❒ **a.** 2.

❒ **b.** 9.

❒ **c.** 7.

❒ **d.** 1.

❒ **e.** Aucune réponse exacte.

15 Soit une solution mère de 0,5 L d'acide nitrique,de densité 1,33 et de % massique en acide égal à 52,5.
Données : masses molaires en $g.mol^{-1}$: M_N = 14 ; M_H = 1 ; M_O = 16.
La concentration molaire de la solution est :

❒ **a.** 0,255.

❒ **b.** 5,750.

❒ **c.** 14,82.

❒ **d.** 11,08

❒ **e.** Aucune réponse exacte.

Corrigés

1 ❐ a. ❐ b. ☒ c. ❐ d.

Commentaire : Le monoxyde de carbone CO, et le carbone C, sont des composés qui apparaissent au cours d'une *combustion incomplète*, ce qui se produit quand il y a une quantité insuffisante du comburant, le dioxygène O_2. Par contre, au cours d'une combustion complète, les produits de la réaction sont le dioxyde de carbone et l'eau, ce qui est observé quand le dioxygène est en quantité suffisante.

2 ❐ a. ☒ b. ☒ c. ❐ d.

Commentaire : Les équations b et c sont équivalentes mathématiquement. Les deux échelles sont décalées de la quantité 273,15 mais la valeur d'un degré Celsius est la même que celle d'un Kelvin. Ainsi, dans les calculs, où apparaissent souvent des variations ΔT, il ne sera pas nécessaire de convertir en Kelvin les températures données, puisque numériquement Δt (en Celsius) correspond à la même valeur.

3 ❐ a. ❐ b. ☒ c. ❐ d.

Commentaire : Dans les CNTP, le volume molaire vaut $22{,}4\ \text{L} \cdot \text{mol}^{-1}$. Par contre, dans les conditions de température et de pression de la proposition b, il vaut $24\ \text{L} \cdot \text{mol}^{-1}$. Ces volumes se calculent à partir de l'équation d'état des gaz parfaits. Cette équation est : $PV = nRT$, avec R constante des gaz parfaits valant 8,32 S.I ; P est la pression en Pa, V le volume en m^3, n la quantité de matière en mol, T la température en Kelvin.

4 ☒ A. ☒ B. ❐ C. ☒ D.

L'équation bilan équilibrée, avec les plus petits entiers, s'écrit :

$$2\ C_5H_{10} + 15\ O_2 = 10\ CO_2 + 10\ H_2O$$

Calculons la quantité de matière du pentane :

$$n = m/M = 140/(5 \times 12 + 10) = 2\ \text{mol}.$$

Calculons la quantité de matière du dioxygène :

$$n' = (15n)/2 = 7{,}5n = 15\ \text{mol}.$$

Le volume de dioxygène consommé est donc :

$$V(O_2) = n'V_m = 15 \times 22{,}4 = 336\ \text{L}.$$

Le volume d'air nécessaire est donc :

$$V_{\text{air}} = 5\ V(O_2) = 5 \times 336 = 1\,680\ \text{L} = 1{,}68\ \text{m}^3.$$

5 ❒ **A.** ❒ **B.** ☒ **C.** ❒ **D.**

On a : $\%(S) = (x \times M_S)/M_1$ soit $x = (80 \times 0{,}4)/32 = 1$.

$\%(O) = (y \times M_O)/M_1$ soit $y = (80 \times 0{,}6)/16 = 3$.

On a aussi : $\%(C) = (z \times M_C)/M_2$ soit $z = (100 \times 0{,}84)/12 = 7$.

De même : $\%(H) = (t \times M_H)/M_2$ soit $t = (100 \times 0{,}16)/1 = 16$.

6 ❒ **A.** ☒ **B.** ❒ **C.** ❒ **D.**

La masse molaire moléculaire du gaz s'écrit $M = 29d$, soit $M = 9 \times 1{,}034$
$\approx 30\ \mathrm{g \cdot mol^{-1}}$.

On a : $\%(C) = (x \times M_C)/M$ donc $x = (30 \times 0{,}8)/12 = 2$.

On déduit alors $z = (30 \times 0,2)/1 = 6$.

Le rapport est donc $z/x = 6/2 = 3$.

7 ❒ **a.** On a $\rho_{solution} = d \times \rho_{eau} = 0{,}914 \times 1 = 0{,}914$ kg/L ; donc la masse d'un litre de solution est :

$$m = \rho_{solution \times} V_{solution} = 0{,}914 \times 1 = 0{,}914 kg.$$

La masse de NH_3 dans un litre de solution est alors :

$$m(NH_3) = 0{,}2276 \times 0{,}914 = 0{,}208 \text{ kg.}$$

La concentration est $C_A = n/V = m/(MV)$et on calcule

$$C_A = 0{,}208/(0{,}017 \times 1) = 12{,}2\ \mathrm{mol \cdot L^{-1}}.$$

☒ **b.** On a $\rho_{solution} = d \times \rho_{eau} = 1{,}35 \times 1 = 1{,}35$ kg/L ; donc la masse d'un litre de solution est :

$$m = \rho_{solution} \times V_{solution} = 1{,}35 \times 1 = 1{,}35 \text{ kg.}$$

La masse de NaOH dans un litre de solution est alors :

$$m(NaOH) = 0{,}321 \times 1{,}35 = 0{,}433 \text{ kg.}$$

La concentration est $C_B = n/V = m/(MV)$ et on calcule

$$C_B = 0{,}433/(0{,}040 \times 1) = 10{,}8\ \mathrm{mol \cdot L^{-1}}.$$

❒ **c.** D'après les calculs qui précèdent.

❒ **d.** La solution B est une solution de soude .

❒ **e.** Diluer consiste à ajouter du solvant pour augmenter le volume de solution d'un facteur fixé. Le soluté S, dont la quantité de matière ne change pas (sauf si interaction avec l'eau, ce qui n'est pas considéré ici), voit donc sa concentration diminuer du même facteur.

☒ **f.** La solution B diluée 10 fois a une concentration divisée par 10 soit $1{,}08\ \mathrm{mol \cdot L^{-1}}$.

8 ❒ **A.** ❒ **B.** ☒ **C.** ❒ **D.**

a. On écrit l'équation bilan, avec les plus petits entiers :

$$SO_3 + H_2O = H_2SO_4$$

b. On calcule :

$$M(SO_3) = M(S) + 3M(O) = 32 + 3 \times 16 = 32 + 48 = 80 \text{ g} \cdot \text{mol}^{-1}.$$

c. On a détecté 0,4 μmol dans 1 mètre cube, ce qui correspond à une masse : $m = n \times M$.
$\Rightarrow m = 0{,}4 \cdot 10^{-6} \times 80 = 3{,}2 \cdot 10^{-5}$ g.
$\Rightarrow m = 32 \cdot 10^{-6}$ g $= 32\ \mu$g.
La valeur est donc inférieure à 250 μg, donc on ne peut pas considérer qu'il y a pollution.

d. On calcule, d'après la concentration, la masse contenue dans un litre :

$$m = n \times M = 1{,}5 \cdot 10^{-6} \times 80 = 1{,}2 \cdot 10^{-4} \text{ g} ; \Rightarrow m = 1{,}2 \cdot 10^{2}\ \mu\text{g}.$$

Dans 1 mètre cube, il y a 1 000 litres, soit une masse :

$$m = 1{,}2 \cdot 10^{2} \times 10^{3} = 120 \cdot 10^{3}\ \mu\text{g}.$$

Le boulevard marseillais est donc très pollué.

e. On a $C = 2{,}5 \cdot 10^{-7}$ mol · mL^{-1}
$\Rightarrow C = 2{,}5 \cdot 10^{-7} \times 80 = 2 \cdot 10^{-5}$ g · mL^{-1}
$\Rightarrow C = 2 \cdot 10^{-5} \times 10^{6} = 2 \cdot 10^{1}$ g · m^{-3}
$\Rightarrow C = 2 \cdot 10^{1} \times 10^{6} = 2 \cdot 10^{7}\ \mu$g · m^{-3}.
Il y a donc pollution !

9 ❐ **A.** ❐ **B.** ☒ **C.** ❐ **D.**

a. On a $\rho(eau) = 1$ kg/L $= 1\,000$ kg/m^3, donc $\rho > \rho(eau)$.

b. On calcule : $d = \rho/\rho(eau) = 1\,220/1\,000 = 1{,}22$.

c. Dans un litre de solution, on a :

$$m_{(NaOH)} = (20{,}08/100) \times 1{,}22 = 0{,}245 \text{ kg}.$$

Donc, dans 0,75 L, on a : $m_{(NaOH)} = 0{,}75 \times 0{,}245 = 0{,}184$ kg $= 184$ g.

d. Dans un litre de solution, on a :

$$m(eau) = m(solution) - m_{(NaOH)} = 1{,}22 - 0{,}245 = 0{,}975 \text{ kg}.$$

Dans 0,75 L, on a donc :

$$m(eau) = 0{,}75 \times 0{,}975 = 0{,}731 \text{ kg} = 731 \text{ g}.$$

e. Dans un litre de solution, on a :

$$C = n/V = m/(MV) \text{ (avec } M = 23 + 16 + 1 = 40 \text{ g} \cdot \text{mol}^{-1})$$

$\Rightarrow C = 245/(40 \times 1) = 6{,}1$ mol · L^{-1}.
Au cours de la dilution, on a :

$$C_i V_i = C_f V_f$$

$\Rightarrow C_f = (C_i V_i)/V_f$
$\Rightarrow C_f = (6{,}1 \times 10)/500 = 0{,}122$ mol · L^{-1}.

f. D'après le calcul précédent, on a $C = 6{,}1 \text{ mol} \cdot L^{-1}$.

g. Dans n'importe quel volume de solution, on a $C = 6{,}1 \text{ mol} \cdot L^{-1}$.

10 ❐ **A.** ❐ **B.** ❐ **C.** ☒ **D.**

a. À 20 °C, on convertit :

$$s = m/V \quad \text{en g/L, avec } m = n \times M$$

$\Rightarrow s = m/(MV)$ en mol · L^{-1} avec $M = 180$ g/mol ; on calcule donc :

$$s = 700/(180 \times 1) = 3{,}88 \text{ mol} \cdot L^{-1}.$$

b. On convertit, à 20 °C :

$$s = 1{,}69/(44 \times 1) = 3{,}84 \cdot 10^{-2} \text{ mol} \cdot L^{-1}.$$

c. À 40 °C, on a :

$$s = 0{,}973/(44 \times 1) = 2{,}2 \cdot 10^{-2} \text{ mol} \cdot L^{-1}.$$

Le rapport est donc : $3{,}84/2{,}2 = 1{,}75$, donc il y a 1,75 fois moins de gaz dans la limonade.

d. On calcule, d'après la solubilité : $s = m/V$ en g/L, avec $V = 1$ L, d'où $m = sV$ $\Rightarrow m = 3{,}35 \times 1 = 3{,}35$ g.
Dans un volume $v = 75cL = 0{,}75L$, on a : $M = 0{,}75 \times 3{,}35 = 2{,}5$ g.

e. Il faut 700 g dans 1 litre, soit 700 g dans 100 cL, donc $700/2 = 350$ g de glucose pour 50 cL.

f. D'après le calcul précédent.

11 ❐ **A.** ❐ **B.** ❐ **C.** ☒ **D.**

a. On a :

$$n(GeO_2) = m/M \text{ (avec } M = 104{,}6 \text{ g/mol)}$$

$\Rightarrow n(GeO_2) = 10^6/104{,}6 = 9\,560$ mol.

b. Écrivons l'équation bilan :

$$GeO_2 + 2H_2 = Ge + 2H_2O$$

On en déduit :

$$n(H_2) = 2n(GeO_2) = 2(9\,560) = 19\,120 \text{ mol}.$$

c. Écrivons le volume de dihydrogène :

$$v(H_2) = n \times Vm = 19\,120 \times 24 = 458\,880 \text{ L} = 458{,}9 \text{ m}^3 = 459 \text{ m}^3.$$

d. Écrivons le tableau d'évolution :

	GeO_2	+	$2\,H_2$	=	Ge	+	$2\,H_2O$
t_0	9 560		n_i		0		0
t_{final}	0		$n_i - 2x$		x		$2x$

L'avancement maximal est tel que $2x = 19\,120$, donc $x = 9\,560$ mol.

e. Les coefficients sont (1 ; 2 ; 1 ; 2).

f. On calcule $m(\text{Ge}) = n \times M = 9\,560 \times 72{,}6 = 6{,}94 \cdot 10^5$ g.

g. On calcule $m(H_2O) = n \times M = 19\,120 \times 18 = 3{,}44 \cdot 10^5$ g = 344 kg.

12 ❐ **a.** ❐ **b.** ❐ **c.** ☒ **d.**

On a :

$mC = nC\ MC = ((m(CO2)/M(CO2))M(C) = ((3{,}52/44) \times 12) = 0{,}96$ g.

Le % de C est donc :

%(C) = mC/macide = 0,96/2,68 = 0,36 = 36 %

De même, pour l'hydrogène :

mH = 2mH(m(H2O)/M(H2O)) = (2 × 1 × 1,08)/18 = 0,12 g ;

Soit %(H) = mH/macide = 0,12/2,68 = 0,04 = 4 %.

Le pourcentage d'oxygène est alors :

%(O) = 100 – 36 – 4 = 60 %.

13 ☒ **a.** ❐ **b.** ❐ **c.** ❐ **d.**

La masse volumique s'écrit :

$\rho = m/V = (nM)/V = ((V/Vm)M)/V = (1{,}5/24) \times (1 + 1)/1{,}5 = 0{,}0833\ g.L^{-1}$.

14 ❐ **a.** ☒ **b.** ❐ **c.** ❐ **d.**

L'équation s'écrit : $2C_4H_{10} + 13O_2 = 8CO_2 + 10H_20$

On a donc : $n(H_20) = 5n(C_4H_{10})$

soit $m(H_20) = n(H_20) \times M(H_20) = 5n(C_4H_{10}) \times M(H_20)$

d'où $m(H_20) = 5[m(C_4H_{10})/M(C_4H_{10})] \times M(H_20) = 5((5{,}8/58) \times 18 = 9$ g.

15 ❐ **a.** ❐ **b.** ❐ **c.** ☒ **d.**

La masse d'acide pur dans un litre de solution acide s'écrit :

m = 1 000 pd avec p pourcentage d'acide pur dans la solution et d densité de la solution par rapport à l'eau ; 1 000 est la masse en g d'un litre d'eau.

La quantité de matière de l'acide est : n = m/M = (1 000 pd)/M

La concentration s'écrit alors : c = n/V avec V = 1 L

d'où $c = ((1\,000\ pd)/M)V = ((1\,000 \times 0{,}525 \times 1{,}33)/63) \times 1 = 11{,}08\ mol.L^{-1}$.

L'atome 2

1 Est-il vrai que, pour établir la configuration électronique d'un atome à l'état fondamental :

a. On remplit les couches les plus basses énergétiquement ?

b. Deux électrons peuvent avoir les mêmes nombres quantiques ?

c. On remplit les cases quantiques avec le maximum d'électrons célibataires, spins parallèles ?

d. On représente les électrons d'une même case quantique par des flèches verticales de sens contraires ?

❒ **A = a + b + c** ❒ **C = a + c + d**

❒ **B = a + b + d** ❒ **D = b + c + d**

2 À propos de l'atome en mécanique quantique, est-il vrai que :

❒ **a.** Les fonctions d'ondes sont liées à la probabilité de présence de l'électron ?

❒ **b.** Il est impossible de connaître simultanément, précisément, la vitesse et la position d'une particule ?

❒ **c.** Chaque type d'orbitale correspond à une géométrie dans l'espace ?

❒ **d.** Dans l'équation de Schrödinger, on applique à la fonction d'onde Ψ, l'opérateur « Hamiltonien » ?

3 Dans le modèle de Bohr de l'atome d'hydrogène :

❒ **a.** L'électron est soumis à la force électrique de Coulomb.

❒ **b.** L'électron décrit une orbite circulaire centrée sur le noyau fixe.

❒ **c.** L'énergie est du type $E_n = -K/n^2$.

❒ **d.** Le changement d'orbite correspond au quantum d'énergie $\Delta E = (hc)/\lambda$.

4 Dans la description quantique de l'atome d'hydrogène :

❒ **a.** l est le nombre quantique principal, entier relatif.

❒ **b.** n est le nombre quantique secondaire.

❒ **c.** m_l est le nombre quantique magnétique.

❒ **d.** s est le nombre quantique de spin.

5 Dans l'approche quantique de l'atome :

❒ **a.** Les nombres n, l, ml, et s définissent une orbitale.

❒ **b.** Une orbitale 2 p peut correspondre à la fonction d'onde $\Psi_{2,1,0}$.

❒ **c.** La forme de l'orbitale est définie par le nombre l.

❒ **d.** L'orientation de l'orbitale est liée au nombre quantique m_l.

6 Pour les atomes suivants, les structures électroniques, à l'état fondamental sont :

❒ **a.** $_8O : 1s^22s^22p^4$

❒ **b.** $_{24}Cr : 1s^22s^22p^63s^23p^64s3d^4$

❒ **c.** $_{21}Sc : 1s^22s^22p^63s^23p^64s^23d^1$

❒ **d.** $_{26}Fe : 1s^22s^22p^63s^23p^64s^23d^5$

7 Pour chaque famille suivante, la couche de valence, à l'état fondamental, est du type :

❒ **a.** alcalins : ns^2

❒ **b.** bore : ns^2np^1

❒ **c.** halogènes : ns^2np^4

❒ **d.** alcalino-terreux : ns^1

8 Voici le diagramme simplifié des niveaux d'énergie du mercure (sans souci d'échelle) :

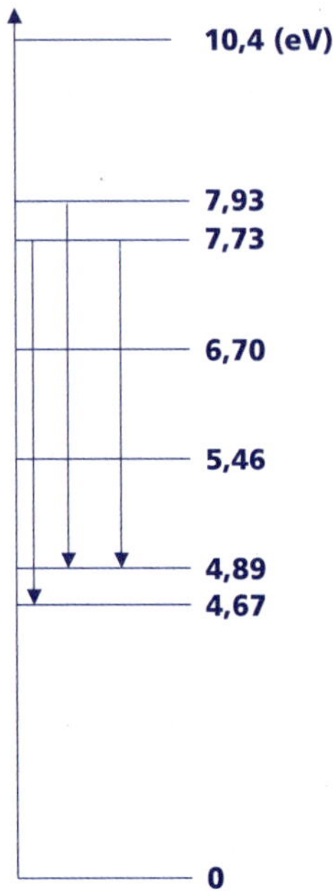

Données :

$h = 6{,}62 \cdot 10^{-34}$ S.I ; $c = 3{,}0 \cdot 10^8 \text{ m} \cdot \text{s}^{-1}$;

$1 \text{ eV} = 1{,}6 \cdot 10^{-19}$ J.

❒ **a.** Les transitions indiquées correspondent à des radiations absorbées.

❒ **b.** Les fréquences des trois radiations indiquées sont :
$8 \cdot 10^{14}$ Hz ; $1{,}2 \cdot 10^{15}$ Hz ; $6 \cdot 10^{12}$ Hz.

❒ **c.** Les longueurs d'onde des transitions sont :
405 nm ; 410 nm ; 434 nm.

❒ **d.** La plus petite longueur d'onde vaut 390 nm.

9 À propos de l'atome, en chimie quantique, on peut dire que :

❒ **a.** On associe 3 nombres quantiques aux orbitales atomiques

❒ **b.** Le nombre quantique de spin s a 2 valeurs possibles

❒ **c.** Il y a (2l + 1) cases quantiques

❒ **d.** Le nombre quantique principal est lié aux rotations de l'électron

❒ **e.** Aucune réponse exacte.

10 Soient les atomes suivants : ${}_5B$, ${}_9F$, ${}_{11}Na$, ${}_{14}Si$.

On peut dire que leurs structures électroniques sont :

❒ **a.** ${}_5B : 1s^2 2s^2 3s^1$

❒ **b.** ${}_9F : 1s^2 2s^2 2p^5$

❒ **c.** ${}_{11}Na : 1s^2 2s^2 2p^6 3s^2$

❒ **d.** ${}_{14}Si : 1s^2 2s^2 2p^6 3s^2 3p^2$

❒ **e.** Aucune réponse exacte.

11 Soit une particule de masse $m = 6{,}6.10^{-17}$ kg, de vitesse $v = 1{,}3.10^5$ m.s^{-1} ; on note λ sa longueur d'onde de De Broglie, ν sa fréquence et E son énergie.

Données : $h = 6{,}6.10^{-34}$ J.s ; $c = 3{,}0.10^8$ m.s^{-1}.

On peut dire que :

❒ **a.** $\lambda = 7{,}7.10^{-23}$ m.

❒ **b.** $\nu = 3{,}9.10^{30}$ Hz.

❒ **c.** E = 2,6 mJ.

❒ **d.** $\lambda = 1/\nu$.

❒ **e.** Aucune réponse exacte.

Corrigés

1 ❐ **A.** ❐ **B.** ☒ **C.** ❐ **D.**

a. Cela correspond à la règle de Klechkowsky :
(1s ; 2s,2p ; 3s,3p,3d ; 4s,4p,4d,4f ; 5s,5p,5d,5f, etc.).

b. Cela contredit le principe d'exclusion de Pauli, qui nous dit que 2 électrons ne peuvent avoir quatre nombres quantiques identiques. Donc, pour 2 électrons sur la même orbitale, les spins sont opposés (+1/2 et −1/2) : les électrons sont dits appariés.

c. Cela correspond à la règle de Hund, qui indique que dans une sous-couche (orbitales de même énergie), les électrons remplissent le maximum d'orbitales vacantes avec des spins parallèles, avant de s'apparier dans une même orbitale.

d. Cela correspond au principe d'exclusion de Pauli, qui implique que les spins sont antiparallèles, puisque les trois autres nombres quantiques (n ; l ; m_l) sont identiques.

2 ☒ **a.** La probabilité correspond au carré de la fonction d'onde, solution de l'équation de Schrödinger : « Ψ^2 ».

☒ **b.** Cela correspond à la relation d'incertitude d'Heisenberg : si une particule se déplace, on ne peut connaître de manière exacte, sa position x et sa quantité de mouvement $p = mv$ simultanément.

Cela s'écrit : $\Delta x \cdot \Delta p \geq \dfrac{h}{2\pi}$ avec h constante de Planck.

☒ **c.** Par exemple, les orbitales de type s ont une géométrie sphérique, les orbitales p sont en forme de « 8 », etc.

☒ **d.** On le note H, d'où l'équation de Schrödinger : $H\Psi = E\Psi$.

3 ☒ **a.** Cette force est du type $F = (Ke^2)/r^2$. Il s'agit de la force électrique de Coulomb, qui est inversement proportionnelle au carré de la distance séparant les deux charges (électron et proton), et proportionnelle au produit des charges (ici égales à la charge élémentaire).

☒ **b.** Chaque orbite correspond à un niveau d'énergie.

☒ **c.** Le nombre $n = 1, 2, 3, ...$ discrétise l'énergie.

❐ **d.** La relation est $\Delta E = h\nu$, avec ν fréquence de la radiation, émise ou absorbée, et h la constante de Planck.

4 ❐ **a.** C'est le nombre quantique secondaire tel que $0 \leq l \leq n - 1$.

Il correspond à la :

- sous-couche s quand $l = 0$
- sous-couche p quand $l = 1$
- sous-couche d quand $l = 2$
- sous-couche f quand $l = 3$, etc.

❒ **b.** C'est le nombre quantique principal tel que $n = 1, 2, 3, ...$
Il caractérise la :

- couche K quand $n = 1$
- couche L quand $n = 2$
- couche M quand $n = 3$, etc.

☒ **c.** Le nombre quantique magnétique est tel que $l \leq m_l \leq l$.
☒ **d.** Le nombre quantique de spin est tel que $s = \pm 1/2$.

5 ❒ **a.** L'orbitale est uniquement définie par les trois nombres *n*, *l*, *ml*.
☒ **b.** $n = 2$; p correspond à $l = 1$ d'où $m_l = -1 ; 0 ; +1$.
☒ **c.** Par exemple une orbitale de type p est en forme de « huit ».
☒ **d.** L'orbitale peut s'orienter en fonction d'un champ magnétique appliqué.

6 ☒ **a.** D'après la règle de Klechkowsky :
(1s ; 2s,2p ; 3s,3p,3d ; 4s,4p,4d,4f ; 5s,5p,5d,5f, etc.).
❒ **b.** C'est une irrégularité, car l'atome est plus stable avec une sous-couche 3d à moitié remplie soit $1s^2 2s^2 2p^6 3s^2 3p^6 3d^5 4s^1$
☒ **c.** D'après la règle de Klechkowsky rappelée ci-dessus.
❒ **d.** Il manque un électron soit $_{26}Fe$: $1s^2 2s^2 2p^6 3s^2 3p^6 4s^2 3d^6$

7 ❒ **a.** C'est la première colonne, dont les atomes donnent des cations monovalents, donc du type $ns^1 (Li^+, Na^+ ...)$.
☒ **b.** C'est la colonne 13 du tableau périodique.
❒ **c.** C'est la colonne 17 de la classification périodique, dont les atomes donnent des anions monovalents, donc la structure électronique externe est du type $ns^2 np^5 (F^- ; Cl^- ...)$.
❒ **d.** C'est la deuxième colonne, dont les atomes donnent des cations bivalents, donc la couche de valence est du type $ns^2 (Mg^{2+} ; Ca^{2+})$.

8 ❒ **a.** Les transitions correspondent à un passage d'un niveau d'énergie élevé à un niveau d'énergie plus faible : l'atome de mercure cède donc de l'énergie, en émettant une radiation.
❒ **b.** On calcule pour chaque transition :

$$\Delta E = h\nu \text{ soit } \nu = (\Delta E)/h$$

donc

$$\nu_1 = \{(7{,}73 - 4{,}67) \times 1{,}6 \cdot 10^{-19}\}/(6{,}62 \cdot 10^{-34})$$

soit $\nu_1 = 7{,}4 \cdot 10^{14}$ Hz ;
de même

$$\nu_2 = \{(7{,}93 - 4{,}89) \times 1{,}6 \cdot 10^{-19}\}/(6{,}62 \cdot 10^{-34})$$

soit $\nu_2 = 7{,}3 \cdot 10^{14}$ Hz ;
enfin

$$\nu_3 = \{(7{,}73 - 4{,}89) \times 1{,}6 \cdot 10^{-19}\}/(6{,}62 \cdot 10^{-34})$$

soit $\nu_3 = 6{,}9 \cdot 10^{14}$ Hz.

☒ **c.** On calcule $\lambda = c/\nu$ soit

$$\lambda_1 = (3{,}0 \cdot 10^8)/(7{,}4 \cdot 10^{14}) = 4{,}05 \cdot 10^{-7}\ \text{m} = 405\ \text{nm}$$
$$\lambda_2 = (3{,}0 \cdot 10^8)/(7{,}3 \cdot 10^{14}) = 4{,}10 \cdot 10^{-7}\ \text{m} = 410\ \text{nm}$$
$$\lambda_3 = (3{,}0 \cdot 10^8)/(6{,}9 \cdot 10^{14}) = 4{,}34 \cdot 10^{-7}\ \text{m} = 434\ \text{nm}$$

❐ **d.** La plus petite longueur d'onde correspond au plus grand écart énergétique, d'après la formule $\Delta E = (hc)/\lambda$; on a donc $\lambda = 405$ nm, d'après ce qui précède.

9 ☒ **a.** ☒ **b.** ☒ **c.** ❐ **d.**

a. Ce sont n (nombre quantique principal), l (nombre quantique orbital ou secondaire) et ml (nombre quantique magnétique).

b. Ce sont 1/2 et –1/2.

c. Car chaque valeur de ml définit 1 case quantique et $-l \leqslant ml \leqslant +l$, donc il y a bien (2l + 1) valeurs de ml.

d. Il est lié aux valeurs de l'énergie.

10 ☒ **a.** ❐ **b.** ❐ **c.** ☒ **d.**

Les bonnes structures sont :

a. $_5$B : $1s^2 2s^2 2p^1$

c. $_{11}$Na : $1s^2 2s^2 2p^6 3s^1$

11 ☒ **a.** ☒ **b.** ☒ **c.** ❐ **d.**

On a : $\lambda = h/(mv) = (6,6.10^{-34})/(6,6.10^{-17} \times 1,3.10^5) = 7,7.10^{-23}$ m.

De plus : $\nu = c/\lambda = (3,0.10^8)/(7,7.10^{-23}) = 3,9.10^{30}$ Hz

Enfin, l'énergie est :

$E = h\nu = (6,6.10^{-34}) \times (3,9.10^{30}) = 2,6.10^{-3}$ J = 2,6 mJ.

Liaisons chimiques 3

1 À propos des orbitales moléculaires, est il vrai que :

❒ **a.** La méthode L.C.A.O consiste à combiner, linéairement, les fonctions d'onde des orbitales atomiques d'énergie voisine.

❒ **b.** Si, dans la L.C.A.O, les deux orbitales atomiques ont le même axe de symétrie, on obtient une orbitale moléculaire de type σ et une orbitale moléculaire de type σ^*.

❒ **c.** Une orbitale de type σ^* est dite « liante ».

❒ **d.** Une orbitale de type σ est dite « antiliante ».

❒ **e.** Une orbitale de type π correspond à une combinaison linéaire de deux orbitales atomiques, orthogonales à l'axe internucléaire.

❒ **f.** Le remplissage par les électrons suit les mêmes règles que celle des orbitales atomiques.

❒ **g.** Une orbitale de type π^* est dite « antiliante ».

2 À propos des diagrammes d'énergie des orbitales moléculaires, est-il vrai que :

❒ **a.** Les électrons remplissent d'abord les niveaux d'énergie les plus élevés.

❒ **b.** On ne peut mettre que deux électrons par orbitale moléculaire.

❒ **c.** Les électrons d'une même orbitale moléculaire ont des spins antiparallèles.

❒ **d.** La répartition des électrons sur les différents niveaux renseigne sur les propriétés magnétiques des molécules.

❒ **e.** L'orbitale de type σ_{1s} correspond au plus bas niveau d'énergie.

❒ **f.** S'il existe au moins un électron célibataire, sur une orbitale moléculaire, alors la molécule est dite « paramagnétique ».

❒ **g.** S'il existe au moins un électron célibataire, sur une orbitale moléculaire, alors la molécule est dite « diamagnétique ».

3 À propos des structures de Lewis, est-il vrai que :

❒ **a.** On indique autour du symbole de chaque atome tous les électrons qui gravitent autour du noyau.

❒ **b.** Jusqu'à la deuxième période, on applique la règle de l'octet et du duet.

❒ **c.** La structure peut être chargée.

❒ **d.** La structure peut être neutre (charge nulle).

❒ **e.** Une paire d'électrons est représentée par un tiret.

❒ **f.** Un électron célibataire est représenté par un point.

❒ **g.** Une liaison triple correspond à trois tirets.

4 À propos de la théorie V.S.E.P.R, on peut affirmer que :

❒ **a.** Dans ce modèle, on distingue deux types de paires d'électrons.

❒ **b.** Dans ce modèle, on note X les doublets libres.

❒ **c.** Dans ce modèle, on note E les doublets liants.

❒ **d.** Dans ce modèle, on note A l'atome considéré comme central.

❒ **e.** Dans ce modèle, on détermine la géométrie en cherchant celle qui correspond aux distances maximales entre les paires d'électrons.

❒ **f.** Une structure de type AX_3 correspond à une géométrie triangulaire.

❒ **g.** Une structure de type AX_4 correspond à une géométrie tétraédrique.

5 Soit le diagramme d'énergie suivant :

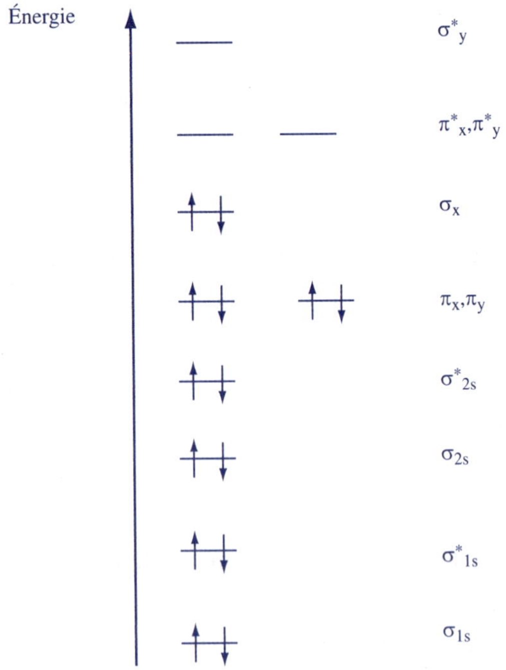

On peut affirmer que :

❒ **a.** L'orbitale σ_{1s} est saturée.

❒ **b.** L'orbitale σ^*_{2p} est vide.

❒ **c.** Il n'y a pas d'électrons célibataires.

❒ **d.** La molécule correspondant à ce diagramme d'énergie est paramagnétique.

❒ **e.** La molécule correspondant à ce diagramme d'énergie est diamagnétique.

❒ **f.** L'indice de liaison de cette structure vaut 2.

❒ **g.** L'indice de liaison de cette structure vaut 3.

6 Dans le modèle V.S.E.P.R de Gillespie, est-il vrai que :

a. La molécule CO_2 est du type AX_2.

b. L'ion CO_3^{2-} est du type AX_3.

c. La molécule SiH_4 est du type AX_4.

d. Le nombre d'oxydation du carbone de la molécule CO_2 est + II.

e. La molécule CO_2 est triangulaire.

f. L'ion CO_3^{2-} est linéaire.

g. La molécule SiH_4 est octaédrique.

❒ **A = a + b + c** ❒ **C = a + e + g**

❒ **B = a + b + d** ❒ **D = d + f + g**

7 À propos des liaisons chimiques, est-il vrai que :

a. La liaison covalente correspond à une différence d'électronégativités, entre les deux atomes concernés, telle que $\Delta En < 2\ eV^{1/2}$.

b. La formation d'une liaison covalente peut se produire sans qu'il y ait saturation de la couche externe de tous les atomes concernés.

c. La liaison ionique correspond à une différence d'électronégativités, entre les deux atomes concernés, telle que $\Delta En < 2\ eV^{1/2}$.

d. La liaison hydrogène est considérée comme une interaction forte.

e. La liaison hydrogène est qualifiée d'intermoléculaire.

f. Les orbitales moléculaires obtenues par L.C.A.O correspondent à des orbitales atomiques qui ont des énergies telles que $\Delta E < 2\ eV^{1/2}$.

g. Il peut y avoir une combinaison linéaire entre les orbitales atomiques suivantes : $E_{1s}(H) = -13{,}6$ eV ; $E_{2s}(F) = -43$ eV.

❒ **A = a + b + c** ❒ **C = a + e + g**

❒ **B = a + b + d** ❒ **D = d + f + g**

8 On considère la molécule du chlorure d'hydrogène HCl, où les atomes H et Cl sont distants de d = 1,27 Angström. La charge élémentaire vaut $e = 1{,}6 \cdot 10^{-19}$ C, et la molécule présente 16,9 % de caractère ionique. On rappelle que 1 Debye = $3{,}34 \cdot 10^{-30}$ S.I. Est il vrai que :

a. La liaison entre H et Cl correspond à une différence d'électronégativités, entre les deux atomes, telle que $\Delta En < 2\ eV^{1/2}$.

b. La charge réelle correspondant à la polarité de la molécule est $q = 1{,}7 \cdot 10^{-20}$ C.

c. Le moment électrique théorique vaut $\mu^* = 6{,}08$ D.

d. Le moment dipolaire réel vaut $\mu = 3{,}43 \cdot 10^{-30}$ S.I.

e. Le moment dipolaire réel vaut environ $\mu = 2{,}03$ D.

f. Le moment dipolaire est un vecteur orienté de Cl vers H.

g. La charge négative est sur l'atome le moins électronégatif.

❒ **A = a + b + c** ❒ **C = a + e + g**

❒ **B = a + c + d** ❒ **D = d + f + g**

9 Soit le diagramme d'énergie suivant :

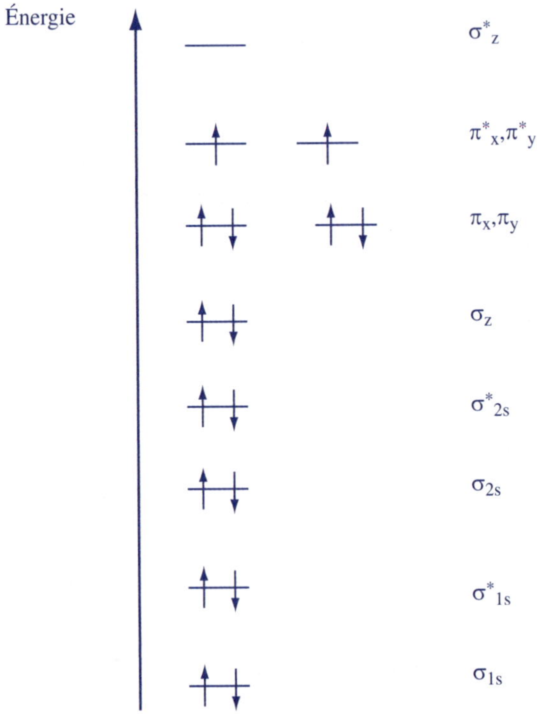

Est-il vrai que :

❒ **a.** La structure électronique de cette molécule est :

$$(\sigma_{1s})^2(\sigma^*{}_{1s})^2(\sigma_{2s})^2(\sigma^*{}_{2s})^2(\sigma_z)^2(\pi_x)^2(\pi_y)^2(\pi^*{}_x)^1(\pi^*{}_y)^1(\sigma^*{}_z)^0$$

❒ **b.** L'orbitale $\sigma^*{}_z$ est vide.

❒ **c.** Il n'y a pas d'électrons célibataires.

❒ **d.** La molécule correspondant à ce diagramme d'énergie est paramagnétique.

❒ **e.** La molécule correspondant à ce diagramme d'énergie est diamagnétique.

❒ **f.** L'indice de liaison de cette structure vaut 4.

❒ **g.** L'indice de liaison de cette structure vaut 2.

10 Soit la synthèse de l'ammoniac, en phase gazeuse :

$N_2 + 3H_2 = 2NH_3$

Données : enthalpie de réaction $\Delta Hr = -92$ kJ ; enthalpies liaison en $kJ.mol^{-1}$: H-H 432, N-N 940.

On peut dire que l'enthalpie de liaison N-H en $kJ.mol^{-1}$ est :

❒ **a.** 188.

❒ **b.** 288.

❒ **c.** 388.

❒ **d.** 488.

❒ **e.** Aucune réponse exacte.

Corrigés

1

- ☒ **a.** Cette méthode de description des molécules découle de l'idée qu'au cours de la liaison entre deux atomes A et B, les zones de forte probabilité de présence des électrons respectifs de A et B (notion d'orbitales atomiques), se recouvrent pour donner une nouvelle zone de forte probabilité de présence des électrons de liaison (notion d'orbitale moléculaire).
- ☒ **b.** Ces deux orbitales moléculaires ont des énergies différentes.
- ☐ **c.** C'est une orbitale moléculaire antiliante, d'énergie plus élevée que l'orbitale liante.
- ☐ **d.** C'est une orbitale liante.
- ☒ **e.** Ce type de recouvrement étant plus petit que celui des orbitales σ, la liaison est donc plus faible.
- ☒ **f.** C'est un bon moyen mnémotechnique ! On remplit donc les niveaux d'énergie par ordre croissant, et sur un même niveau, on remplit les orbitales vacantes avec des spins parallèles, d'après Hund.
- ☒ **g.** Contrairement à l'orbitale de type π qui est liante.

2

- ☐ **a.** C'est le contraire.
- ☒ **b.** Par analogie avec les orbitales atomiques.
- ☒ **c.** D'après le principe d'exclusion de Pauli.
- ☒ **d.** Le type de magnétisme dépend de l'existence d'électrons célibataires.
- ☐ **e.** Les autres orbitales sont au dessus dans le diagramme d'énergie.
- ☒ **f.** Elle serait diamagnétique si ce n'était pas le cas.
- ☐ **g.** Il faut que tous les électrons soient appariés.

3

- ☐ **a.** On indique uniquement les électrons de valence.
- ☒ **b.** À partir de la troisième période, cette règle n'est plus toujours valable.
- ☒ **c.** Dans le cas où il y a des liaisons covalentes datives, par exemple.
- ☒ **d.** Si c'est une molécule.
- ☒ **e.** On parle aussi de doublet d'électrons.
- ☒ **f.** Un électron non célibataire est dit apparié.
- ☒ **g.** De même, une liaison double correspond à deux tirets superposés.

4

- ☒ **a.** Il y a les doublets liants et non liants (ou libres).
- ☐ **b.** Les doublets libres sont notés E.
- ☐ **c.** Les doublets liants sont notés X.
- ☒ **d.** L'atome central A choisi n'est pas forcément toujours le même, pour une même molécule : on retrouvera quand même une géométrie globale identique.
- ☒ **e.** C'est le point de départ de cette théorie développée par Gillespie.
- ☒ **f.** Par exemple, la molécule H_2CO_3.
- ☒ **g.** Par exemple, la molécule de méthane CH_4.

5 ☒ **a.** Puisqu'elle contient deux électrons.
☒ **b.** Puisqu'elle ne contient pas d'électrons.
☒ **c.** Il n'y a que des doublets.
❒ **d.** Car il n'y a pas d'électrons célibataires.
☒ **e.** Car tous les électrons sont appariés.
❒ **f.** On calcule l'indice de liaison :

$$i_l = 1/2\{n_{e^-}(\text{OM liantes}) - n_{e^-}(\text{OM antiliantes})\} = 1/2\{8 - 2\} = 3.$$

❒ **g.** D'après le calcul précédent.

6 ☒ **A.** ❒ **B.** ❒ **C.** ❒ **D.**

a. Le carbone est l'atome central A ; il y a deux liaisons doubles, avec les oxygènes, et il n'y a pas de paires libres donc la structure est du type AX_2.

b. Le carbone est l'atome central A ; il y a deux liaisons simples et une double, avec les trois oxygènes, et il n'y a pas de paires libres, donc la structure est du type AX_3.

c. Le silicium est l'atome central A ; il y a quatre liaisons simples, avec les hydrogènes, et il n'y a pas de paires libres, donc la structure est du type AX_4.

d. Il y a deux oxygènes, de nombre d'oxydation –II, donc, comme la molécule est neutre, le nombre d'oxydation du carbone est +IV.

e. La molécule est du type AX_2 : elle est donc linéaire.

f. L'ion est du type AX_3 : il est donc triangulaire.

g. La molécule est du type AX_4 : elle est donc tétraédrique.

7 ☒ **A.** ❒ **B.** ❒ **C.** ❒ **D.**

a. Ce type de liaison est une mise en commun d'un ou plusieurs électrons, ayant des électronégativités proches ou égales, c'est-à-dire correspondant au ΔEn indiqué.

b. En effet, il peut y avoir des cases vides sur certains atomes, comme par exemple le bore dans la structure BH_3. Le bore a trois électrons sur sa couche externe, qu'il engage dans trois liaisons simples, avec les trois hydrogènes. Il y a donc, au total, six électrons sur la couche périphérique du bore au sein de la molécule BH_3.

c. Ce type de liaison s'établit entre deux atomes, ayant une très grande différence d'électronégativités. L'atome le moins électronégatif cède son ou ses électrons, à l'atome le plus électronégatif, d'où la formation de deux ions, qui interagissent, par attraction coulombienne. Par exemple les ions K^+ et Cl^- dans KCl.

d. C'est une interaction faible, d'énergie très inférieure à celle de la liaison covalente.

e. C'est une liaison qui peut aussi être intramoléculaire !

f. Il faut que $\Delta E < 12$ eV !

g. Impossible car $\Delta E > 12$ eV !

8 ☒ **A.** ❒ **B.** ❒ **C.** ❒ **D.**

a. Le pourcentage de caractère ionique est suffisamment faible, pour attribuer à la liaison un type nettement covalent, ce qui correspond à la différence d'électronégativités évoquée.

b. On a :

$$\%(\text{caract ionique}) = \mu/\mu^* = q/e$$
$$\Rightarrow q = \{\%(\text{caract ionique})\} \times e$$
$$\Rightarrow q = 0{,}0169 \times 1{,}6 \cdot 10^{-19} = 2{,}7 \cdot 10^{-20}\ \text{C}.$$

c. On a :

$$\mu^* = e \times d = 1{,}6 \cdot 10^{-19} \times 1{,}27 \cdot 10^{-10} = 2{,}03 \cdot 10^{-29}\ \text{C} \cdot \text{m}.$$

On convertit en Debye :

$$\mu^* = (2{,}03 \cdot 10^{-29})/(3{,}34 \cdot 10^{-30}) = 6{,}08\ \text{D}.$$

d. On calcule :

$$\mu = q \times d = 2{,}7 \cdot 10^{-20} \times 1{,}27 \cdot 10^{-10} = 3{,}43 \cdot 10^{-30}\ \text{S.I.}$$

e. On convertit en Debye :

$$\mu = (3{,}43 \cdot 10^{-30})/(3{,}34 \cdot 10^{-30}) = 1{,}03\ \text{D}.$$

f. C'est le contraire ; par convention, pour les chimistes, le vecteur est orienté de la charge positive vers la charge négative.

g. C'est le contraire ; ici, le plus électronégatif est Cl, compte tenu de sa place dans le tableau périodique.

9 ☒ **a.** D'après la répartition des électrons.

☒ **b.** Puisqu'elle ne contient pas d'électrons.

❒ **c.** Il y en a deux.

☒ **d.** Car il y a deux électrons célibataires.

❒ **e.** Car tous les électrons ne sont pas appariés.

❒ **f.** On calcule l'indice de liaison :

$$i_l = 1/2\{n_{e-}(\text{OM liantes}) - n_{e-}(\text{OM antiliantes})\} = 1/2\{8 - 4\} = 2.$$

☒ **g.** D'après le calcul précédent.

10 ❒ **a.** ❒ **b.** ☒ **c.** ❒ **d.**

On calcule :

ΔHr = Σ enthalpies liaison (réactifs) – Σ enthalpies liaison (produits)

Soit : ΔHr = E(N-N) + 3 E(H-H) – 6 E(N-H)

Donc numériquement :

E(N-H) = (940 + 3(432) + 92)/6 = 388 kJ.mol^{-1}.

Cinétique 4

1 Soit la réaction suivante, à volume constant :

$$aA + bB = cC + dD$$

On peut affirmer que :

❒ **a.** La vitesse d'apparition du produit C s'écrit $v_C = -d[C]/dt$.

❒ **b.** La vitesse de disparition du réactif A s'écrit $v_A = -d[A]/dt$.

❒ **c.** La pente de la tangente à la courbe $n_A = f(t)$ est égale à la vitesse de disparition du réactif A, à l'instant considéré.

❒ **d.** La vitesse de la réaction s'écrit $v = v_A/a = v_C/c$.

2 Soit la réaction suivante :

$$aA \rightarrow bB$$

On peut affirmer que :

❒ **a.** Dans l'expression $v = k[A]^\alpha$ la constante α représente l'ordre global de la réaction.

❒ **b.** Dans l'expression $v = k[A]^\alpha$ la constante α représente l'ordre partiel de la réaction par rapport au composé A.

❒ **c.** Dans l'expression $v = k[A]^\alpha$ la constante de vitesse k dépend de la température, et de la concentration du réactif A.

❒ **d.** Dans l'expression $v = k[A]^\alpha$ la constante de vitesse k s'exprime en $mol \cdot L^{-1} \cdot s^{-1}$, si $\alpha = 0$.

3 Soit la réaction suivante, à volume constant, d'ordre 1 par rapport au réactif A :

$$A \rightarrow bB + cC$$

On peut affirmer que :

❒ **a.** La vitesse de réaction s'écrit : $v = -d[A]/dt = k[A]$.

❒ **b.** La concentration du réactif A vérifie : $\ln[A] = \ln[A°] - kt$.

❒ **c.** La concentration du réactif A vérifie : $[A] = [A°].e^{-kt}$.

❒ **d.** La durée nécessaire pour que le tiers du réactif soit consommé est $\Delta t = 0,7 t_{1/2}$ (avec $t_{1/2}$ temps de demi réaction).

4 On considère la réaction suivante, dans un volume constant, d'ordre un par rapport à chaque réactif :

$$A + B \rightarrow C$$

Est-il vrai que :

a. Si les concentrations initiales des réactifs sont égales, la vitesse de réaction, à chaque instant t, est proportionnelle au carré de la concentration du réactif ?

b. Si les concentrations initiales des réactifs sont égales, la vitesse de réaction, à chaque instant t, est proportionnelle au carré de la concentration du réactif B.

c. Si le réactif A est en grand excès par rapport au réactif B, l'ordre apparent de la réaction vaut 2.

d. Si le réactif B est en grand excès par rapport au réactif A, l'ordre apparent de la réaction vaut 1.

e. Si le réactif A est en grand excès par rapport au réactif B, la constante de vitesse apparente est fonction de la concentration initiale du réactif B.

f. Si le réactif B est en grand excès par rapport au réactif A, la constante de vitesse apparente est fonction de la concentration initiale du réactif A.

g. Aucune des propositions précédentes (a à f) n'est juste.

❒ **A = a + b + c** ❒ **C = d + e + f**

❒ **B = a + b + d** ❒ **D = c + f + g**

5 Soit la désintégration du radium :

$$^{226}_{88}Ra \rightarrow \, ^{222}_{86}Rn + \, ^{4}_{2}He$$

Elle obéit à une cinétique d'ordre un, par rapport au radium. Une masse de 2 g de radium émet $7,25 \cdot 10^{10}$ particules chaque seconde. Données : $N_A = 6,02 \cdot 10^{23}$ mol^{-1} ; $M_{Ra} = 226$ g · mol^{-1}.

On peut affirmer que :

❒ **a.** La demi-vie du radium vaut environ 2 600 ans.

❒ **b.** La constante de vitesse de la réaction (ou constante radioactive) vaut $1,36 \cdot 10^{-11}$ s^{-1}.

❒ **c.** À la date t = 4 851 ans, il ne reste plus que 0,25 g de la masse initiale (2 g).

❒ **d.** Le nombre de noyaux de radon $\left({}^{222}_{86}Rn\right)$ s'écrit $N = N\left(1 - e^{-\lambda t}\right)$.

6 Dans une solution d'eau de Javel, on observe la réaction suivante, à température fixée :

$$ClO^- = Cl^- + 1/2\ O$$

On suit cette décomposition lente des ions hypochlorite, au cours du temps, et on obtient les mesures suivantes :

[ClO⁻] (en mol · L⁻¹)	2	1,75	1,525	1,3	1,225	1,125	1,025
t (en jours)	0	7	14	21	28	35	42
[ClO⁻] (en mol · L⁻¹)	1	0,975	0,9	0,825	0,785	0,7	0,625
t (en jours)	45,5	49	56	63	70	84	98
[ClO⁻] (en mol · L⁻¹)	0,575	0,525	0,5	0,4875	0,4125	0,35	0,3125
t (en jours)	112	126	136,5	140	175	210	245
[ClO⁻] (en mol · L⁻¹)	0,275	0,25	0,225	0,2125	0,2		
t (en jours)	280	315	350	385	420		

On peut affirmer que :

❒ **a.** À t = 0, la vitesse est $v_O = 0{,}034\ mol \cdot L^{-1} \cdot j^{-1}$.

❒ **b.** La vitesse de réaction diminue au cours du temps.

❒ **c.** À t = 45,5 jours, la vitesse vaut $v\ (45{,}5\ j) \approx 0{,}011\ mol \cdot L^{-1} \cdot j^{-1}$.

❒ **d.** À t = 136,5 jours, la vitesse vaut $v\ (136{,}\ 5\ j) \approx 0{,}0027\ \ mol \cdot L^{-1} \cdot j^{-1}$.

❒ **e.** La décomposition des ions hypochlorite est d'ordre deux.

❒ **f.** Si on augmente la température, la vitesse de réaction initiale sera plus faible.

7 On considère la réaction renversable suivante :

$$aA + Bb = cC + dD$$

On note α, β, γ et δ les ordres de réaction relatifs à A, B, C et D, respectivement. On note k et k', les constantes de vitesse, relatives aux sens direct et inverse, respectivement. On note v et v', les vitesses de réaction, relatives aux sens direct et inverse, respectivement. Est-il vrai que :

a. $v = k[C]^{\gamma} \times [D]^{\delta}$.

b. $v' = k'[A]^{\alpha} \times [B]^{\beta}$.

c. La vitesse globale de réaction est $v_g = k[A]^{\alpha} \times [B]^{\beta} - k'[C]^{\gamma} \times [D]^{\delta}$.

d. La constante d'équilibre est K = k/k′.

e. À l'équilibre k = k′.

f. À l'équilibre v = v′.

g. Aucune des propositions précédentes (a à f) n'est juste.

❐ **A = a + b + c** ❐ **C = d + e + f**

❐ **B = c + d + f** ❐ **D = c + f + g**

8 Soit la décomposition de l'eau oxygénée :

$$H_2O_2 \rightarrow H_2O + 1/2\ O_2$$

Quand la concentration initiale en H_2O_2 est C°, alors on doit attendre *y* heures pour avoir $[H_2O_2]$ = C/2. Quand la concentration initiale en H_2O_2 est 2 C°, alors on doit attendre 2*y* heures pour avoir $[H_2O_2]$ = C/2. À 300 K, l'énergie d'activation de cette réaction est $7{,}5 \cdot 10^4$ J/mol ou $2{,}5 \cdot 10^4$ J/mol, sans ou avec catalyseur, respectivement. Données : $R = 8{,}33\ J \cdot K^{-1} \cdot mol^{-1}$; $y = 2{,}43$ h.

Est il vrai que :

❐ **a.** La réaction est d'ordre un.

❐ **b.** La réaction est d'ordre deux.

❐ **c.** La constante de vitesse de la réaction est $k = 7 \cdot 10^{-4}\ L \cdot mol^{-1} \cdot s^{-1}$.

❐ **d.** La constante de vitesse de la réaction est $k = 7 \cdot 10^{-5} \cdot s^{-1}$.

❐ **e.** La vitesse de réaction est plus élevée sans catalyseur.

❐ **f.** La vitesse de réaction est environ $4 \cdot 10^5$ fois plus élevée en présence du catalyseur ?

❐ **g.** Aucune des propositions précédentes (a à f) n'est juste.

9 Dans un échantillon radioactif, la masse de $^{210}_{84}Po$ décroît en suivant une cinétique d'ordre 1 ; on note λ la constante de vitesse ou constante radioactive. Dans l'échantillon, la masse décroît de 87,5 % en 9 minutes.

On peut dire que :

❐ **a.** $t_{1/2}$ = 1 min

❐ **b.** $t_{1/2}$ = 180 s.

❐ **c.** $\lambda = 0{,}0012\ s^{-1}$.

❐ **d.** $\lambda = 0{,}0056\ s^{-1}$.

❐ **e.** Aucune réponse exacte.

10 On réalise l'attaque de 0,5 g de $CaCO_3$ solide par 0,1 L de solution d'acide chlorhydrique de concentration 0,1 mol.L^{-1}. La réaction est :

$CaCO_{3s} + 2H_3O^+ = Ca^{2+} + CO_{2g} + 3H_2O_{liq}$

On mesure le volume de dioxyde de carbone gazeux au cours du temps :

t (s)	5	10	20	30	50	70	100
V (mL)	7,2	14,3	24	35	53	67	77

Données : le volume molaire est Vm = 24 $L.mol^{-1}$.

On peut dire que la vitesse moyenne de formation de Ca^{2+}, en $mol.s^{-1}$, entre 20 et 70 s est :

❒ **a.** $3,6.10^{-5}$.

❒ **b.** 180.

❒ **c.** 0,0068.

❒ **d.** 0,0096.

❒ **e.** Aucune réponse exacte.

11 On étudie la vitesse de décomposition de l'eau oxygénée en milieu acide, en dosant des échantillons de 2 mL par une solution de permanganate de potassium de concentration 0,05 $mol.L^{-1}$. On obtient les valeurs suivantes :

V (mL)	22,8	13,8	20
t (min)	0	10	20

On peut dire que la concentration de l'eau oxygénée, en $mol.L^{-1}$, à t = 10 min est :

❒ **a.** 2,58.

❒ **b.** 1,75.

❒ **c.** 0,86.

❒ **d.** 0,0045.

❒ **e.** Aucune réponse exacte.

12 (suite du qcm précédent)

On peut dire que la vitesse moyenne de disparition de l'eau oxygénée, entre 0 et 10 min est, en $mmol.L^{-1}.s^{-1}$:

❒ **a.** 0,93.

❒ **b.** 1,35.

❒ **c.** 0,88.

❒ **d.** 0,025.

❒ **e.** Aucune réponse exacte.

Corrigés

1

❑ **a.** C'est un produit, donc la concentration augmente au cours du temps, donc $d[C]/dt$ est positif d'où $v_C = +d[C]/dt$.

☒ **b.** A est un réactif, donc sa concentration diminue au cours du temps, donc $d[A]/dt$ est négatif, ce qui explique le signe moins dans l'expression proposée.

❑ **c.** La vitesse s'écrit $v_A = -(1/V) \times (dn_A/dt)$; il faut donc diviser par le volume V la valeur de l'opposé de la pente.

☒ **d.** Cette expression permet de calculer une vitesse indépendante du composé choisi.

2

☒ **a.** Ne pas oublier que l'ordre α est indépendant de la valeur du coefficient stoechiométrique a.

☒ **b.** Comme il n'y a qu'un seul réactif, l'ordre partiel est l'ordre global.

❑ **c.** La constante k ne dépend que de la température.

☒ **d.** On a $v = (-1/a) \times (\mathrm{d}[A]/k\mathrm{d}t) = k[A]^0 = k = \mathrm{cte}$, soit, après intégration :

$$[A]^\alpha = -akt + [A°]$$

Donc la représentation graphique de $[A] = f(t)$ correspond à une droite décroissante, d'ordonnée à l'origine [A°] ; d'après l'expression de la vitesse (qui égale k), la constante s'exprime donc bien en $\mathrm{mol \cdot L^{-1} \cdot s^{-1}}$.

3

☒ **a.** Pour une réaction à volume constant (isochore), du type

$$\mathrm{aA} \rightarrow \mathrm{bB} + \mathrm{cC}$$

la vitesse de réaction s'écrit :

$$v = -\frac{1}{a}\frac{\mathrm{d}[A]}{\mathrm{dt}} = +\frac{1}{b}\frac{\mathrm{d}[B]}{\mathrm{dt}} = +\frac{1}{c}\frac{\mathrm{d}[C]}{\mathrm{dt}}.$$

Or, ici, le coefficient stoechiométrique est a = 1, d'où :

$$v = -\frac{\mathrm{d}[A]}{\mathrm{dt}}.$$

Par ailleurs, expérimentalement, la réaction, puisqu'elle possède un ordre, vérifie l'équation cinétique : $v = k[A]^\alpha$, avec ici $\alpha = 1$, puisque la réaction est d'ordre un par rapport au réactif A. De manière générale, l'ordre n'est pas toujours égal au coefficient stoechiométrique. Quand c'est le cas (comme ici puisque $a = \alpha = 1$), on dit que la réaction est d'ordre simple, ou qu'elle suit la loi de Van't'Hoff : l'équation bilan traduit alors ce qui se produit au niveau microscopique.

☒ **b.** D'après les explications qui précèdent, on peut écrire :

$$v = -\frac{\mathrm{d}[A]}{\mathrm{dt}} = k[A]$$

soit $\mathrm{d}[A]/a = -k\mathrm{d}t$

$\Rightarrow \int_{A°}^{A} \mathrm{d}[A]/a = -k \int_0^t \mathrm{d}t$

$\Rightarrow \ln\{[A]/[A°]\} = -k \cdot t$

$\Rightarrow \ln[A] - \ln[A°] = -k \cdot t$

$\Rightarrow \ln[A] = \ln[A°] - k \cdot t.$

Le logarithme népérien de la concentration du réactif est donc une fonction affine du temps.

☒ **c.** D'après le b), on a :

$$\ln\{[A]/[A°]\} = -k \cdot t.$$

Appliquons la fonction réciproque du logarithme népérien (donc la fonction exponentielle) à cette équation, d'où :

$$[A]/[A°] = e^{-kt}$$

$\Rightarrow [A] = [A°] \cdot e^{-kt}.$

❒ **d.** On a : $\ln[A] = \ln[A°] - kt$ avec $[A] = (2/3)[A]$

soit $\ln(3/2) = kt_{1/3}$ d'où $t_{1/3} = (1/k)\ln(3/2)$;

de plus $t_{1/2} = (\ln 2)/k$; on en déduit alors $t_{1/3} = \{\ln(3/2)/\ln 2\}t_{1/2}$

d'où $t_{1/3} = 0{,}58t_{1/2}$.

4 ❒ **A.** ☒ **B.** ❒ **C.** ❒ **D.**

a. Les concentrations initiales de A et B, notées [A°] et [B°] sont égales, donc le tableau d'évolution s'écrit :

	A	+ B	→ C
t_0	$n°$	$n°$	0
t	$n° - y$	$n° - y$	y

À chaque instant t, comme tout se passe dans le même volume V, les concentrations des réactifs sont : $[A] = (n° - y)/V$et$[B] = (n° - y)/V$; on voit que ces concentrations sont égales, à tout instant. D'après l'énoncé, on a : $v = k[A] \cdot [B]$ donc $v = k[A]^2$ puisqu'on vient d'écrire que [A] = [B] !

b. D'après ce qui précède, on peut aussi écrire : $v = k[A] \cdot [B]$ soit $v = k[B]^2$ puisqu'on a toujours [A] = [B] !

c. Le réactif A est en grand excès par rapport au réactif B, ce qui signifie que la concentration de A varie très peu, en dépit de la réaction observée ! On peut donc considérer que la concentration de A est pratiquement constante, au cours du temps. On a donc : $[A] \approx \text{cte} = [A°]$. La vitesse s'écrit alors :

$$v = k[A] \cdot [B]$$

$\Rightarrow v = k[A°] \cdot [B]$

$\Rightarrow v = k'[B]$ en posant $k' = k[A°]$ constante apparente de vitesse.

Donc l'ordre apparent de la réaction est celui de B, c'est-à-dire qu'il vaut 1 !

d. Le réactif B est en grand excès par rapport au réactif A, ce qui signifie que la concentration de B varie très peu, en dépit de la réaction qui se produit ! On peut donc considérer que la concentration de B est pratiquement constante, au cours du temps.

On a donc : $[B] \approx cte = [B°]$. La vitesse s'écrit alors :

$$v = k[A] \cdot [B]$$

$\Rightarrow v = k[B°] \cdot [A]$

$\Rightarrow v = k'[A]$ en posant $k' = k[B°]$ constante apparente de vitesse.

Donc l'ordre apparent de la réaction est celui de A, c'est-à-dire qu'il est égal à 1 !

e. On a vu, d'après ce qui précède que :

$$v = k[A°] \cdot [B]$$

$\Rightarrow v = k'[B]$ en posant $k' = k[A°]$ constante apparente de vitesse ; donc la constante de vitesse apparent k' est fonction de la concentration initiale du réactif A.

f. On a vu, d'après ce qui précède que :

$$v = k[B°] \cdot [A]$$

$\Rightarrow v = k'[A]$ en posant $k' = k[B°]$ constante apparente de vitesse ; donc la constante de vitesse apparent k' est fonction de la concentration initiale du réactif B.

g. D'après les réponses qui précèdent, puisque l'affirmation b est correcte.

5

❒ **a.** On a une activité $A = 7{,}25 \cdot 10^{10}$ Bq et les relations : $t_{1/2} = (\ln 2)/\lambda$ ainsi que $A = \lambda N$ avec N nombre de noyaux radioactifs tel que $N = (m \times N_A)/M$

donc $t_{1/2} = \{(\ln 2)/A\} \times (m \times N_A)/M$

soit $t_{1/2} = \{(\ln 2)/7{,}25 \cdot 10^{10}\} \times (2 \times 6{,}02 \cdot 10^{23})/226$

d'où $t_{1/2} = 5{,}1 \cdot 10^{10}$ s = 1 617 ans.

☒ **b.** On a $\lambda = (\ln 2)/t_{1/2} = (\ln 2)/(5{,}1 \cdot 10^{10}) = 1{,}36 \cdot 10^{-11}\ s^{-1}$.

❒ **c.** Rappelons que pour $t = n \cdot t_{1/2}$ (avec n entier naturel, et $t_{1/2}$ demie-vie ou temps de demi-réaction), le nombre de noyaux radioactifs s'écrit : $N(t) = N/(2^n)$.

Comme la masse radioactive m_t est proportionnelle à $N(t)$, on peut donc aussi écrire : $m_t = m/(2^n)$.

On remarque que $t = 3t_{1/2}$ d'où $m_t = (m°)/2^3$ soit $m_t = 2/8 = 0{,}25$ g.

☒ **d.** Rappelons que le nombre de noyaux radioactifs N_{Ra} suit la loi de décroissance radioactive : $N_{Ra} = N \cdot e^{-\lambda t}$.

On a : $N_{Rn} + N_{Ra} = N°$ donc $N_{Rn} = N° - N_{Ra} = N° - N°e^{-\lambda t}$;

on en déduit $N_{Rn} = N°(1 - e^{-\lambda t})$.

6 ❒ **a.** On trace la courbe C = $f(t)$, et on obtient :

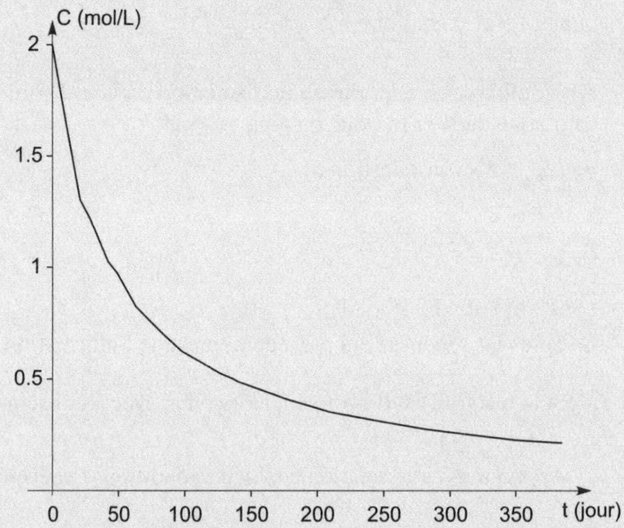

On trace la tangente à l'origine, et on calcule la pente de cette tangente ; on a $v_0 = -(dC/dt)_0$, donc la vitesse initiale est l'opposé de cette pente ; on trouve $v_0 \approx 0{,}034 \text{ mol} \cdot L^{-1} \cdot j^{-1}$.

❒ **b.** D'après la courbe, la pente diminue au cours du temps.

❒ **c.** On calcule la pente de la tangente à la courbe, à l'instant considéré, et on trouve la valeur proposée.

❒ **d.** De la même façon, on trace la tangente à la courbe $C = f(t)$, à la date $t = 136{,}5$ jours, et on calcule la pente qui donne $p \approx 0{,}0027 \text{ mol} \cdot L^{-1} \cdot j^{-1}$.

☒ **e.** Si c'est le cas, alors $v = kC^2$ d'où $k = v/(C^2)$, donc $v/(C^2) = $ cte ; on calcule à $t = 45{,}5$ j : $v/(C^2) = 0{,}011/(1^2) = 0{,}011 \text{ mol} \cdot L^{-1} \cdot j^{-1}$; on calcule à $t = 136{,}5$j : $v/(C^2) = 0{,}0027/(0{,}5^2) = 0{,}011 \text{ mol} \cdot L^{-1} \cdot j^{-1}$; la réaction est donc bien d'ordre deux.

❒ **f.** La vitesse augmente avec la température, qui est un facteur cinétique.

7 ❒ **A.** ☒ **B.** ❒ **C.** ❒ **D.**

a. On a dans le sens direct : $v = k[A]^\alpha \times [B]^\beta$.

b. On a dans le sens inverse : $v' = k'[C]^\gamma \times [D]^\delta$.

c. Par définition, la vitesse globale de réaction est la différence :

$$v_g = v - v' = k[A]^\alpha \times [B]^\beta - k'[C]^\gamma \times [D]^\delta.$$

d. À l'équilibre, on a la vitesse de formation de C et D qui égalise la vitesse de formation de A et B, donc on écrit : $v = v'$

$\Rightarrow k[A]^\alpha \times [B]^\beta = k'[C]^\gamma \times [D]^\delta$

$\Rightarrow k/k' = \{[C]^\gamma \times [D]^\delta\}/\{[A]^\alpha \times [B]^\beta\}$

$\Rightarrow k/k' = K.$

> Les concentrations des composés chimiques sont celles que l'on mesure quand l'état d'équilibre est atteint.

e. À l'équilibre, on a la vitesse de formation de C et D qui égalise la vitesse de formation de A et B, donc on écrit : $v = v'$

$\Rightarrow k/k' = K$ (voir question d)

$\Rightarrow k = K.k'$

$\Rightarrow k \neq k'$.

f. D'après ce qui précède, $v = v'$.

g. D' après les réponses qui précèdent, puisque l'affirmation b est juste.

8

☒ **a.** Si la réaction est d'ordre un, alors on a, avec k constante : $C = C°e^{-kt}$

$\Rightarrow \text{Ln}(C/C°) = -kt$

Appliquons cette relation aux deux conditions expérimentales de l'énoncé :

- quand on « part » de $C°$, on obtient $C = C°/2$ à $t = y$
- quand on « part » de $2C°$, on obtient $C = C°/2$ à $t = 2y$. On a donc :

$\text{Ln}(C/C°) = -ky$ et $\text{Ln}\{C/(2C°)\} = -k(2y)$; or $C = C°/2$, d'où $\text{Ln}(C/C°) = -\text{Ln}2$

$\Rightarrow -\text{Ln}2 = -ky$ et $-\text{Ln}4 = -2ky$ or $(\text{Ln}4)/2 = \text{Ln}2$

$\Rightarrow k = (\text{Ln}2)/y = \text{cte}$.

La réaction est donc bien d'ordre un !

❒ **b.** Puisqu'elle est d'ordre 1, elle ne peut être d'ordre deux !

❒ **c.** Les unités de la constante de vitesse sont celle d'une réaction d'ordre deux, donc la constante proposée ne peut convenir.

❒ **d.** On a $y = 2{,}43$ h $= 2{,}43 \times 3\,600 = 8\,750$ s. On peut donc calculer : $\text{Ln}2 = ky$

$$\Rightarrow k = (\text{Ln}2)/y = (\text{Ln}2)/8\,750 = 7{,}92 \cdot 10^{-5}\ \text{s}^{-1}.$$

❒ **e.** C'est le contraire : le catalyseur augmente la vitesse de réaction. Un composé qui diminue la vitesse de réaction est un inhibiteur.

❒ **f.** Rappelons l'équation d'Arrhenius :

$$k = A \times \exp\left\{-\frac{E_a}{RT}\right\}$$

Écrivons la, pour chaque cas, avec et sans catalyseur :

$$k = A \times \exp\left\{-\frac{E_{a1}}{RT}\right\}$$

$$k' = A \times \exp\left\{-\frac{E_{a2}}{RT}\right\}$$

En combinant les deux expressions, on obtient :

$$\mathrm{Ln}(k'/k) = \{E_{a1} - E_{a2}\}/(RT)$$

$\Rightarrow \mathrm{Ln}(k'/k) = \{7{,}5 \cdot 10^4 - 2{,}5 \cdot 10^4\}/(8{,}33 \times 300)$
$\Rightarrow \mathrm{Ln}(k'/k) = 20$
$\Rightarrow \mathrm{k'/k} = \mathrm{e}^{20} = 4{,}9 \cdot 10^8$.

La vitesse est donc multipliée par $4{,}9 \cdot 10^8$ en présence du catalyseur.

❒ **g.** D'après ce qui précède, puisque l'affirmation a est juste.

9 ❒ **a.** ☒ **b.** ❒ **c.** ❒ **d.** ☒ **e.**

À chaque durée égale au temps de demi-réaction, la masse est divisée par 2, donc il reste 50 %, puis 25 %, puis 12,5 % au bout de $3t_{1/2}$; la masse a diminué de 87,5 % (100 – 12,5) au bout de 9 min = $3t_{1/2}$, soit $t_{1/2}$ = 3 min = 180 s.

On a la loi de vitesse :

$m = m_o e^{-\lambda t} = 0,125\ m_o$

soit $m/m_o = e^{-\lambda t} = 0,125$

donc $\lambda = -\ln(0,125)/t = -\ln(0,125)/(9 \times 60) = 0,00385\ s^{-1}$.

10 ☒ **a.** ❒ **b.** ❒ **c.** ❒ **d.** ❒ **e.**

Par définition, la vitesse moyenne s'écrit :

$v = \Delta n/\Delta t$ mais $n(Ca^{2+}) = n(CO_2)$ d'après l'équation-bilan ;

Or $n(CO_2) = V/Vm$

Donc la vitesse devient :

$v = \Delta n/(Vm\Delta t) = ((67 - 24).10^{-3})/(24(70 - 20)) = 3,6.10^{-5}\ mol.s^{-1}$.

11 ❒ **a.** ❒ **b.** ☒ **c.** ❒ **d.** ❒ **e.**

Les demi-équation redox sont :

$H_2O_2 = 2H^+ + O_2 + 2e^-$

$MnO_4^- + 8H^+ + 5e^- = Mn^{2+} + 4H_2O$

La stœchiométrie donne donc :

Cred = (5/2)(CoxVox)/Vred avec (red : H_2O_2 ; ox : MnO_4^-)

Cred = (5/2)(5 × 5 × 10 – 2 × 13,8 × 10 – 3)/(2 × 210 – 3) = 0,86 $mol.L^{-1}$.

12 ☒ **a.** ❒ **b.** ❒ **c.** ❒ **d.** ❒ **e.**

À t = 0, la concentration de l'eau oxygénée est :

Cred = (5/2)(CoxVox)/Vred = (5 × 0,0 × 22,8)/(2 × 2) = 1,42 $mol.L^{-1}$.

On calcule donc la vitesse de disparition :

$v = \Delta C/\Delta t = (0,86 - 1,42)/(10 \times 60) = 0,00093\ mol.L^{-1}.s^{-1} = 9,3\ mmol.L^{-1}.s^{-1}$.

Équilibres 5

1 On considère une solution saturée de sulfate d'argent, à température ambiante, dont la solubilité vaut $s = 0{,}014 \text{ mol} \cdot L^{-1}$. On peut affirmer que :

❒ **a.** Le produit de solubilité du sulfate d'argent s'écrit $K_s = s^2$.

❒ **b.** La concentration en ions argent est inférieure à la concentration des ions sulfate.

❒ **c.** Le produit de solubilité vaut $K_s = 2{,}0 \cdot 10^{-5.}$

❒ **d.** Le produit de solubilité est égal à Qr,eq.

❒ **e.** Le produit de solubilité est égal à Qr,i.

❒ **f.** Le produit ionique, noté Pi, est tel que $Pi \geq K_{s.}$

❒ **g.** Le produit ionique est le produit des concentrations, avant toute réaction

2 On considère l'équilibre hétérogène suivant, à 298 K :

$$PbCl_{2(s)} = 2Cl^-_{(aq)} + Pb^{2+}_{(aq)}$$

Données : $pK_s = 4{,}79$.

On peut affirmer que :

❒ **a.** À 298 K, la constante d'équilibre Ks vaut $2{,}6 \cdot 10^{-16}$.

❒ **b.** À 325 K, la constante d'équilibre Ks vaut $1{,}7 \cdot 10^{-5}$.

❒ **c.** La constante d'équilibre Ks est égale au produit de solubilité.

❒ **d.** La constante d'équilibre s'écrit : $Ks = [Pb^{2+}] \cdot [Cl^-]$.

❒ **e.** La solubilité s de $PbCl_2$ s'écrit $s = \sqrt{\dfrac{Ks}{4}}$.

❒ **f.** La solubilité s de vérifie $Ks = 4s^3$.

3 On considère un volume V = 2 L de solution de chlorure de zinc, de concentration $C = 0{,}01 \text{ mol} \cdot L^{-1}$. On ajoute 2 mol d'ammoniac, sans variation de volume ; il se forme alors le complexe tétrammine-zinc (II) : $Zn(NH_3)_4{}^{2+}$.

Données : la constante de stabilité du complexe est $Ks = 1{,}18 \cdot 10^{10}$; on néglige l'interaction de l'eau avec l'ammoniac.

On peut affirmer que :

❒ **a.** La constante de dissociation du complexe est Kd = $1{,}18 \cdot 10^{-10}$.

❒ **b.** La réaction s'écrit : $Zn^{2+} + 4\ NH_3 = Zn(NH_3)_4{}^{2+}$.

❒ **c.** La concentration de l'ammoniac est égale à 2 $mol \cdot L^{-1}$.

❒ **d.** À l'équilibre, la concentration des ions zinc est environ égale à 10^{-12} $mol \cdot L^{-1}$.

❒ **e.** À l'équilibre, la concentration en ammoniac est environ égale à 0,96 $mol \cdot L^{-1}$.

❒ **f.** À l'équilibre, la concentration de $Zn(NH_3)_4{}^{2+}$ est environ égale à 0,01 $mol \cdot L^{-1}$.

Les QCM 4 et 5 sont liés

4 Soit un récipient, de volume V constant, dans lequel on mélange une masse m de carbone solide, avec x mol de dioxyde de carbone et y mol de monoxyde carbone. On a l'équilibre suivant :

$$C_{(s)} + CO_{2(g)} = 2\ CO_{(g)}$$

Données : à la température considérée, la constante d'équilibre, relative aux pressions en bar, est Kp = 1,4 ; M(C)= 12 g/mol.

On peut affirmer que :

❒ **a.** La pression totale dans le récipient, dépend de la quantité de matière des espèces gazeuses.

❒ **b.** L'évolution de la pression nous renseigne sur le déplacement de l'équilibre.

❒ **c.** Si le système évolue dans le sens direct, la pression diminue.

❒ **d.** Si le système évolue dans le sens inverse, la pression augmente.

5 On reprend l'équilibre du qcm précédent ; le carbone est en excès ; x = 2 mol ; on mesure la pression finale dans le récipient (quand l'équilibre est atteint), elle vaut $P_f = 6{,}48 \cdot 10^4$ Pa.

Données : 1 bar = $1{,}013 \cdot 10^5$ Pa ; la pression initiale est inférieure à P_f.

On peut affirmer que :

❒ **a.** La nombre total de moles d'espèces gazeuses à l'état d'équilibre est n = 2,4 mol.

❒ **b.** À l'état d'équilibre, on a n (CO_2) = 0,8 mol.

❒ **c.** À l'état d'équilibre, on a n(CO) = 1,6 mol.

❒ **d.** À l'état d'équilibre, la pression partielle de CO vaut $5{,}28 \cdot 10^4$ Pa.

❒ **e.** À l'état d'équilibre, la pression partielle de CO_2 vaut 0,25 bar.

❒ **f.** La pression totale initiale, dans le récipient, est Pi = $5{,}37 \cdot 10^4$ Pa.

Les QCM 6 et 7 sont liés

6 Soit un mélange comportant 2,0 mol de méthanol ; 2,0 mol d'acide éthanoïque ; 0,3 mol d'eau et 0,7 mol de méthanoate d'éthyle ; le système évolue vers un état d'équilibre.

Données : la constante d'équilibre de la réaction d'estérification, à la température considérée, est $K \approx 5{,}4$; le sens direct correspond à la réaction d'estérification.

On peut affirmer que :

❒ **a.** La réaction inverse est l'hydrolyse de l'ester.

❒ **b.** Le mélange initial évolue dans le sens inverse.

❒ **c.** À l'équilibre, le quotient de réaction vaut $Qr{,}eq = 3{,}2$.

❒ **d.** À l'équilibre, la quantité de matière de l'ester est $n_{es} = 1{,}8$ mol.

❒ **e.** À l'équilibre, la quantité de matière de l'acide est $n_{ac} = 0{,}6$ mol.

❒ **f.** À l'équilibre, la quantité de matière du méthanol est $n_m = 0{,}45$ mol.

7 On reprend la réaction du qcm précédent, à la même température, mais cette fois, avec le mélange initial suivant : 2 mol d'acide éthanoïque et 2 mol de méthanol.

On peut affirmer que :

❒ **a.** La réaction se produit dans le sens direct.

❒ **b.** À l'équilibre, la quantité de matière de l'ester vaut 1,1 mol.

❒ **c.** À l'équilibre, la quantité de matière de l'eau vaut 1,2 mol.

❒ **d.** À l'équilibre, la quantité de matière de l'acide vaut 1,2 mol.

❒ **e.** Le rendement de la réaction est environ égal à r = 0,7.

❒ **f.** Le rendement de la réaction est environ égal à r = 0,3.

8 Soit du carbonate de calcium $CaCO_3$ solide, dans une enceinte de volume V = 1 m^3, où il se produit la dissociation suivante :

$$CaCO_{3(s)} = CaO_{(s)} + CO_{2(g)}$$

Données : M(Ca) = 40 g/mol ; M(C) = 12 g/mol ;
M(O) = 16 g/mol ; R = 8,314 S.I ;

	$CaCO_{3(s)}$	$CaO_{(s)}$	$CO_{2(g)}$
$\Delta_r H^\circ_{f(298\text{ K})}$ en $kJ \cdot mol^{-1}$	−1207,1	−634,9	−393,5
$S^\circ_{(298\text{ K})}$ en $J \cdot K^{-1} \cdot mol^{-1}$	+ 92,9	+ 38,1	+ 213

On admet que $\Delta_r H^\circ$ est constant, sur les intervalles de température considérés. On peut affirmer que :

❒ **a.** À 298 K, la constante d'équilibre Kp, relative aux pressions partielles en bar, est numériquement égale à la pression partielle du dioxyde de carbone.

❒ **b.** À 298 K, la constante d'équilibre est $Kp = 1{,}3 \cdot 10^5$.

❒ **c.** À 298 K, la réaction est spontanée, dans le sens direct.

❒ **d.** À 1 250 K, la constante d'équilibre Kp est supérieure à 1.

❒ **e.** À 1250 K, quand on introduit m = 0,04 g de carbonate de calcium, l'état final n'est pas un état d'équilibre.

❒ **f.** À 1250 K, quand on introduit m = 0,04 g de carbonate de calcium, la pression du dioxyde de carbone vaut 5,2 bar.

9 Soit l'équilibre suivant, correspondant à la dissociation du pentachlorure de phosphore :

$$PCl_{5(g)} = PCl_{3(g)} + Cl_{2(g)}$$

Données :

	$PCl_{5(g)}$	$PCl_{3(g)}$	$Cl_{2(g)}$
$\Delta_r H^\circ_{f(298\ K)}$ en $kJ \cdot mol^{-1}$	−374,9	−287,0	0
$S^\circ_{(298\ K)}$ en $J \cdot K^{-1} \cdot mol^{-1}$	364,6	311,8	223,1

On admet que $\Delta_r H^\circ$ est constant sur l'intervalle de température [298 ; 400]. On peut affirmer que :

❒ **a.** À 298 K, la variation d'enthalpie libre standard est $\Delta_r G^\circ = -37{,}15\ kJ \cdot mol^{-1}$

❒ **b.** À 298 K, la constante d'équilibre vaut environ $K = 3{,}1 \cdot 10^{-7}$.

❒ **c.** Une augmentation de température déplace l'équilibre dans le sens inverse.

❒ **d.** À 400 K, la constante d'équilibre, relative aux pressions partielles est environ égale à 0,0026 bar.

10 Soit l'équilibre en phase gazeuse :

$N_2 + 3H_2 = 2NH_3$ avec $\Delta Hr = -1\,000\ kJ.mol^{-1}$ et K = 2/3 (constante d'équilibre).

Dans un volume d'un litre, on mélange 3 moles de H_2 avec y moles de N_2 ; quand l'équilibre est établi, il s'est formé 2/3 mole de NH_3.

On peut dire que :

❒ **a.** y = 1.

❒ **b.** y = 2.

❒ **c.** y = 3.

❒ **d.** Quand on augmente la température, l'équilibre se déplace dans le sens direct.

❒ **e.** Aucune réponse exacte.

11 On mélange 1 mole de A avec 1 mole de B pour former 2/3 de mole de C avec 2/3 de mole d'eau à l'équilibre ($A + B = C + H_2O$).

On peut dire que :

❒ **a.** La constante d'équilibre est $K = 2$.

❒ **b.** La constante d'équilibre est $K = 3$.

❒ **c.** Le mélange de 2 moles de A avec 1 mole de B donne 0,845 mole de C à l'équilibre.

❒ **d.** Le mélange de 2 moles de A avec 1 mole de B donne 3,155 moles d'eau à l'équilibre.

❒ **e.** Aucune réponse exacte.

12 On considère l'équilibre gazeux : $PCl_5 = PCl_3 + Cl_2$

Cet équilibre est endothermique dans le sens direct.

On peut dire que :

❒ **a.** Si la température augmente, la quantité de Cl_2 diminue.

❒ **b.** Si la pression augmente, la quantité de Cl_2 augmente.

❒ **c.** Si la quantité de PCl_5 augmente, alors le sens direct est favorisé.

❒ **d.** Si la quantité de Cl_2 augmente, alors le sens indirect est favorisé.

❒ **e.** Aucune réponse exacte.

Corrigés

1 ☐ **a.** On a : $(Ag_2SO_4)_s = 2Ag^+{}_{aq} + SO_4^{2-}{}_{aq}$

$s \quad | \quad 2s \quad s$

Le produit de solubilité s'écrit donc

$$K_s = [Ag^+]^2 \times [SO_4^{2-}] \quad \text{d'où} \quad K_s = (2s)^2 \times (s) = 4s^3.$$

☐ **b.** On calcule les deux concentrations :

$$[Ag^+] = 2s = 2 \times 0{,}014 = 0{,}028 \text{ mol} \cdot L^{-1}.$$
$$[SO_4^{2-}] = s = 0{,}014 \text{ mol} \cdot L^{-1}.$$

☐ **c.** On a $K_s = 4s^3 = 4 \times (0{,}014)^3 = 1{,}5 \cdot 10^{-5}$

☒ **d.** On considère une réaction du type : aA + bB = cC + dD

On peut écrire, à tout instant *t*, le quotient de réaction :

$$Qr = \frac{[C]^c[D]^d}{[A]^a[B]^b}$$

À l'instant initial t_i (ou t_0), ce quotient s'écrit :

$$Qr,i = Qr_{,0} = \frac{[C°]^c[D°]^d}{[A°]^a[B°]^b}$$

> Les espèces solides n'interviennent pas dans l'expression du quotient puisque leur activité est égale à l'unité. On considère des conditions expérimentales permettant d'assimiler les concentrations aux activités des composés chimiques.

À l'équilibre, le quotient de réaction s'écrit :

$$Qr,q = \frac{[Ceq]^c[Deq]^d}{[Aeq]^a[Beq]^b}$$

On voit que *Q*r,eq est la constante d'équilibre *K* de la réaction.

Dans le cas particulier, comme ici, d'une réaction de dissolution, cette constante d'équilibre porte le nom de constante de solubilité, ou produit de solubilité Ks. On a donc *Q*r,eq = Ks.

☐ **e.** Non, puisque *Q*r,i est le quotient réactionnel à l'instant initial, alors que le produit de solubilité Ks est le quotient de réaction à l'état d'équilibre.

☒ **f.** Rappelons qu'on appelle produit ionique, noté Pi, le produit des concentrations molaires des ions de la solution, élevées à la puissance des coefficients stoechiométriques de l'équation bilan.

Quand il y a saturation, le produit ionique est égal au produit de solubilité Ks. Pour qu'il y ait précipitation, il faut donc que Pi soit supérieur ou égal à Ks.

☒ **g.** On a l'équation bilan :

$$(Ag_2SO_4)_s = 2Ag^+_{aq} + SO^{2-}_{4\,aq}$$

Le produit ionique s'écrit ici : Pi = $[Ag^+]^2[SO_4^{2-}]$

Dans cette expression, les concentrations sont celles des composés chimiques, à l'instant t_0 où l'on prépare le mélange réactionnel, avant toute transformation chimique.

Ce mélange évolue pour atteindre l'état d'équilibre correspondant à :

$$Ks = [Ag^+]^2_{eq}[SO_4^{2-}]_{eq}$$

> Le sens direct de l'équation bilan correspond à la formation des ions (dissolution), et le sens inverse correspond à la formation du solide ionique ; c'est une habitude d'écriture de ce type de réaction.

2

❒ **a.** On définit le pKs par :

$$pKs = -\log Ks \Rightarrow \log Ks = -pKs$$
$$\Rightarrow Ks = 10^{-pKs}$$
$$\Rightarrow Ks = 10^{-4,79}$$
$$\Rightarrow Ks = 1,7 \cdot 10^{-5}$$

❒ **b.** La constante d'équilibre varie avec la température, donc comme Ks = $1,7 \cdot 10^{-5}$ à 298 Kelvins, alors Ks $\neq 1,7 \cdot 10^{-5}$ à 325 Kelvins.

☒ **c.** Pour les réactions de précipitation, on appelle produit de solubilité la constante d'équilibre.

❒ **d.** On tient compte des coefficients stoechiométriques, donc on écrit :

$$Ks = [Pb^{2+}] \cdot [Cl^-]^2.$$

❒ **e.** On écrit le tableau d'évolution, en fonction de la solubilité s, qui est la concentration maximale :

$$PbCl_{2(s)} = 2Cl^-_{(aq)} + Pb^{2+}_{(aq)}$$
$$\qquad\qquad 2s \qquad\quad s$$

On a donc $Ks = [Pb^{2+}] \cdot [Cl^-]^2 = [s] \cdot [2s]^2 = 4s^3$ d'où $s = \sqrt[3]{\dfrac{Ks}{4}}$.

☒ **f.** D'après l'étape intermédiaire du calcul précédent.

3

❒ **a.** On a la réaction :

$$Zn^{2+} + 4NH_3 = Zn(NH_3)_4^{2+}$$

La constante d'équilibre s'écrit alors :

$$Ks = \frac{[Zn(NH_3)_4^{2+}]}{[Zn^{2+}][NH_3]^4}$$

On voit que plus *Ks* est élevée, plus $[Zn(NH_3)_4^{2+}]$ est grande (et plus $[Zn^{2+}]$ et $[NH_3]$ sont faibles), et donc plus le complexe est stable.

Si on écrit l'équation bilan dans l'autre sens, on a :

$$Zn(NH_3)_4^{2+} = Zn^{2+} + 4NH_3$$

Dans ce cas, la constante d'équilibre s'écrit :

$$Kd = \frac{[Zn^{2+}][NH_3]^4}{[Zn(NH_3)_4^{2+}]}$$

On voit que plus Kd est élevée, plus $[Zn(NH_3)_4^{2+}]$ est faible (et plus $[Zn^{2+}]$ et $[NH_3]$ sont grandes), et donc plus le complexe est dissocié (donc moins il est stable).

On voit donc que $Kd = 1/Ks = 1 : (1{,}18 \cdot 10^{10}) = 8{,}47 \cdot 10^{-11}$.

☒ **b.** La réaction est équilibrée, d'où le signe égal.

❒ **c.** On a $C(NH_3) = n/V = 2/2 = 1\ mol \cdot L^{-1}$.

☒ **d.** Pour 1 litre de solution, on écrit le tableau d'évolution :

	Zn^{2+}	+	$4NH_3$	=	$Zn(NH_3)_4{}^{2+}$
t_0	0,01		1		0
$t_{équilibre}$	n		1 – 4(0,01 – n)		0,01 – n
			= 0,96 + 4n		

On a donc :

$$Ks = \frac{(0{,}01 - n)}{(0{,}96 + 4n)^4(n)}$$

On remarque que la valeur de la constante de stabilité Ks est très élevée, ce qui signifie que n est négligeable devant 0,01 ; on peut donc réécrire la constante :

$$Ks = \frac{0{,}01}{0{,}96^4 \times n} \Rightarrow n \approx \frac{0{,}01}{0{,}96^4 \times Ks}$$

$$\Rightarrow n \approx \frac{0{,}01}{0{,}96^4 \times 1{,}18 \cdot 10^{10}} \approx 9{,}97 \cdot 10^{-13} \approx 1{,}0 \cdot 10^{-12}\ mol.$$

À l'équilibre, on a donc $C(Zn^{2+}) \approx 1{,}0 \cdot 10^{-12}\ mol \cdot L^{-1}$.

☒ **e.** D'après ce qui précède, on calcule :

$$C\,(NH_3) = 0{,}96 + 4n = 0{,}96 + 4 \times 1{,}0 \cdot 10^{-12} \approx 0{,}96\ mol \cdot L^{-1}.$$

☒ **f.** D'après ce qui précède, on calcule :

$$C(Zn(NH_3)_4{}^{2+}) = 0{,}01 - n \approx 0{,}01\ mol \cdot L^{-1}.$$

4 ☒ **a.** D'après l'équation d'état des gaz parfaits, $PV = nRT$, la pression totale dans le récipient est proportionnelle à la quantité totale des espèces gazeuses.

☒ **b.** Quand la pression varie, cela signifie que la quantité de matière gazeuse varie aussi, et en tenant compte des coefficients stoechiométriques des gaz, dans l'équation bilan, on en déduit le sens de déplacement de l'équilibre.

❒ **c.** D'après ce qui précède, et d'après l'équation bilan, pour une mole de dioxyde de carbone qui disparaît, il apparaît deux moles de monoxyde de carbone, donc la pression augmente, si la réaction se produit dans le sens direct.

❒ **d.** D'après ce qui précède, dans le sens inverse, on consomme 2 moles gazeuses de monoxyde de carbone, alors qu'il n'apparaît qu'une seule moles gazeuse de dioxyde de carbone : la pression diminue.

5 ☒ **a.** La pression finale étant supérieure à la pression initiale, on en déduit que la réaction s'est produit dans le sens direct. Écrivons le tableau d'évolution :

	C	+	CO_2	=	2 CO	
t_0	excès		1		1	(n_{total} = 2)
$t_{équilibre}$	excès		$1-\alpha$		$1+2\alpha$	($n_{total} = 2+\alpha$)

Écrivons la constante d'équilibre :

$$Kp = \frac{P_{CO}^2}{P_{CO_2}} \quad \text{avec} \quad P_f = P_{CO} + P_{CO_2} \Rightarrow Kp = \frac{P_{CO}^2}{P_f - P_{CO}}$$

$$\Rightarrow P_{CO}^2 = Kp \cdot P_f - P_{CO} \cdot Kp$$

$$\Rightarrow P_{CO}^2 - Kp \cdot P_f + P_{CO} \cdot Kp = 0$$

On a $P_f = 6{,}48 \cdot 10^4$ Pa $= (6{,}48 \cdot 10^4)/(1{,}013 \cdot 10^5) = 0{,}64$ bar.
D'où

$$P_{CO}^2 - 1{,}4 \times 0{,}64 + 1{,}4P_{CO} = 0 \Rightarrow P_{CO}^2 - 0{,}896 + 1{,}4P_{CO} = 0$$

On calcule

$$\Delta = 1{,}4^2 - 4 \times (-0{,}896) = 5{,}544 \Rightarrow P_{CO} = \frac{-1{,}4 \pm \sqrt{5{,}544}}{2} = 0{,}48 \text{ bar},$$

car on ne retient pas la racine négative.
Or

$$P_{CO} = \frac{1+2\alpha}{2+\alpha} P_f \Rightarrow P_{CO}/P_f = \frac{1+2\alpha}{2+\alpha} = 0{,}48/0{,}64 = 0{,}75$$

d'où

$$1 + 2\alpha = 2 \times 0{,}75 + 0{,}75\alpha = 1{,}5 + 0{,}75\alpha \Rightarrow 0 = 0{,}5 - 1{,}25\alpha$$

$$\Rightarrow \alpha = (0{,}5/(1{,}25) = 0{,}4.$$

On déduit $n_{total} = 2 + \alpha = 2 + 0{,}4 = 2{,}4$ mol.

❒ **b.** D'après ce qui précède, on a $n(CO_2) = 1 - \alpha = 1 - 0{,}4 = 0{,}6$ mol.

❒ **c.** D'après ce qui précède, on a $n(CO) = 1 + 2\alpha = 1 + 2 \times 0{,}4 = 1{,}8$ mol.

❒ **d.** On a $P_{CO} = 0{,}48$ bar $= 0{,}48 \times 1{,}013 \cdot 10^5 = 4{,}86 \cdot 10^4$ Pa.

❒ **e.** On a $P_{CO_2} = P_f - P_{CO} = 0{,}64 - 0{,}48 = 0{,}16$ bar.

☒ **f.** On a :

$$\frac{P_f}{P_i} = \frac{n_{tol}(\text{final}) \times \frac{RT}{V}}{n_{tol}(\text{initial}) \times \frac{RT}{V}} = n_{\text{total}}(\text{final})/n_{\text{total}}(\text{initial})$$

$$\Rightarrow P_f/P_i = (2+\alpha)/2$$

$$\Rightarrow \quad P_i = 2P_f/(2+\alpha) = (2 \times 0{,}64)/(2+0{,}4) = 0{,}53 \text{ bar}$$

$$\Rightarrow \quad P_i = 5{,}37 \cdot 10^4 \text{ Pa}.$$

6 ☒ **a.** Par définition, puisque hydrolyse signifie « cassure » (de l'ester) par l'eau.

❐ **b.** On calcule le quotient de réaction initial :

$$Qr,i = \frac{0,3 \times 0,7}{2,0 \times 2,0} = 0,0525\ ;$$

donc $Qr,i < K$, ce qui indique que la réaction se produit dans le sens direct.

> Comme tout se passe dans le même volume, et que les coefficients stoechiométriques sont tous égaux, le quotient se calcule avec les quantités de matière.

❐ **c.** Par définition : $Qr,eq = K = 5,4$.

❐ **d.** Écrivons le tableau d'évolution du système :

	CH_3COOH	+	CH_3OH	=	CH_3COOCH_3	+	H_2O
t_0	2		2		0,7		0,3
t_{eq}	$2-x$		$2-x$		$0,7+x$		$0,3+x$

On a donc

$$K = \frac{(0,7+x)(0,3+x)}{(2-x)^2} = 5,4 \Rightarrow 5,4 = \frac{0,21+0,3x+0,7x+x^2}{4-4x+x^2}$$

$$\Rightarrow 5,4 = \frac{0,21+x+x^2}{4-4x+x^2}$$

$$\Rightarrow 5,4x^2 - 21,6x + 21,6 = x^2 + x + 0,21$$

$$\Rightarrow 4,4x^2 - 20,6x + 21,39 = 0$$

On calcule $\Delta = (-20,6)^2 - 4 \times 4,4 \times 21,39 = 47,896$

$$\Rightarrow x = \frac{20,6 \pm \sqrt{47,896}}{8,8} = 3,12 \text{ mol} \quad \textit{ou} \quad 1,55 \text{ mol}\ ;$$

bien sûr, $x = 3,12$ mol ne convient pas, car il faut que $2 - x \geq 0$!

On peut donc calculer $n_{es} = 0,7 + x = 0,7 + 1,55 = 2,25$ mol.

❐ **e.** On calcule, de même, $n_{ac} = 2 - x = 2 - 1,55 = 0,45$ mol.

❐ **f.** On calcule aussi, $n_m = 2 - x = 2 - 1,55 = 0,45$ mol.

7 ☒ **a.** C'est la seule possibilité, car initialement, il n'y a ni ester, ni eau.

❐ **b.** Écrivons le tableau d'évolution :

	CH_3COOH	+	CH_3OH	=	CH_3COOCH_3	+	H_2O
t_0	2		2		0		0
t_{eq}	$2-x$		$2-x$		x		x

On a donc la constante, qui s'écrit :

$$K = 5,4 = \frac{x^2}{(2-x)^2} \Rightarrow 5,4x^2 - 21,6x + 21,6 - x^2 = 0$$

$$\Rightarrow 4,4x^2 - 21,6x + 21,6 = 0$$

On calcule $\Delta = (-21{,}6)^2 - 4 \times 4{,}4 \times 21{,}6 = 90{,}52$

$$x = \frac{+21{,}6 \pm \sqrt{90{,}52}}{8{,}8} = 3{,}55 \text{ mol} \quad \text{ou} \quad 1{,}4 \text{ mol};$$

$x = 3{,}55$ mol ne convient pas, car il faut que $2 - x \geq 0$!

On a donc $n_{es} = x = 1{,}4$ mol.

❒ **c.** On a donc $n_{\text{eau}} = x = 1{,}4$ mol.

❒ **d.** On a donc $n_{ac} = 2 - x = 0{,}6$ mol.

☒ **e.** On a $r = x/2 = (1{,}4)/2 = 0{,}7$.

❒ **f.** D'après le calcul précédent, puisque r n'a qu'une seule valeur.

8 ☒ **a.** D'après l'équation bilan, les activités des solides étant égales à l'unité, on a : $Kp = P_{CO_2}$.

❒ **b.** On a $Kp = \exp\{(-\Delta_r G°)/(RT)\}$ avec $\Delta_r G°_{(298\text{ K})} = \Delta_r H°_{(298\text{ K})} - T\Delta_r S°_{(298\text{ K})}$ et $\Delta_r H°_{(298\text{ K})} = \Delta_r H°_f(CO_{2(g)}) + \Delta_r H°_f(CaO_{(s)}) - \Delta_r H°_f(CaCO_{3(s)})$ d'où

$$\Delta_r H°_{(298\text{ K})} = -393{,}5 - 634{,}9 + 1\,207{,}9 = 178{,}7 \text{ kJ} \cdot \text{mol}^{-1}.$$

De même :

$$\Delta_r S°_{(298\text{ K})} = S°_{(298\text{ K})}(CO_2) + S°_{(298\text{ K})}(CaO) - S°_{(298\text{ K})}(CaCO_3)$$

$\Rightarrow \Delta_r S°_{(298\text{ K})} = 213 + 38{,}1 - 92{,}9 = 158{,}2 \text{ J} \cdot \text{K}^{-1} \cdot \text{mol}^{-1}$.

Donc la variation d'enthalpie libre est :

$$\Delta_r G°_{(298\text{ K})} = \Delta_r H°_{(298\text{ K})} - T\Delta_r S°_{(298\text{ K})}$$

$\Rightarrow \Delta_r G°_{(298\text{ K})} = 178{,}7 \cdot 10^3 - 298 \times 158{,}2 = 1{,}32 \cdot 10^5 \text{ J} \cdot \text{mol}^{-1}$; on peut donc calculer la constante :

$$Kp = \exp\{(-1{,}32 \cdot 10^5)/(8{,}314 \times 298)\} = 8{,}7 \cdot 10^{-24} \text{ bar}.$$

❒ **c.** D'après ce qui précède, à 298 K, $\Delta_r G°_{(298\text{ K})} \gg 0$, donc la réaction n'est pas spontanée.

☒ **d.** On considère que $\Delta_r H°$ est pratiquement constant, donc on calcule Kp à 1 250 K, à partir de la loi de Van't Hoff :

$$\ln(K_2/K_1) = \frac{\Delta_r H°}{R} \times \frac{T_2 - T_1}{T_2 T_1}$$

$$\Rightarrow \ln(K_{1\,250}/K_{298}) = \frac{\Delta_r H°}{R} \times \left[\frac{1}{T_1} - \frac{1}{T_2}\right]$$

$$\Rightarrow \ln\{K_{1\,250}/(8{,}7 \cdot 10^{-24})\} = \frac{178{,}7 \cdot 10^3}{8{,}314} \times \left[\frac{1}{298} - \frac{1}{1\,250}\right]$$

$$\Rightarrow \ln\{K_{1\,250}/(8{,}7 \cdot 10^{-24})\} = 54{,}96$$

$$\Rightarrow K_{1\,250} = 8{,}7 \cdot 10^{-24} \times e^{54{,}96} = 6{,}4 \text{ bar}.$$

> Dans ce QCM, on utilise la loi isobare de Van't'Hoff, bien que le volume soit constant ; on a en effet
>
> $$\Delta_r H° = \Delta_r U° + RT\Delta n; \quad \text{avec} \quad \Delta n = 1;$$
>
> donc le terme $RT\Delta n$ est négligeable, d'où $\Delta_r H° \approx \Delta_r U°$; cette approximation est souvent effectuée, dans le cadre du programme de PCEM.

☒ **e.** Écrivons le tableau d'évolution du système :

	$CaCO_{3(s)}$	=	$CaO_{(s)}$	+	$CO_{2(g)}$
t_0	$n_i = m_i/M$		0		0
t_f	$n_i - x$		x		x

À l'équilibre, on a $Kp = P_{CO_2} = 6{,}4$ bar, avec, d'après la loi des gaz parfaits :

$$P_{CO_2}V = x\,RT \Rightarrow Kp \cdot V = x\,RT$$
$$\Rightarrow x = (Kp \cdot V)/(RT) = (6{,}4 \times 1)/(8{,}314 \times 1\,250)$$
$$= 6{,}16 \cdot 10^{-4} \text{ mol.}$$

Il reste donc $n_i - 6{,}16 \cdot 10^{-4}$ mol de $CaCO_3$, avec

$$n_i - 6{,}16 \cdot 10^{-4} \geq 0 \Rightarrow n_i \geq 6{,}16 \cdot 10^{-4}$$
$$\Rightarrow m_i/M \geq 6{,}16 \cdot 10^{-4} \text{ (avec } M = 100 \text{ g)}$$
$$\Rightarrow m_i \geq 6{,}16 \cdot 10^{-4} \times 100$$
$$\Rightarrow m_i \geq 0{,}0616 \text{ g.}$$

Cette condition n'est pas satisfaite, donc l'état d'équilibre n'est pas atteint, car il n'y a pas assez de carbonate de calcium.

☐ **f.** Tout le carbonate est dissocié, et on a :

$$x = n_i = m_i/M = 0{,}04/100 = 4 \cdot 10^{-4} \text{ mol,}$$

donc la pression est $P_{CO_2} = (xRT)/V = (4 \cdot 10^{-4} \times 8{,}314 \times 1\,250)/1 = 4{,}16$ bar.

9 ☐ **a.** On calcule :

$$\Delta_r H° = \Delta_r H_f°\{PCl_{3(g)}\} + \Delta_r H_f°\{Cl_{2(g)}\} - \Delta_r H_f°\{PCl_{5(g)}\}$$

donc $\Delta_r H = -287{,}0 + 0 + 374{,}9 = +87{,}9 \text{ kJ} \cdot \text{mol}^{-1}$.

$$\Delta_r S° = S°\{PCl_{3(g)}\} + S\{Cl_{2(g)}\} - S\{PCl_{5(g)}\}$$
$$\Delta_r S° = 311{,}8 + 223{,}1 - 364{,}6 = 170{,}3 \text{ J} \cdot \text{K}^{-1} \cdot \text{mol}^{-1}.$$

On a donc : $\Delta_r G° = \Delta_r H° - T\Delta_r S°$

$$\Delta_r G° = 87{,}9 \cdot 10^3 - 298 \times 170{,}3 = +37{,}15 \text{ kJ} \cdot \text{mol}^{-1}.$$

☐ **b.** On calcule :

$$K_{298} = \exp\{-\Delta_r G°/(RT)\} \Rightarrow K_{298} = \exp\{-(37{,}15 \cdot 10^3)/(8{,}314 \times 298)\}$$
$$= 3{,}1 \cdot 10^{-7}.$$

❒ **c.** On a $\Delta_r H° > 0$, d'après les calculs qui précèdent, donc la réaction est endothermique, dans le sens direct. D'après la loi de modération de Le Châtelier, si on augmente la température, l'équilibre se déplace dans le sens endothermique, donc ici dans le sens direct.

☒ **d.** On calcule d'après la loi de Van't'Hoff :

$$\ln(K_2/K_1) = \{(\Delta_r H°)/R\} \times \frac{T_2 - T_1}{T_2 T_1}$$

$$\Rightarrow \ln(K_2/K_1) = \{(\Delta_r H°)/R\} \times \left\{\frac{1}{T_1} - \frac{1}{T_2}\right\}$$

$$\Rightarrow \ln(K_2/K_1) = \{(87{,}9 \cdot 10^3)/8{,}314\} \times \left\{\frac{1}{298} - \frac{1}{400}\right\}$$

$$\Rightarrow \ln(K_2/K_1) = 9{,}05$$

$$\Rightarrow K_2 = K_1 \cdot e^{9{,}05} = 3{,}1 \cdot 10^{-7} \cdot e^{9{,}05} = 2{,}63 \cdot 10^{-3}\ ;$$

on a donc $Kp_{(400\ K)} = K_2 \cdot (P°)^{\Delta\upsilon}$ avec $P° = 1$ bar, et $\Delta\upsilon = 2 - 1 = 1$; donc $Kp_{(400\ K)} = 2{,}63 \cdot 10^{-3}$ bar.

10 ☒ **a.** ❒ **b.** ❒ **c.** ❒ **d.**

On a :

	N_2	+	3 H2	=	2 NH3
ti	y		2		0
téq	y – x		2 – 3x		2x = 2/3

On calcule donc : x = (2/3)/2 = 1/3 mol ; donc néq(H2) = 2 – 3 × 1/3 = 1 mol.

La constante s'écrit :

$K = [NH3]^2/([H2]^3[N2]) = (2/3)^2/(13 \times (y - 1/3))$

soit y –1/3 = 2/3 donc y = 2/3 + 1/3 = 1 mol.

D'après la loi de Le Châtelier, pour cette réaction exothermique dans le sens direct, l'équilibre est déplacé dans le sens qui s'oppose à la perturbation imposée (température qui augmente), donc le sens indirect est favorisé.

11 ❒ **a.** ❒ **b.** ☒ **c.** ❒ **d.**

On a le tableau d'avancement :

	A	+	B	=	C	+	H_2O
ti	1		1		0		0
téq	1 – 2/3		1 – 2/3		2/3		2/3

La constante d'équilibre s'écrit :

$K = ([C][H2O])/([A][B]) = (2/3)^2/(1/3)^2 = 4.$

Étudions la deuxième situation :

	A	+	B	=	C	+	H_2O
ti	2		1		0		0
téq	2 – x		1 – x		x		x

On écrit la constante : $K = 4 = x^2/((2 - x)(1 - x))$

soit $3x^2 - 12x + 8 = 0$ avec $\Delta = 48$, donc x = 3,15 ou 0,845 mole(s). On retient la dernière valeur car x ne peut être supérieur à 1.

12 ❒ **a.** ❒ **b.** ☒ **c.** ☒ **d.**

D'après la loi de modération de Le Châtelier, l'équilibre réagit en s'opposant à la perturbation imposée, de telle sorte que la valeur de la constante d'équilibre reste la même.

Thermochimie 6

1 Soit l'équilibre chimique suivant :

$$2SO_{2(g)} + O_{2(g)} = 2\ SO_{3(g)}$$

Données :

	$SO_{2(g)}$	$O_{(2g)}$	$SO_{3(g)}$
$\Delta_r H^\circ_{f(298K)}$ en $kJ \cdot mol^{-1}$	–296,8	0	–395,7
$S^\circ_{(298K)}$ en $J \cdot K^{-1} \cdot mol^{-1}$	248,2	205,2	256,8

On peut affirmer que :

❒ **a.** La réaction est exothermique dans le sens direct.

❒ **b.** La réaction est endothermique dans le sens direct.

❒ **c.** Une diminution de température déplace l'équilibre dans le sens direct.

❒ **d.** Une diminution de température déplace l'équilibre dans le sens inverse.

❒ **e.** Une augmentation de pression déplace l'équilibre dans le sens direct.

❒ **f.** Une augmentation de pression déplace l'équilibre dans le sens inverse.

❒ **g.** Une augmentation de pression n'a pas d'incidence sur l'équilibre.

2 Soit la réaction suivante :

$$CH_{4(g)} + H_2O_{(g)} = 3\ H_{2(g)} + CO_{(g)}$$

Données :

	$CH_{4(g)}$	$H_2O_{(g)}$	$H_{2(g)}$	$CO_{(g)}$
$\Delta_r H^\circ_{f(298K)}$ en $kJ \cdot mol^{-1}$	–74,4	–241,8	0	–110,5
$S^\circ_{(298K)}$ en $J \cdot K^{-1} \cdot mol^{-1}$	186,3	188,8	130,7	197,7

On peut affirmer que :

❒ **a.** La variation d'enthalpie standard de la réaction vaut $-205{,}7\ kJ \cdot mol^{-1}$.

❒ **b.** La variation d'enthalpie standard de la réaction vaut $+205{,}7\ kJ \cdot mol^{-1}$.

❒ **c.** La variation d'entropie standard de la réaction vaut $+214{,}7 \ J \cdot K^{-1} \cdot mol^{-1}$.

❒ **d.** La variation d'entropie standard de la réaction vaut $-320 \ J \cdot K^{-1} \cdot mol^{-1}$.

❒ **e.** La variation d'enthalpie libre standard de la réaction vaut $-1{,}5 \cdot 10^5 \ J \cdot mol^{-1}$.

❒ **f.** La variation d'enthalpie libre standard de la réaction vaut $+1{,}5 \cdot 10^5 \ J \cdot mol^{-1}$.

❒ **g.** La réaction est spontanée dans les conditions standard.

Les QCM 3 et 4 sont liés

3 On donne les réactions suivantes :

$$2\, CaO_{(s)} = 2\, Ca_{(s)} + O_{2(g)} \quad \text{(réaction a)}$$
$$2\, H_{2(g)} + O_{2(g)} = 2\, H_2O_{(l)} \quad \text{(réaction b)}$$

Données :

	$CaO_{(s)}$	$H_2O_{(l)}$
$\Delta_r H^\circ_{f(298K)}$ en $kJ \cdot mol^{-1}$	–634,9	–285,8

On peut affirmer que :

❒ **a.** La variation d'enthalpie standard de formation de $Ca_{(s)}$ est égale à zéro.

❒ **b.** La variation d'enthalpie standard de la réaction a est égale à $-1270 \ kJ \cdot mol^{-1}$.

❒ **c.** La variation d'enthalpie standard de la réaction a est égale à $+1050 \ kJ \cdot mol^{-1}$.

❒ **d.** Les variations d'enthalpie standard de formation de $O_{2(g)}$ et de $H_{2(g)}$ sont égales à zéro.

❒ **e.** La variation d'enthalpie standard de la réaction b est égale à $-671{,}6 \ kJ \cdot mol^{-1}$.

❒ **f.** La réaction a est exothermique dans les conditions standard.

❒ **g.** La réaction b est endothermique dans les conditions standard.

4 On considère les réactions c et d (suite du qcm précédent) suivantes :

$$CaO_{(s)} + H_2O_{(l)} = Ca(OH)_{2(s)} \quad \text{(réaction c)}$$
$$Ca_{(s)} + H_{2(g)} + O_{2(g)} = Ca(OH)_{2(s)} \quad \text{(réaction d)}$$

Données : $\Delta_r H^\circ_{(298\ K)}\{\text{réaction c}\} = -65{,}5 \ kJ \cdot mol^{-1}$.

On peut affirmer que :

❒ **a.** La variation d'enthalpie standard de la réaction d est égale à la variation d'enthalpie standard de formation de $Ca(OH)_{2(s)}$.

❒ **b.** La variation d'enthalpie standard de la réaction d est égale à $+1026{,}2\ kJ \cdot mol^{-1}$.

❒ **c.** La variation d'enthalpie standard de la réaction d est égale à $-986{,}2\ kJ \cdot mol^{-1}$.

❒ **d.** La réaction d est exothermique.

❒ **e.** La réaction c est exothermique.

5 Soit la réaction chimique suivante :

$$2\ C_{(s)} + 3\ H_{2(g)} + 1/2O_{2(g)} = C_2H_5OH_{(g)}$$

Données :

	C-H	**C-C**	**C-O**	**O-H**	**O=O**	**O-H**
Énergie de liaison : E_l(en $k \cdot J \cdot mol^{-1}$)	−411	−345,6	−357,7	−458,8	−494	−432

$\Delta_r H^\circ_{f(298K)}\{C_2H_5OH_{(g)}\} = -235{,}1\ kJ \cdot mol^{-1}$.

On peut affirmer que :

❒ **a.** La variation d'enthalpie standard de la réaction est égale à la variation d'enthalpie standard de formation de $C_2H_5OH_{(g)}$.

❒ **b.** La chaleur latente de sublimation du graphite est : $L_{S(298K)} = +230\ kJ \cdot mol^{-1}$.

❒ **c.** La chaleur latente de sublimation du graphite est : $L_{S(298K)} = -230\ kJ \cdot mol^{-1}$.

❒ **d.** La chaleur latente de sublimation du graphite est : $L_{S(298K)} = +320\ kJ \cdot mol^{-1}$.

❒ **e.** La chaleur latente de sublimation du graphite est : $L_{S(298K)} = -320\ kJ \cdot mol^{-1}$.

❒ **f.** Aucune des propositions précédentes (a à f) n'est exacte.

6 Soit la synthèse de l'eau à 298 K :

$$H_{2(g)} + 1/2O_{2(g)} = H_2O_{(l)}$$

Données : $\Delta_r H^\circ_{f(298K)}\{H_20_{(l)}\} = -285{,}8\ kJ \cdot mol^{-1}$; R = 8,314 S.I.

On peut affirmer que :

❒ **a.** La variation d'enthalpie standard de la réaction est égale à la variation d'enthalpie standard de formation de l'eau liquide.

❒ **b.** La variation d'énergie interne standard de la réaction est égale à :

$$\Delta_r U° = +182 \text{ kJ} \cdot \text{mol}^{-1}.$$

❒ **c.** La variation d'énergie interne standard de la réaction est égale à :

$$\Delta_r U° = -282 \text{ kJ} \cdot \text{mol}^{-1}.$$

❒ **d.** La variation d'énergie interne standard de la réaction est sensiblement égale à la variation d'enthalpie standard de la réaction.

7 Soit 3 moles de dioxygène, dans une enceinte limitée par un piston mobile. On déplace le piston, de façon à multiplier la pression par quatre. La transformation est isotherme (T = 298 K).

Données : R = 8,314 S.I.

On peut affirmer que :

❒ **a.** Le dioxygène a subi une détente.

❒ **b.** Le dioxygène a subi une compression.

❒ **c.** Dans le cas d'une transformation réversible, le travail échangé par le système, avec le milieu extérieur, est $W_{rév} = +10\ 000$ J.

❒ **d.** Dans le cas d'une transformation réversible, le travail échangé par le système, avec le milieu extérieur, est $W_{rév} = -10\ 000$ J.

❒ **e.** Dans le cas d'une transformation irréversible, le travail échangé par le système, avec le milieu extérieur, est $W_{irrév} = -22\ 298$ J.

❒ **f.** Dans le cas d'une transformation irréversible, le travail échangé par le système, avec le milieu extérieur, est $W_{irrév} = +22\ 298$ J.

❒ **g.** $W_{rév}$ est inférieur à $W_{irrév}$.

8 Soit la réaction suivante, à 298 K : $C_s + O_{2g} = CO_{2g}$

Données : Enthalpie standard de formation en $kJ.mol^{-1}$, à 298 K :
$\Delta H_f°(CO_2) = -394$.
On peut dire que l'enthalpie standard de la réaction à 298 K, vaut, en $kJ.mol^{-1}$:

❒ **a.** 205.

❒ **b.** −394.

❒ **c.** 125.

❒ **d.** −473.

❒ **e.** Aucune réponse exacte.

9 Soit la réaction suivante : $2C_6H_{6l} + 9O_{2g} = 12CO_{2g} + 6H_2O_l$
dont l'enthalpie standard de réaction est $\Delta H_r^\circ = -42$ kJ.mol^{-1}.

Données : Enthalpies standard de formation en kJ.mol^{-1} : $\Delta H_f^\circ(CO_2) = -394$; $\Delta H_f^\circ(C_6H_6) = -3\,200$.
On peut dire que l'enthalpie standard de formation de H_2O vaut, en kJ.mol^{-1} :

❐ **a.** −286.

❐ **b.** +125.

❐ **c.** −483.

❐ **d.** +500.

❐ **e.** Aucune réponse exacte.

10 Soit la réaction de formation du saccharose, à partir de ses éléments pris à l'état de corps simples :

$$12C_s + 11H_{2g} + 11/2O_{2g} = C_{12}H_{22}O_{11s}$$

de chaleur (enthalpie) de réaction notée $Q_4 = -2\,171$ kJ.mol^{-1}.

Données : Masses molaires en g.mol^{-1} : $M_H = 1$; $M_C = 12$; $M_O = 16$.

$$C_s + O_{2g} = CO_{2g}\ Q_1 = -393 \text{ kJ.mol}^{-1}.$$
$$C_s + 1/2O_{2g} = CO_g\ Q_2 = -110 \text{ kJ.mol}^{-1}.$$
$$H_{2g} + 1/2O_{2g} = H_2O_l\ Q_3 = -282 \text{ kJ.mol}^{-1}.$$

On peut dire que la chaleur (enthalpie) de combustion complète du saccharose avec formation d'eau liquide est en kJ.mol^{-1} :

❐ **a.** −1 286.

❐ **b.** −7 252.

❐ **c.** −6 483.

❐ **d.** +5 647.

❐ **e.** Aucune réponse exacte.

11 (suite du qcm précédent)
On peut dire que la valeur énergétique du saccharose, en kJ.g^{-1}, est :

❐ **a.** 16,5.

❐ **b.** 125.

❐ **c.** 4,83.

❐ **d.** 500.

❐ **e.** Aucune réponse exacte.

12 (suite du qcm précédent)

L'hydrolyse du saccharose donne un mélange de deux isomères, de même formule brute $C_6H_{12}O_6$. La combustion complète d'une mole de fructose ou de glucose dégage 2 820 kJ.

On peut dire que la chaleur (enthalpie) de la réaction d'hydrolyse du saccharose, en $kJ.mol^{-1}$, est :

❒ **a.** −2.

❒ **b.** −7.

❒ **c.** −4.

❒ **d.** −9.

❒ **e.** Aucune réponse exacte.

Corrigés

1 ☒ **a.** On calcule la variation d'enthalpie :

$$\Delta_r H^\circ = \sum \upsilon_i \Delta_r H^\circ_{i,f}$$
$$= 2\Delta_r H^\circ_f\{SO_{3(g)}\} - 2\Delta_r H^\circ_f\{SO_{2(g)}\} - \Delta_r H^\circ_f\{O_{2(g)}\}$$
$$= 2\,(-395{,}7) - 2 - (-296{,}8) - 0$$
$$= -197{,}8 \text{ kJ} \cdot \text{mol}^{-1}.$$

On a $\Delta_r H^\circ < 0$, donc la réaction est exothermique.

❒ **b.** D'après ce qui précède, puisqu'elle dégage de l'énergie.

☒ **c.** D'après la loi de modération de Le Châtelier, une diminution de température déplace l'équilibre dans le sens exothermique, donc ici dans le sens direct.

❒ **d.** D'après la loi de modération, qui indique que l'équilibre « réagit » en s'opposant à la perturbation qu'on lui impose.

☒ **e.** La pression est proportionnelle à la quantité de matière gazeuse. D'après la loi de modération de Le Châtelier, une augmentation de pression déplace l'équilibre dans le sens qui diminue la pression, c'est-à-dire dans le sens qui conduit à une diminution de la quantité de matière gazeuse, donc ici dans le sens direct, d'après les coefficients stoechiométriques de l'équation bilan.

❒ **f.** Car l'augmentation de pression ne déplace l'équilibre que dans un seul sens, déterminé dans la question e.

❒ **g.** Ce serait le cas pour une réaction où la somme des coefficients stoechiométriques des espèces gazeuses, à gauche de l'équation, serait égale à la somme des coefficients stoechiométriques des espèces gazeuses à droite.

2 ❒ **a.** On calcule la variation d'enthalpie :

$$\Delta_r H^\circ = \sum \nu_i \Delta_r H^\circ_{i,f}$$
$$\Delta_r H^\circ = \Delta_r H^\circ_f\{CO_{(g)}\} + 3\Delta_r H^\circ_f\{H_{2(g)}\} - \Delta_r H^\circ_f\{CH_{4(g)}\} - \Delta_r H^\circ_f\{H_{2(g)}\}$$
$$\Rightarrow \Delta_r H^\circ = -\,110{,}5 + 3 \times 0 + 74{,}4 + 241{,}8 = 205{,}7 \text{ kJ} \cdot \text{mol}^{-1}.$$

☒ **b.** D'après le calcul qui précède.

☒ **c.** On calcule :

$$\Delta_r S^\circ = \sum \upsilon_i S^\circ_i$$
$$\Rightarrow \Delta_r S^\circ = S^\circ(CO_{(g)}) + 3S^\circ(H_{2(g)}) - S^\circ(CH_{4(g)}) - S^\circ(H_{2(g)})$$
$$\Rightarrow \Delta_r S^\circ = 197{,}7 + 3 \times 130{,}7 - 186{,}7 - 188{,}8$$
$$\Rightarrow \Delta_r S^\circ = 214{,}7 \text{ J} \cdot \text{K}^{-1} \cdot \text{mol}^{-1}.$$

❐ **d.** D'après le calcul précédent.
❐ **e.** On calcule :

$$\Delta_rG^\circ = \Delta_rH^\circ - T\Delta_rS^\circ = 205{,}7 \cdot 10^3 - 398 \times 214{,}7 = 1{,}42 \cdot 10^5\ \mathrm{J \cdot mol^{-1}}.$$

❐ **f.** D'après la valeur numérique calculée.
❐ **g.** La réaction n'est pas spontanée, puisque $\Delta_r G^\circ > 0$!

3 ☒ **a.** Par définition, puisque c'est un corps simple.
❐ **b.** On calcule :

$$\begin{aligned}\Delta_rHa^\circ &= \sum \upsilon_i \Delta_r H^\circ_{i,f}\\ &= \Delta_rH^\circ_f\{O_{2(g)}\} + 2\Delta_rH^\circ_f\{Ca_{(s)}\} - 2\Delta_rH^\circ_f\{CaO_{(s)}\}\\ &= 0 + 2 \times 0 - 2\,(-634{,}9) = +1\,269{,}8\ \mathrm{kJ \cdot mol^{-1}}.\end{aligned}$$

❐ **c.** Il n'y a qu'une seule valeur de variation d'enthalpie standard.
☒ **d.** Par définition, puisque ce sont des corps simples.
❐ **e.** On calcule :

$$\begin{aligned}\Delta_r Hb^\circ &= \sum \upsilon_i \Delta_r H^\circ_{i,f}\\ &= 2\Delta_r H^\circ_f\{H_2O_{(l)}\} - 2\Delta_r H^\circ_f\{H_{2(g)}\} - \Delta_r H^\circ_f\{O_{2(g)}\}\\ &= 2 \times (-285{,}8) - 2 \times 0 - 0 = -571{,}6\ \mathrm{kJ \cdot mol^{-1}}.\end{aligned}$$

❐ **f.** Car $\Delta_rHa^\circ > 0$.
❐ **g.** Car $\Delta_rHb^\circ > 0$.

4 ☒ **a.** Par définition, puisque les réactifs sont des corps simples, dans leur état standard.
❐ **b.** On remarque que la réaction d est la combinaison, membre à membre, des réactions $\{-1/2a\} + \{1/2b\} + c$, d'où :

$$\begin{aligned}\Delta_rHd^\circ &= -1/2\ \Delta_rHa^\circ + 1/2\ \Delta_rHb^\circ + \Delta_rHc^\circ\\ &= -1/2\,(1\,269{,}8) + 1/2\,(-571{,}6) - 65{,}5\\ &= -986{,}2\ \mathrm{kJ \cdot mol^{-1}}.\end{aligned}$$

☒ **c.** D'après la valeur numérique calculée.
☒ **d.** D'après ce qui précède, car $\Delta_rHd^\circ < 0$.
☒ **e.** Car $\Delta_rHc^\circ < 0$.

5 ☒ **a.** Puisque les réactifs sont des corps simples.
❐ **b.** Dans l'éthanol, il y a 5 liaisons C–H, 1 liaison C–O, 1 liaison C–C, et 1 liaison O–H. De plus, comme les énergies de liaison sont données à l'état gazeux, il faut tenir compte du changement d'état du carbone, soit :

$$\begin{aligned}\Delta_rH^\circ &= \Delta_rH^\circ_f\{C_2H_5OH_{(g)}\}\\ &= 2L_S + 3D_{H-H} + 1/2\ D_{O=O} + 5E_{C-H} + E_{C-C} + E_{C-O} + E_{O-H}.\end{aligned}$$

On note D_{H-H}, par exemple, l'énergie de dissociation de la liaison simple H–H, qui a pour valeur numérique, l'opposé de la valeur de l'énergie de liaison E_{H-H}. On en déduit donc :

$$L_S = 1/2\,\{\Delta_r H^\circ_{f\ (thanol)} - 3D_{H-H} - 1/2\,D_{O=O} - 5E_{C-H} - E_{C-C} - E_{C-O} - E_{O-H}\}$$

$$L_S = 1/2\,\{-235{,}1 - 3(432) - 1/2\,(494) + 5(411) + 345{,}6 + 357{,}7 + 458{,}8\}.$$

$$\Rightarrow L_S = 719{,}5\ \text{kJ}\cdot\text{mol}^{-1}.$$

☐ **c.** D'après la valeur numérique calculée.
☐ **d.** Une seule valeur est possible.
☐ **e.** La chaleur latente L_S représente l'énergie nécessaire pour sublimer une mole de graphite.
☐ **f.** Puisque la proposition a est juste.

6 ☒ **a.** On a :

$$\Delta_r H^\circ = \sum \upsilon_i \Delta_r H^\circ_{i,f}$$
$$= \Delta_r H^\circ_f\{H_2O_{(l)}\} - \Delta_r H^\circ_f\{H_{2(g)}\} - 1/2\,\Delta_r H^\circ_f\{O_{2(g)}\}$$
$$= \Delta_r H^\circ_f\{H_2O_{(l)}\} - 0 - 1/2 \times O$$
$$= \Delta_r H^\circ_f\{H_2O_{(l)}\}$$

Le dihydrogène et le dioxygène sont des corps simples, donc leurs variations d'enthalpie standard de formation sont nulles, par définition.

☐ **b.** On a :

$$\Delta_r H^\circ = \Delta_r U^\circ + RT\Delta n_{gaz}$$
$$\Rightarrow \Delta_r U^\circ = \Delta_r H^\circ - RT\Delta n_{gaz}$$
$$\Rightarrow \Delta_r U^\circ = -285{,}8\cdot 10^3 - 8{,}314 \times 298 \times (0 - 1 - 0{,}5)$$
$$\Rightarrow \Delta_r U^\circ = -2{,}82\cdot 10^3\ \text{J}\cdot\text{mol}^{-1}$$
$$\Rightarrow \Delta_r U^\circ = -282\ \text{kJ}\cdot\text{mol}^{-1}.$$

☒ **c.** D'après la valeur numérique calculée.
☒ **d.** D'après les calculs précédents, car on voit que le terme $RT\Delta n_{gaz}$ est négligeable devant $\Delta_r H^\circ$!

7 ☐ **a.** La pression finale est quatre fois supérieure à la pression initiale, donc il s'agit d'une compression du dioxygène.
☒ **b.** Dans le cas d'une détente, la pression finale est inférieure à la pression initiale, ce qui n'est pas le cas ici !
☐ **c.** On calcule, à partir de l'expression du travail élémentaire : $\delta W = -P_{gaz}dV$. Comme la compression est réversible, il se succède des états d'équilibre si peu différents, que la pression du gaz peut être considérée comme égale à la

pression extérieure, à chaque instant, d'où :

$$\delta W = -P_{ext}\, dV$$

$$\Rightarrow W_{rv} = \int_i^f \delta W = \int_i^f -P_{ext}\, dV$$

Appliquons le modèle du gaz parfait :

$$\Rightarrow W_{rv} = \int_i^f -\frac{nRT}{V} dV$$

$$\Rightarrow W_{rv} = -nRT \int_i^f \frac{dV}{V}$$

$$\Rightarrow W_{rv} = -nRT \ln\left(\frac{V_f}{V_i}\right)$$

or $V_f = (nRT)/P_f$ et $V_i = (nRT)/P_i$, donc $V_f/V_i = P_i/P_f$, ce qui nous permet d'écrire l'expression du travail en fonction des pressions initiale et finale :

$$W_{rv} = -nRT \ln\left(\frac{P_i}{P_f}\right)$$

$$= -3 \times 8{,}314 \times 298 \ln(0{,}25)$$

$$= +10\,304 \text{ J.}$$

❒ **d.** D'après ce qui précède, et aussi car une compression augmente l'énergie interne du gaz, donc le travail échangé ne peut pas être négatif.

❒ **e.** On calcule :

$$W_{irrv} = -P_f\,(V_f - V_i)$$

$$= -P_f\{(nRT)/P_f - (nRT)/P_i\}$$

$$= +\, nRT\{P_f/P_i - 1\}$$

$$= 3 \times 8{,}314 \times 298 \times (4 - 1) = 22\,298 \text{ J.}$$

☒ **f.** D'après le calcul précédent.

☒ **g.** Car 10 304 J < 22 298 J !

8 ❒ **a.** ☒ **b.** ❒ **c.** ❒ **d.** ❒ **e.**

On peut calculer :

$$\Delta H_r^\circ = \Delta H_f^\circ(CO_2) - \Delta H_f^\circ(C) - \Delta H_f^\circ(O_2) = -394 - 0 - 0 = -394 \text{ kJ.mol}^{-1}.$$

9 ☒ **a.** ❒ **b.** ❒ **c.** ❒ **d.** ❒ **e.**

On peut calculer : $\Delta H_r^\circ = 12\Delta H_f^\circ(CO_2) + 6\Delta H_f^\circ(H_2O) - 2\Delta H_f^\circ(C_6H_6) - 9\Delta H_f^\circ(O_2)$
soit $-42 = 12 \times (-394) + 6\Delta H_f^\circ(H_2O) - 2 \times (-3\,200) - 9 \times 0$
donc $\Delta H_f^\circ(H_2O) = -286 \text{ kJ.mol}^{-1}$.

10 ❐ **a.** ❐ **b.** ❐ **c.** ☒ **d.** ❐ **e.**

L'équation de combustion est : $C_{12}H_{22}O_{11} + 12O_2 = 12CO_2 + 11H_2O$

En notant Qr la chaleur de réaction, en combinant les réactions proposées (cycle), on a :

$$Qr = 12Q1 + 11Q3 - Q4 = 12(-393) + 11(-282) + -2\,171 = -5\,647 - kJ.mol^{-1}.$$

11 ☒ **a.** ❐ **b.** ❐ **c.** ❐ **d.** ❐ **e.**

La valeur énergétique E est l'énergie (comptée positivement) par unité de masse :

$$E = Q/M = 5\,647/342 = 16,5\ kJ.g^{-1}.$$

12 ❐ **a.** ☒ **b.** ❐ **c.** ❐ **d.** ❐ **e.**

La réaction d'hydrolyse est : $C_{12}H_{22}O_{11} + H_2O = 2\ C_6H_{22}O_6$ de chaleur de réaction Qr.

On a, en combinant les réactions :

$$Qr = Q3 - 2Q2 = -5\,647 - 2(-2\,820) = -7\ kJ.mol^{-1}.$$

Acides Bases 7

1 On dispose de 4 solutions d'hydroxyde de potassium notées X_1, X_2, X_3 et X_4. X_1 a un $pH_1 = 12{,}2$; X_2 a été préparée avec 2,8 g de KOH dans 1 L d'eau pure ; la concentration de X_3 est $2{,}5 \cdot 10^{-2}$ mol · L^{-1} ; X_4 a été obtenue en mélangeant 100 mL d'eau avec 200 mL de solution de KOH à 0,045 mol · L^{-1}.

Données :

$M(H) = 1$ g · mol^{-1} ; $M(O) = 16$ g · mol^{-1} ; $M(K) = 39$ g · mol^{-1} ; $Ke = 1{,}0 \cdot 10^{-14}$.

On peut affirmer que :

❒ **a.** $pH_2 = 13,1$

❒ **b.** $pH_1 > pH_2$

❒ **c.** $pH_3 < pH_1$

❒ **d.** $pH_2 > pH_4 > pH_3 > pH_1$

2 Soit une solution mère S_1 d'acide chlorhydrique qui contient 36,58 % en masse d'HCl, et qui a une densité $d = 1{,}18$. On prélève 5,0 mL de S_1, qu'on mélange avec de l'eau distillée pour obtenir 250 mL de solution S_2 de concentration C_2.

Données :

$M(H) = 1$g · mol^{-1} ; $M(Cl) = 35{,}5$ g · mol^{-1} ; $Ke = 1{,}0 \cdot 10^{-14}$.

On peut affirmer que :

❒ **a.** La concentration de la solution mère est $C_1 = 9,8$ mol · L^{-1}.

❒ **b.** La concentration de la solution S_2 est $C_2 = 0,24$ mol · L^{-1}.

❒ **c.** Si on dilue 10 fois S_2, on obtient la solution S_3 telle que $pH_3 = 1,62$.

❒ **d.** Dans la solution S_3, la concentration en ions hydroxyle est $4,2 \cdot 10^{-12}$ mol · L^{-1}.

Les QCM 3 et 4 sont liés

3 Soit une solution d'acide nitrique, de concentration C inconnue, dont on verse V = 50 mL dans un bécher. On a rempli une burette graduée, avec une solution de soude, de concentration $C' = 0{,}02$ mol · L^{-1}. On verse la soude, mL par mL, tout en mesurant les différentes valeurs du pH du mélange.

Données : $pKa(H_3O^+/H_2O) = 0$; $pKa(H_2O/\ HO^-) = 14$.
On peut affirmer que :

❒ **a.** À l'équivalence, on a apporté les réactifs dans les proportions stoechiométriques.

❒ **b.** On neutralise un acide fort par une base forte.

❒ **c.** L'équation bilan de la réaction de dosage s'écrit :

$$HNO_3 + NaOH = NaNO_3 + H_2O.$$

❒ **d.** On peut observer l'équivalence, en ajoutant quelques gouttes de bleu de bromothymol, qui vire alors du jaune au bleu.

❒ **e.** La courbe $pH = f(v_{soude})$ possède une partie pratiquement parallèle à l'axe des ordonnées.

❒ **f.** Le point d'équivalence peut être déterminé par la méthode des tangentes.

❒ **g.** La réaction de dosage est quasi totale.

4 On reprend les conditions expérimentales du qcm précédent ; l'équivalence est obtenue quand le volume de soude versé est $V' = 38$ mL ? On peut affirmer que :

❒ **a.** À l'équivalence n_{HO^-}(versé) = $n_{H_3O^+}$(initial).

❒ **b.** À l'équivalence : $pH = 0{,}5\ pKa\ (H_2O/HO^-)$.

❒ **c.** À l'équivalence le pH est égal à 7,3.

❒ **d.** La concentration C de la solution d'acide nitrique est égale à $0{,}025\ mol \cdot L^{-1}$.

❒ **e.** Après l'équivalence, on a n_{HO^-}(versé) < $n_{H_3O^+}$(initial).

❒ **f.** Après avoir versé 25 mL de soude, le pH dans le bécher vaut 3,52.

❒ **g.** Après avoir versé 45 mL de soude, le pH dans le bécher vaut 11,2.

Les QCM 5 et 6 sont liés

5 On considère le couple acide base d'un indicateur coloré, noté HInd/Ind- ; les formes HInd et Ind- ont des couleurs différentes en solution. On estime qu'en solution aqueuse, la couleur de la forme acide HInd prédomine *nettement* si [HInd] ≥ 10 [Ind-]. On estime qu'en solution aqueuse, la couleur de la forme basique Ind- prédomine *nettement* si [Ind-] ≥ 10 [HInd]. La zone de pH, comprise entre les 2 valeurs correspondant à ces couleurs, s'appelle la zone de virage. La couleur observée quand [HInd] = [Ind-] s'appelle la teint sensible. On note pKa(HInd/Ind-) le pKa de ce couple. On peut affirmer que :

❒ **a.** La solution aqueuse prend la couleur de HInd quand le pH est inférieur à pKa – 2.

❒ **b.** La solution aqueuse prend la couleur de HInd quand le pH est supérieur à pKa + 2.

❒ **c.** La zone de pH correspondant à la zone de virage est comprise entre pKa – 2 et pKa + 2.

❒ **d.** La teinte sensible est observée quand pH = pKa (HInd/ Ind-).

❒ **e.** La forme HInd correspond à un acide faible.

❒ **f.** La forme Ind- correspond à une base faible.

6 On considère l'indicateur coloré « rouge de phénol », toujours noté HInd/Ind-, jaune sous la forme acide, et rouge sous la forme basique.
Données : Ka (HInd/Ind-) = $1{,}2 \cdot 10^{-8}$; pKe = 14.
On peut affirmer que :

❒ **a.** À pH = 4,5 la solution est jaune.

❒ **b.** À pH = 8,3 la solution est rouge.

❒ **c.** La zone de virage est (6,4 ; 7,3).

❒ **d.** Une solution d'acide chlorhydrique de concentration C = 0,03 mol · L^{-1} est colorée en rouge, par quelques gouttes de rouge de phénol.

❒ **e.** Une solution d'hydroxyde de sodium de concentration C = 0,03 mol · L^{-1} est colorée en rouge, par quelques gouttes de rouge de phénol.

❒ **f.** La teinte sensible est obtenue à pH = 7,9.

Les QCM 7 et 8 sont liés

7 Soit une solution d'acide lactique, noté HA, dont on réalise le dosage par la potasse.
Données : pKa (HA/A^-) = 3,9.
On peut affirmer que :

❒ **a.** La solution d'acide est dans la burette.

❒ **b.** La solution de potasse a une concentration connue.

❒ **c.** Dans le bécher, avant de commencer le titrage, on a les équilibres suivants :

$$HA + H_2O = A^- + H_3O^+$$
$$2H_2O = HO^- + H_3O^+$$

❒ **d.** Dans le bécher, avant de commencer le titrage, l'autoprotolyse de l'eau est déplacée dans le sens direct.

❒ **e.** À la demi équivalence, on est en présence d'une solution tampon.

❒ **f.** La réaction de dosage s'écrit :

$$HA + KOH = A^- + H_2O + K^+$$

8 On dose un volume V = 10 mL d'acide lactique, par la solution de potasse de concentration C′ = 0,04 mol · L^{-1}.

Données : volume équivalent V′ = 8 mL ; pKe = 14.

On peut affirmer que :

❒ **a.** La concentration de la solution d'acide lactique est C = 0,022 mol · L^{-1}.

❒ **b.** Dans le bécher, avant de commencer la dosage, le pH est 3,7.

❒ **c.** Dans le bécher, quand le volume de potasse versé est v = 3 mL, le pH est égal à 4.

❒ **d.** Dans le bécher, quand le volume de potasse versé est v = 4 mL, le pH est égal à 8,9.

❒ **e.** Dans le bécher, quand le volume de potasse versé est v = 12 mL, le pH est égal à 4.

❒ **f.** Dans le bécher, quand le volume de potasse versé est v = 8 mL, le pH est égal à 7,9.

9 On dispose des solutions suivantes :

solution A d'acide éthanoïque à 0,01 mol · L^{-1}

solution B d'éthanoate de sodium à 0,01 mol · L^{-1}

solution C d'acide chlorhydrique à 0,001 mol · L^{-1}

solution D de potasse à 0,005 mol · L^{-1}

Données : pKa = 4,75.

Est-il vrai que :

a. 10 mL de A + 10 mL de B donne une solution de pH = 4,75.

b. 10 mL de A + 20 mL de B donne une solution de pH = 4,75.

c. 15 mL de A + 15 mL de B donne une solution dont le pH varie peu, si on dilue modérément.

d. 15 mL de A + 35 mL de B donne une solution dont le pH = 4,75.

e. 10 mL de A + 10 mL de D donne une solution dont le pH varie peu, si on ajoute un peu de solution C.

f. 10 mL de B + 50 mL de C donne une solution dont le pH = 4,75.

g. 10 mL de B + 25 mL de C donne une solution dont le pH = 4,75.

❒ **A = a + b + c + d** ❒ **C = a + b + d + e + f**

❒ **B = b + d + e + g** ❒ **D = a + c + d + e + f**

10 Une solution aqueuse de HNO_3 à un pH égal à 2,3.

Données : masses molaires en g.mol-1 : MH = 1 ; MN = 14 ; MO = 16.

On peut dire que la concentration de la solution, en $mol.L^{-1}$, est :

a. 0,005 $mol.L^{-1}$.

b. 0,004 $mol.L^{-1}$.

c. 1,30 $g.L^{-1}$.

d. 0,32 $g.L^{-1}$.

e. Aucune réponse exacte.

11 Un volume v = 15 mL de solution de NaOH est neutralisé avec 12 mL de H_3PO_4 de concentration 0,5 $mol.L^{-1}$.

Données : masses molaires en $g.mol^{-1}$: M(H) = 1 ; M(Na) = 23 ; MO = 16.
On peut dire quc la concentration de la solution de NaOH est :

a. 0,8 $mol.L^{-1}$.

b. 1,2 $mol.L^{-1}$.

c. 48 $g.L^{-1}$.

d. 28 $g.L^{-1}$.

e. Aucune réponse exacte.

12 On mélange 350 mL de HCl à 1 $mol.L^{-1}$ avec 450 mL de NaOH à 0,5 $mol.L^{-1}$ et 1,2 L d'eau.
On peut dire que dans le mélange :

a. le pH est basique.

b. pH = 1,2.

c. Cl^- est une espèce majoritaire.

d. pH = 8,5.

e. Aucune réponse exacte.

13 On dissout 120 g de NH_3 dans l'eau, ce qui donne une solution aqueuse A de volume 12 L. On ajoute encore de l'eau pour diluer jusqu'a obtenir une solution B de volume 100 L.

Données : masses molaires en $g.mol^{-1}$: MH = 1 ; MN = 14 ; pKe = 14 ; $pKa(NH_4^+/NH_3) = 9,2$.
On peut dire que :

a. $pH_A = 8,5$.

b. $pH_B = 10$.

c. $pH_A = 10,5$.

d. $pH_B = 11$.

e. Aucune réponse exacte.

Corrigés

1 ☐ **a.** On a M(KOH) = 39 + 16 + 1 = 56 g · mol^{-1}, donc la concentration s'écrit $[HO^-]$ = n(KOH)/V = m/(MV) soit $[HO^-]$ = 2,8/(56 × 1) = 0,05 mol · L^{-1}. Le pH s'écrit $pH_2 = pKe + \log [HO^-] = 14 + \log 0{,}05 = 12{,}7$.

☐ **b.** D'après le calcul précédent.

☐ **c.** On a $pH_3 = pKe + \log[HO^-] = 14 + \log 0{,}025 = 12{,}4$.

☒ **d.** On a :

$$pH_4 = pKe + \log[HO^-] = 14 + \log\{(CV_1)/(V_1 + V_2)\}$$

soit $$pH_4 = 14 + \log\{(0{,}2 \times 0{,}045)/(0{,}2 + 0{,}1)\} = 12{,}5.$$

2 ☐ **a.** On a $d = (\rho_{solution})/(\rho_{eau})$ donc $\rho_{solution} = d \times \rho_{eau}$ soit :

$$\rho_{solution} = 1{,}18 \times 1 = 1{,}18 \text{ kg} \cdot L^{-1}.$$

La masse d'un litre de solution mère est $m = \rho_{solution} \times V_{solution}$ d'où :

$$m = 1{,}18 \times 1 = 1{,}18 \text{ kg}.$$

La masse d'HCl contenue dans ce volume est :

$$m(HCl) = (36{,}58/100) \times 1{,}18 = 0{,}432 \text{ kg}.$$

La concentration est donc :

$$C1 = n/V = m/(MV) = 0{,}432/(36{,}5 \cdot 10^{-3} \times 1) = 11{,}8 \text{ mol} \cdot L^{-1}.$$

☒ **b.** On a $C_1V_1 = C_2V_2$ soit $C_2 = (C_1V_1)/V_2$, on calcule donc :

$$C_2 = (11{,}8 \times 5)/250 = 0{,}24 \text{ mol} \cdot L^{-1}.$$

☒ **c.** En diluant 10 fois, la concentration est divisée par 10, d'où :

$$C_3 = 0{,}024 \text{ mol} \cdot L^{-1}.$$

☐ **d.** On a $Ke = [HO^-] \cdot [H_3O^+]$ d'où $[HO^-] = Ke/[H_3O^+]$;
On calcule $[HO^-] = 10^{-14}/10^{-1{,}62} = 4{,}2 \cdot 10^{-13}$ mol · L^{-1}.

3 ☒ **a.** On a donc : $c_Av_A = c_Bv_B$.

☒ **b.** L'acide nitrique est un acide fort, et la soude une base forte ; ils se dissocient totalement en solution aqueuse.

☐ **c.** L'acide et la base sont totalement dissociés selon :

$$HNO_3 + H_2O \rightarrow H_3O^+ + NO_3^-$$
$$NaOH \xrightarrow{H_2O} Na^+ + HO^-$$

Les ions nitrate et sodium sont spectateurs ; on a donc la réaction de dosage :

$$H_3O^+ + HO^- \rightarrow 2H_2O$$

C'est la réaction inverse de l'autoprotolyse de l'eau.

☒ **d.** La zone de virage de cet indicateur coloré est (6,0 ; 7,6) ; elle contient donc le pH équivalent, voisin de 7, à température ambiante.

☒ **e.** Ce saut de pH, quasi vertical, se produit au voisinage de l'équivalence.

☒ **f.** Cette méthode s'applique au dosage d'un acide fort par une base forte.

☒ **g.** On a, d'après ce qui précède, la réaction entre les ions hydroxyles et hydronium, qui appartiennent aux couples acido-basiques (H_2O/HO^-) et (H_3O^+/H_2O) ; on a donc $\Delta pKa = 14 - 0 = 14$; une réaction est considérée totale si $\Delta pKa \geq 4$, ce qui est le cas.

4

☒ **a.** Par définition, et compte tenu que la réaction est équimolaire.

☒ **b.** À l'équivalence, le pH est neutre, c'est-à-dire que $[HO^-] = [H_3O^+]$, d'où

$$Ke = [HO^-] \times [H_3O^+] = [H_3O^+]^2$$

$\Rightarrow pKe = -\log Ke = -\log\{[H_3O^+]^2\}$
$\Rightarrow pKe = -2\log[H_3O] = 2\ pH$
$\Rightarrow pH = (1/2)pKe$ or $pKe = pKa(H_2O/HO^-)$
d'où $pH = (1/2)pKa(H_2O/HO^-)$

❒ **c.** D'après ce qui précède :

$$pH = (1/2)pKe = (1/2)pKa(H_2O/HO^-) \Rightarrow pH = 14/2 = 7.$$

❒ **d.** À l'équivalence, on a :

$$n_{HO^-}(\text{versé}) = n_{H_3O^+}(\text{initial})$$

$\Rightarrow CV = C'V'$
$\Rightarrow C = (C'V')/V = (0{,}02 \times 38)/50 = 0{,}015\ mol \cdot L^{-1}.$

❒ **e.** Après l'équivalence, les ions hydroxyles versés sont en excès donc :

$$n_{HO^-}(\text{versé}) > n_{H_3O^+}(\text{initial}).$$

❒ **f.** Calculons la concentration en ions hydronium, afin de déterminer le pH :

$$[H_3O^+] = \{n_{H_3O^+}(\text{initial}) - n_{H_3O^+}(\text{réagi})\}/V_{total}$$

$\Rightarrow [H_3O^+] = \{CV - C'v\}/(V + v)$
$\Rightarrow pH = -\log[H_3O^+] = -\log\{(CV - C'v)/(V + v)\}$
$\Rightarrow pH = -\log\{(0{,}015 \times 0{,}05 - 0{,}025 \times 0{,}02)/(0{,}05 + 0{,}025)\}$
$\Rightarrow pH = 2{,}48.$

☒ **g.** Après l'équivalence, les ions hydroxyles sont en excès ; calculons leur concentration :

$$[HO^-] = \{n_{HO^-}(\text{versé}) - n_{HO^-}(\text{réagi})\}/V_{total}$$

$\Rightarrow [HO^-] = \{n_{HO^-}(\text{versé}) - n_{H_3O^+}(\text{initial})\}/V_{total}$
$\Rightarrow [HO^-] = \{C'v - CV\}/(V + v)$
On a $Ke = [HO^-] \times [H_3O^+]$
$\Rightarrow [H_3O^+] = Ke/[HO^-] = Ke \times \{(V + v)/(C'v - CV)\}$
$\Rightarrow [H_3O^+] = 10^{-14} \times \{(50 + 45) \cdot 10^{-3}/(0{,}02 \times 0{,}045 - 0{,}015 \times 0{,}05)\}$
$\Rightarrow [H_3O^+] = 6{,}33 \cdot 10^{-12}\ mol \cdot L^{-1}.$
On calcule donc le $pH - \log[H_3O^+] = -\log(6{,}33 \cdot 10^{-12}) = 11{,}2.$

5 ❐ **a.** On a [HInd] ≥ 10[Ind−] ⇒ [HInd]/[Ind−] ≥ 10. Or la constante d'acidité s'écrit :

$$Ka = \{[Ind-] \times [H_3O^+]\}/[HInd] \Rightarrow \{[HInd]/[Ind-]\} = \{[H_3O^+]/Ka\}$$

donc d'après la condition précédente :

$$[H_3O^+]/Ka \geq 10 \Rightarrow [H_3O^+] \geq 10Ka$$
$$\Rightarrow + \log[H_3O^+] \geq + \log(10Ka)$$
$$\Rightarrow + \log[H_3O^+] \geq + \log(Ka) + \log(10)$$
$$\Rightarrow - \log[H_3O^+] \leq - \log(Ka) - \log(10)$$
$$\Rightarrow pH \leq pKa - 1$$

❐ **b.** On a [Ind−] ≥ 10[HInd] ⇒ [Ind−]/[HInd] ≥ 10 or la constante d'acidité s'écrit :

$$Ka = \{[Ind-] \times [H_3O^+]\}/[HInd] \Rightarrow [Ind-]/[HInd] = Ka/[H_3O^+]$$

donc d'après la condition précédente :

$$Ka/[H_3O^+] \geq 10 \Rightarrow Ka \geq 10[H_3O^+]$$
$$\Rightarrow + \log Ka \geq + \log(10[H_3O^+])$$
$$\Rightarrow + \log Ka \geq + \log[H_3O^+] + \log(10)$$
$$\Rightarrow - \log Ka \leq - \log[H_3O^+] - \log(10)$$
$$\Rightarrow pH \geq pKa + 1$$

❐ **c.** D'après les calculs précédents, on a :

$$pKa - 1 \leq \text{zone de virage} \leq pKa + 1$$

☒ **d.** D'après la constante d'acidité :

$$Ka = \{[Ind-] \times [H_3O^+]\}/[HInd] \quad \text{avec} \quad [Ind-] = [HInd]$$

donc $Ka = [H_3O^+]$ soit pKa = pH.

☒ **e.** Puisqu'il y a une constante d'acidité !

☒ **f.** Puisqu'il y a une constante d'acidité, le couple acide base n'est pas fort !

6 ☒ **a.** D'après le QCM précédent, la solution prend la couleur de la forme acide, si pH ≤ pKa − 1, soit $pH \leq -\log(1{,}2 \cdot 10^{-8}) - 1$, d'où pH ≤ 6,9.

☒ **b.** On calcule la condition nécessaire :

$$pH \geq pKa + 1 \Rightarrow pH \geq -\log(1{,}2 \cdot 10^{-8}) + 1$$
$$\Rightarrow pH \geq 8{,}9.$$

❐ **c.** D'après ce qui précède, on a (6,9 ; 8,9).

❐ **d.** Le pH de la solution d'acide chlorhydrique (acide fort) est :

$$pH = -\log C = -\log(0{,}03) = 1{,}5 \,;$$

la solution est donc jaune.

☒ **e.** Le pH de la solution de soude (base forte) est :

$$pH = pKe + \log C = 14 + \log(0{,}03) = 12{,}5 \,;$$

la solution est donc rouge.

☒ **f.** La teinte sensible correspond à [Ind−] = [HInd], donc d'après le QCM qui précède : pH = pKa = $-\log(1{,}2 \cdot 10^{-8}) = 7{,}9$.

7

❐ **a.** La solution titrée est dans la burette.

☒ **b.** Car c'est la solution titrante.

☒ **c.** En milieu aqueux, on a toujours l'autoprotolyse de l'eau ; HA est un acide faible.

❐ **d.** L'autoprotolyse est déplacée en sens inverse, du fait de l'apport d'ions hydronium, par l'équilibre de l'acide faible HA. Cela correspond à la loi de modération de Le Châtelier.

L'autoprotolyse s'oppose à la perturbation, et donc consomme des ions H_3O^+.

☒ **e.** En effet, à la demi équivalence, [HA] = [A^-] ; un mélange équimolaire d'un acide faible et de sa base conjuguée, est un mélange tampon, de pouvoir tampon maximal.

❐ **f.** Pour qu'il y ait dosage, il faut que la réaction soit quantitative, donc quasi-totale, soit :

$$HA + HO^- \rightarrow A^- + H_2O$$

De plus, la potasse est une base forte, donc totalement dissociée en milieu aqueux.

8

❐ **a.** D'après l'équation bilan,

$$HA + HO^- \rightarrow A^- + H_2O$$

on a :

$$n_{HO^-}(\text{versé}) = n_{HA}(\text{initial})$$

$\Rightarrow C'V' = CV$

$\Rightarrow C = (C'V')/V = (0{,}04 \times 8)/10 = 0{,}032 \text{ mol} \cdot L^{-1}$.

❐ **b.** Calculons le coefficient de dissociation de l'acide :

$$\alpha = \sqrt{\frac{Ka}{C}} = \sqrt{\frac{1{,}2 \cdot 10^{-8}}{0{,}032}} = 0{,}0006 \Rightarrow \alpha \leq 0,1.$$

On en conclut que l'acide est peu dissocié ; donc avant le dosage, on est en présence d'une solution d'acide faible, telle que :

$$pH = 1/2\,(pKa - \log C) \Rightarrow pH = 1/2\{3{,}9 - \log(0{,}032)\}$$
$$\Rightarrow pH = 2{,}7.$$

❐ **c.** On a HA et A^-, en solution, tels que :

$$pH = pKa + \log([A^-]/[HA]).$$

L'acide faible est peu dissocié, donc [A^-] est négligeable devant [HA] ; on a donc $[HA]_{initial} \approx C$. D'après l'équation bilan du dosage, le tableau d'évolution, pour un volume de potasse versé inférieur au volume équivalent, s'écrit :

	HA	+	HO^-	→	A^-	+	H_2O
t_0	n_0		n		≈ 0		solvant
t	$n_0 - n$		0		$\approx n$		solvant

On peut donc écrire :

$$[A^-] = \bar{n}_{HO^-}(\text{versé})/V_{total} = (v \times C')/(V + v)$$

$$[HA] = \{n_{HA}(\text{initial}) - n_{HO^-}(\text{versé})\}/V_{total} \Rightarrow [HA] = (CV - vC')/(V + v)$$

On écrit le pH :

$$pH = pKa + \log([A^-]/[HA]) \Rightarrow pH = pKa + \log\{(vC')/(CV - vC')\}$$
$$\Rightarrow pH = pKa + \log\{(vC')/(C'V' - vC')\}$$
$$\Rightarrow pH = pKa + \log\{v/(V' - v)\}$$
$$\Rightarrow pH = 3{,}9 + \log\{3/(8 - 3)\}$$
$$\Rightarrow pH = 3{,}7.$$

❒ **d.** On est à la demi équivalence, donc pH = pKa = 3,9.

❒ **e.** On est au-delà de l'équivalence, donc le milieu réactionnel contient A^- et de la soude en excès, et on a :

$$A^- + H_2O = HA + HO^-$$
$$2H_2O = HO^- + H_3O^+$$

L'ajout de soude en excès déplace les deux équilibres, dans le sens inverse, d'après Le Châtelier, donc on peut considérer que les ions hydroxyles proviennent majoritairement de la base forte excédentaire, et on a :

$$[HO^-] = \{n_{HO^-}(\text{versé}) - n_{HO^-}(\text{réagi})\}/V_{total}$$

$$\Rightarrow [HO^-] = \{n_{HO^-}(\text{versé}) - n_{HA}(\text{initial})\}/V_{total}$$
$$\Rightarrow [HO^-] = \{vC' - CV\}/(V + v)$$
$$\Rightarrow [HO^-] = \{vC' - C'V'\}/(V + v)$$
$$\Rightarrow [HO^-] = \{C'(v - V')\}/(V + v)$$

Le pH s'écrit alors :

$$pH = pKe + \log[HO^-] \Rightarrow pH = pKe + \log\{C'(v - V')\}/(V + v)\}$$
$$\Rightarrow pH = 14 + \log\{0{,}04(12 - 8)\}/(10 + 12)\}$$
$$\Rightarrow pH = 11{,}9.$$

❒ **f.** On est à l'équivalence, c'est-à-dire que les réactifs ont été apportés dans les proportions stoechiométriques, donc tout l'acide a réagi, et s'est transformé en sa base conjuguée, de telle sorte que :

$$[A^-] = [HA]_{initial} = 0{,}032 \text{ mol} \cdot L^{-1}.$$

On a donc une solution de base faible, donc le pH s'écrit :

$$pH = 1/2\{pKa + \log[A^-] + pKe\}.$$

Cette formule n'est valable que si $\alpha = [HA]/[A^-]$ est inférieur ou égal à 0,1 ; on calcule $\alpha = \sqrt{\frac{Ke}{Ka \times C}} = \sqrt{\frac{10^{-14}}{1{,}2 \cdot 10^{-8} \times 0{,}032}}$ donc $\alpha = 0{,}005$.

On peut alors calculer :

$$pH = 1/2\{3{,}9 + \log[0{,}032] + 14\} = 8{,}2.$$

9 ❐ **A.** ❐ **B.** ❐ **C.** ☒ **D.**

a. On mélange des volumes identiques des solutions de l'acide faible et de sa base conjuguée, qui ont, en plus, des concentrations égales ! On fabrique donc une solution ayant des quantités équimolaires de l'acide et de sa base. D'après la relation d'Henderson, on a :

$$pH = pKa + \log\{[CH_3COO^-]/[CH_3COOH]\}.$$

Or $[CH_3COO^-] = [CH_3COOH]$, d'où $pH = pKa + \log(1) = pKa \Rightarrow pH = 4{,}75$.

b. D'après le calcul précédent, la valeur du pH est forcément différente.

c. Les volumes impliquent que l'on fabrique une solution où il y a l'acide et la base, en quantités équimolaires. Le pH est donc encore égal au pKa, et la solution obtenue est une solution tampon ; elle a pour propriété de ne pas faire varier sensiblement son pH, au cours d'une dilution modérée.

d. Les volumes utilisés ne correspondent plus à des proportions équimolaires de l'acide et de sa base conjuguée : le pH ne peut donc plus être égal au pKa !

e. On utilise 10 mL de A, soit une quantité d'acide :

$$n_a = CV = 10^{-2} \times 10 \times 10^{-3} = 10^{-4} \text{ mol}.$$

On utilise 10 mL de D, soit une quantité de potasse :

$$n_p = CV = 5 \times 10^{-3} \times 10 \times 10^{-3} = 5 \times 10^{-5} \text{ mol}.$$

Écrivons le tableau d'évolution :

	HA	+	HO^-	→	A^-	+	H_2O
t_0	10^{-4}		$5 \cdot 10^{-5}$		0		solvant
t_f	$(10^{-4} - 5 \cdot 10^{-5})$		0		$5 \cdot 10^{-5}$		solvant

Il reste donc $n'_a = 10^{-4} - 5 \cdot 10^{-5} = 5 \cdot 10^{-5}$ mol d'acide, soit autant que sa base conjuguée : le pH est donc égal au pKa, et on est en présence d'une solution tampon, dont le pH varie peu , dans les conditions évoquées.

f. On utilise 10 mL de B, soit une quantité d'éthanoate :

$$n_e = CV = 10^{-2} \times 10 \times 10^{-3} = 10^{-4} \text{ mol}.$$

On utilise 50 mL de C, soit une quantité de potasse :

$$n_p = CV = 10^{-3} \times 50 \times 10^{-3} = 5 \times 10^{-5} \text{ mol}.$$

Écrivons le tableau d'évolution :

	A^-	+	H_3O^+	→	HA	+	H_2O
t_0	10^{-4}		$5 \cdot 10^{-5}$		0		solvant
t_f	$(10^{-4} - 5 \cdot 10^{-5})$		0		$5 \cdot 10^{-5}$		solvant

Il reste donc $n'_e = 10^{-4} - 5 \cdot 10^{-5} = 5 \cdot 10^{-5}$ mol d'éthanoate, soit autant que son acide conjugué : le pH est donc égal au pKa, et on est en présence d'une solution tampon, dont le pH varie peu.

g. D'après les calculs de la question précédente, le pH a une valeur différente.

10 ☒ a. ❒ b. ❒ c. ❒ d. ☒ e.

On calcule la masse molaire de HNO_3 :

$$M = 1 + 14 + (3 \times 16) = 63 \text{ g.mol}^{-1}.$$

L'acide nitrique est un acide fort donc : pH = – logC

soit C = 10 – pH = 10 – 2,3 = 5.10 – 3 mol.L^{-1}.

Calculons la concentration massique :

$$Cm = CM = 5.10 - 3 \times 63 = 0,32 \text{ g.L}^{-1}.$$

11 ❒ a. ☒ b. ☒ c. ❒ d. ❒ e.

Les réactions en milieu aqueux s'écrivent :

$$H_3PO_4 = 3H^+ + PO_4^{3-}$$

$$NaOH = Na^+ + HO^-$$

donc la neutralisation est : $3HO^- + 3H^+ = 3H_2O$

soit $n(NaOH) = 3\ n(H_3PO_4)$

ou cv = 3 c′v′

donc $c = 3\ c'v'/v = 3\ (0,5 \times 12)/15 = 1,2 \text{ mol.L}^{-1}$.

La concentration massique est alors :

$$Cm = CM = 40 \times 1,2 = 48 \text{ mol.L}^{-1}.$$

Les espèces Cl^- et Na^+ sont indifférentes donc majoritaires.

12 ❒ a. ☒ b. ☒ c. ❒ d. ❒ e.

Les espèces Cl^- et Na^+ sont indifférentes donc majoritaires.

Au début :

$$n(HCl) = cv = 1 \times 0,350 = 0,35 \text{ mol.}$$

$$n(NaOH) = c'v' = 0,5 \times 0,45 = 0,225 \text{ mol.}$$

On a donc l'acide en excès :

$$n \text{ excès} = 0,5 - 0,225 = 0,125 \text{ mol.}$$

Dans le mélange :

$$Cacide = n \text{ excès}/Vtotal = (0,125)/(1,2 + 0,45 + 0,35) = 6,25.10^{-2} \text{ mol.L}^{-1}.$$

C'est un acide fort donc :

$$pH = -\log C = -\log(6,25.10^{-2}) = 1,2.$$

13 ❒ a. ❒ b. ❒ c. ☒ d. ❒ e.

La masse molaire de NH_3 est : $M = 14 + 3 \times 1 = 17 \text{ g.mol}^{-1}$.

La concentration est : $C = n/V = 120/(17 \times 12) = 0,588 \text{ mol.L}^{-1}$.

Il s'agit d'une base faible (pKa < 11) donc ;

$$pHA = 1/2(pKa + pKe + \log C) = 1/2(9,2 + 14 + \log 0,588) = 11,5.$$

Ensuite, on dilue la concentration diminue d'un facteur 100/12 = 8, 33, soit :

$$CB = CA/8,33 = 0,071 \text{ mol.L}^{-1}.$$

Le nouveau pH est :

$$pHB = 1/2(pKa + pKe + \log C) = 1/2(9,2 + 14 + \log 0,071) = 11.$$

Oxydoréduction 8

1 Soit un objet en métal, dont la surface totale vaut 5 000 cm^2. On veut réaliser le chromage de cette pièce, par électrolyse, en l'immergeant dans une solution d'ions Cr^{3+}. On souhaite réaliser un dépôt d'épaisseur 0,1 mm. Le courant a une intensité i = 45 A.

Données : $\rho(Cr) = 6{,}92 \cdot 10^{-3}\ kg \cdot m^{-3}$; $M(Cr) = 52\ g \cdot mol^{-1}$;
$N_A = 6{,}02 \cdot 10^{23}\ mol^{-1}$; $e = 1{,}6 \cdot 10^{-19} C$.

On peut affirmer que :

❒ **a.** À l'anode : $Cr^{3+} \rightarrow Cr + 3e^-$.

❒ **b.** À la cathode : $Cr \rightarrow Cr^{3+} + 3e^-$.

❒ **c.** La réaction globale est : $Cr^{3+} + Cr \rightarrow Cr + Cr^{3+}$.

❒ **d.** La réaction est spontanée.

❒ **e.** La réaction inverse est spontanée.

❒ **f.** Au cours de l'électrolyse le chrome est réduit.

❒ **g.** Au cours de l'électrolyse le chrome est oxydé.

2 On reprend les mêmes conditions expérimentales que le QCM précédent. On peut affirmer que :

❒ **a.** La masse de chrome déposé est 0,6 kg.

❒ **b.** La charge qui a circulé pendant l'électrolyse est $3 \cdot 10^6$ C.

❒ **c.** La durée de l'électrolyse est indépendante de l'intensité du courant électrique.

❒ **d.** La durée de l'électrolyse est environ 11,9 h.

❒ **e.** La durée de l'électrolyse est environ 1 jour 1 h et 12 min.

❒ **f.** La charge qui a circulé pendant l'électrolyse est 535,5 A · h.

❒ **g.** Le volume de la cathode a augmenté.

3 On réalise une pile, à l'aide des deux demi-piles suivantes :

- demi-pile 1 : électrode de zinc plongeant dans une solution de nitrate de zinc, de concentration 0,02 mol · L^{-1}.
- demi-pile 2 : électrode d'argent plongeant dans une solution de nitrate d'argent, de concentration 0,02 mol · L^{-1}.

Données : {(RT)/F} ln ≈ 0,06 log ; $E°(Zn^{2+}/Zn) = -0,76$ V ;
$E°(Ag^{+}/Ag) = +0,80$ V.
On peut affirmer que :

❒ **a.** La pile se note $Zn/Zn(NO_3)_3//AgNO_3\ /Ag$.

❒ **b.** La réaction observée est spontanée.

❒ **c.** Les ions nitrate se déplacent à travers le pont salin.

❒ **d.** La concentration initiale des ions nitrate dans la demi-pile 1 est 0,04 mol · L^{-1}.

❒ **e.** La concentration initiale des ions nitrate dans la demi-pile 2 est 0,04 mol · L^{-1}.

❒ **f.** Dans les conditions standard, l'ion Zn^{2+} est un oxydant plus fort que l'ion Ag^{+}

❒ **g.** Dans les conditions standard l'ion Zn^{2+} est un réducteur plus fort que l'ion Ag^{+}

4 On reprend les mêmes conditions expérimentales que le QCM précédent.
On peut affirmer que :

❒ **a.** Le potentiel redox de la demi-pile 1 est inférieur à celui de la demi-pile 2.

❒ **b.** Le potentiel redox de la demi-pile 2 est égal à 700 mV.

❒ **c.** La réaction globale de la pile, quand elle débite est :

$$Zn + 2Ag^{+} \rightarrow Zn^{2+} + 2Ag.$$

❒ **d.** La f.é.m de la pile en début de fonctionnement est 2,3 V.

❒ **e.** Le pôle positif de la pile correspond à la demi-pile 1.

❒ **f.** Le pôle négatif de la pile correspond à la demi-pile 2.

❒ **g.** Le volume de l'électrode d'argent a diminué.

5 On considère une solution saturée de sulfate d'argent, dans laquelle on plonge une électrode d'argent, pour former une demi-pile.
Données : $E°(Ag^{+}/Ag) = +0,80$ V ; {(RT)/F}ln ≈ 0,06 log ;
[Ag +] = 0,028 mol · L^{-1}.

On peut affirmer que :

❒ **a.** Le potentiel de la demi-pile ainsi formée est égal à 0,69 V.

❒ **b.** Le potentiel de la demi-pile ainsi formée est égal à 0,707 V.

❒ **c.** Dans les conditions standard, le potentiel de la demi-pile ainsi formée est égal à la f.é.m de la pile, réalisée par association avec la demi-pile standard à hydrogène.

❒ **d.** La variation d'enthalpie libre standard de la pile formée, par association avec la demi-pile standard à hydrogène s'écrit $\Delta G° = -2FE°(Ag^+/Ag)$.

❒ **e.** Le potentiel de la demi-pile ainsi formée est supérieur à celui de l'électrode standard à hydrogène.

❒ **f.** Le potentiel de la demi-pile ainsi formée est supérieur à celui de l'électrode à hydrogène, à P = 1 bar, et à pH = 1.

❒ **g.** La f.é.m de la pile formée, par association avec l'électrode à hydrogène, à P = 1 bar, et à pH = 4, est égale à 0,564 V.

Les QCM 6, 7 et 8 sont liés

6 On réalise l'électrolyse d'une solution aqueuse de NaCl, saturée en chlorure de sodium. À l'anode, on recueille du dichlore. À la cathode, il se dégage du dihydrogène, et il se forme de l'hydroxyde de sodium.
Données : $E°(Cl_2/Cl) = +1{,}36$ V ; $E°(Na^+/Na) = -2{,}71$ V ;
$E°(H_2O/H_2) = -0{,}42$ V ; $E°(O_2/H_2O) = +0{,}81$ V.
On peut affirmer que :

❒ **a.** La règle du γ (gamma) s'applique.

❒ **b.** La réaction globale de l'électrolyse est : $2Cl^- + H_2O \rightarrow H_2 + Cl_2 + 2HO^-$

❒ **c.** À l'anode : $2\ Cl^- \rightarrow 2\ e^- + Cl_2$.

❒ **d.** À la cathode : $H_2O \rightarrow e^- + H_2 + HO^-$.

7 On reprend les mêmes conditions expérimentales que le QCM précédent ; le générateur de l'électrolyse impose une tension Ug = 5 V ; le courant à une intensité $i = 2{,}5 \cdot 10^4$ A.
Données : $N_A = 6{,}02 \cdot 10^{23}\ mol^{-1}$; $e = 1{,}6 \cdot 10^{-19}$ C ;
$M(Cl) = 35{,}5\ g \cdot mol^{-1}$.
On peut affirmer que :

❒ **a.** La charge électrique qui a circulé pour l'obtention d'une tonne de dichlore est Q = 2,7 GC.

❒ **b.** La durée Δt nécessaire à la synthèse d'une tonne de dichlore est 2 jours environ.

❐ **c.** La quantité de matière contenue dans une tonne de dichlore est égale à $2,8 \cdot 10^4$ environ.

❐ **d.** La quantité de matière d'électrons, échangés au cours de la synthèse de deux tonnes de dichlore, est le double de celle correspondant à une tonne de Cl_2.

❐ **e.** Le volume de la cathode a augmenté.

8 On reprend les mêmes conditions expérimentales que le QCM précédent ; le volume molaire, dans les conditions de l'expérience est $Vm = 24\ L \cdot mol^{-1}$.

Données : $M(O) = 16\ g \cdot mol^{-1}$; $M(Na) = 23\ g \cdot mol^{-1}$;
$M(H) = 1\ g \cdot mol^{-1}$.

On peut affirmer que :

❐ **a.** L'énergie électrique Ee consommée pour la synthèse d'une tonne de dichlore est $2,36 \cdot 10^{10}$ J.

❐ **b.** La puissance électrique Pe consommée pour la synthèse d'une tonne de dichlore est $1,25 \cdot 10^5$ W.

❐ **c.** Le volume de dihydrogène dégagé au cours de la synthèse d'une tonne de dichlore est 350 m^3.

❐ **d.** La masse de soude NaOH formée au cours de la synthèse d'une tonne de dichlore est 2 200 kg.

9 Soient les 2 couples redox Cu^{2+}/Cu et Al^{3+}/Al, reliés par 1 pont salin et un voltmètre, et de concentrations respectives $[Cu^{2+}] = 10\ mol.L^{-1}$; $[Al^{3+}] = 0,001\ mol.L^{-1}$.

Données : $E°\ (Cu^{2+}/Cu) = 0,34$ V ; $E°\ (Al^{3+}/Al) = -1,66$ V.

On peut dire que :

❐ **a.** $E°\ (Cu^{2+}/Cu) = 0,57$ V.

❐ **b.** $E°\ (Al^{3+}/Al) = -1,72$ V.

❐ **c.** $E°\ (Cu^{2+}/Cu) = 0,37$ V.

❐ **d.** $E°\ (Al^{3+}/Al) = -2,6$ V.

❐ **e.** Aucune réponse exacte.

10 Soient les demi-équations qui se produisent aux électrodes d'une pile :

$$Cr = Cr^{3+} + 3e^-$$

$$Pb^{2+} + 2e^- = Pb$$

L'électrode en chrome perd une masse de 1,56 g.

Données : masses molaires en $g.mol^{-1}$: M(Cr) = 52 ; M(Pb) = 207,2.

On peut dire que la deuxième électrode augmente en masse de plomb en g de :

❐ **a.** 5,9.

❐ **b.** 9,32.

❐ **c.** 3,45.

❐ **d.** 6,22.

❐ **e.** Aucune réponse exacte.

Corrigés

1

❒ **a.** L'équation équilibrée est : $Cr \rightarrow Cr^{3+} + 3e^-$.

❒ **b.** L'équation équilibrée est : $Cr^{3+} + 3e^- \rightarrow Cr$.

☒ **c.** Cette équation donne l'impression (fausse) qu'il ne se passe rien ; en réalité, il y a un transfert d'électrons qui ń dissout ż l'anode (Cr solide) dans la solution, et qui augmente le volume de la cathode qui est la pièce métallique.

❒ **d.** Cette réaction est « forcée », c'est-à-dire qu'elle se produit uniquement par dépense d'énergie, fournie par le générateur.

☒ **e.** C'est la réaction naturelle d'oxydoréduction.

☒ **f.** À la cathode.

☒ **g.** À l'anode.

2

❒ **a.** On a $m(Cr) = \rho(Cr) \times V = 6{,}92 \cdot 10^3 \times (0{,}5 \times 0{,}0001)$ d'où $m(Cr) = 0{,}346$ kg.

❒ **b.** On a la quantité de matière du chrome qui s'écrit :

$$n(Cr) = m/M = 346 : 52 = 6{,}65 \text{ mol.}$$

L'équation à la cathode est : $Cr^{3+} + 3e^- \rightarrow Cr$, d'où :

$$n(e^-) = 3n(Cr) = 3 \times 6{,}65 = 19{,}95 \text{ mol.}$$

La charge s'écrit : $Q = n(e^-) \times N_A \times e$.
Et on calcule $Q = 19{,}95 \times 6{,}02 \cdot 10^{23} \times 1{,}6 \cdot 10^{-19} = 1{,}92 \cdot 10^6$ C.

❒ **c.** On a l'intensité qui s'écrit $i = Q/t$.

☒ **d.** D'après les relations qui précédent, on écrit :

$$i = \{n(e^-) \times N_A \times e\}/t.$$

$\Rightarrow t = \{n(e^-) \times N_A \times e\}/i = \{19{,}95 \times 6{,}02 \cdot 10^{23} \times 1{,}6 \cdot 10^{-19}\}/45$
$\Rightarrow t = 4{,}27 \cdot 10^4$ s = 11,9 h = 11 h 54 min.

❒ **e.** D'après le calcul qui précède, puisque la durée est d'environ une 1/2 journée.

☒ **f.** On a $Q = 45 \times 11{,}9 = 535{,}5$ A · h.

☒ **g.** Puisque la cathode est l'électrode où le chrome est réduit ; c'est l'anode qui diminue en volume car elle se « dissout ».

3

❒ **a.** La pile se note $Zn/Zn(NO_3)_2//AgNO_3/Ag$.

☒ **b.** C'est une réaction naturelle d'oxydoréduction.

☒ **c.** Ils permettent ainsi l'électroneutralité des deux solutions ; quand un ou des cations « passent » dans un électrolyte, un ou des nitrates arrivent simultanément.

☒ **d.** L'équation bilan de la dissolution s'écrit :

$$Zn(NO_3)_2 \rightarrow Zn^{2+} + 2NO_3^-$$

On en déduit que la concentration en ions est le double de la concentration de la solution.

❏ **e.** L'équation bilan de la dissolution s'écrit :

$$AgNO_3 \rightarrow Ag^+ + NO_3^-$$

On en déduit que la concentration en ions est égale à celle de la solution.

❏ **f.** On a $E°(Zn^{2+}/Zn)$ qui est inférieur à $E°(Ag^+/Ag)$.

☒ **g.** On a $E°(Zn^{2+}/Zn)$ qui est inférieur à $E°(Ag^+/Ag)$.

4 ☒ **a.** On calcule :

$$E_1 = E°(Zn^{2+}/Zn)+0{,}06\log[Zn^{2+}] \Rightarrow E_1 = -0{,}76+0{,}06\log(0{,}02) = -0{,}86\text{ V.}$$

On calcule :

$$E_2 = E°(Ag^+/Ag)+0{,}06\log[Ag^+] \Rightarrow E_2 = +0{,}80+0{,}06\log(0{,}02) = +0{,}70\text{ V.}$$

On en déduit que E_1 est inférieur à E_2.

☒ **b.** E_2 est égal à 0,7 V soit 700 mV.

☒ **c.** D'après la règle du γ (gamma), l'oxydant le plus fort Ag^+ réagit avec le réducteur le plus fort Zn, d'où la réaction globale redox :

$$Zn \rightarrow Zn^{2+} + 2e^-$$
$$(Ag^+ + e^- \rightarrow Ag) \times 2$$
$$\overline{Zn + 2Ag^+ \rightarrow Zn^{2+} + 2Ag}$$

❏ **d.** La f.é.m s'écrit $E^+ - E^- = E_2 - E_1 = 0{,}70 - (-0{,}86) = +1{,}56$ V.

❏ **e.** E_2 est supérieur à E_1, donc l'ion Ag^+ est un oxydant plus fort que l'ion Zn^{2+} dans les conditions expérimentales évoquées. Le pôle positif de la pile correspond donc à Ag, donc à la demi-pile 2.

❏ **f.** D'après la réponse précédente, il s'agit de la demi-pile 1.

❏ **g.** Le volume de l'électrode augmente puisque les ions argent sont réduits.

5 ❏ **a.** On calcule le potentiel de la demi-pile :

$$E = E° + 0{,}06\log[Ag^+] \Rightarrow E = 0{,}80 + 0{,}06\log(0{,}028) = 0{,}707\text{ V.}$$

☒ **b.** D'après le calcul précédent.

☒ **c.** On a la force électromotrice qui s'écrit :

$$\Delta E = E°(Ag^+/Ag) - E°(H^+/H_2) = E°(Ag^+/Ag) \quad \text{car} \quad E°(H^+/H_2) = 0$$

☒ **d.** On a $\Delta G° = -nF\Delta E° = -2E°(Ag^+/Ag)$ d'après ce qui précède, et d'après les équations :

$$(Ag^+ + e^- \rightarrow Ag) \times 2$$
$$H_2 \rightarrow 2H^+ + 2e^-$$
$$\overline{2Ag^+ + H_2 \rightarrow 2H^+ + 2Ag}$$

❏ **e.** Car 0,707 V est supérieur à 0 V !

☒ **f.** $E = E°(H^+/H_2) - 0{,}059\text{ pH} = 0 - 0{,}059 \times 1 = -0{,}059$ V.

☒ **g.** On a $\Delta E = E°(Ag^+/Ag) - E°(H^+/H_2) = 0{,}80 - 0{,}059 \times 4 = 0{,}564$ V.

6 ❒ **a.** La règle du gamma ne s'applique qu'aux réactions naturelles d'oxydoréduction. Les réactions d'électrolyse sont des réactions « forcées ».

❒ **b.** On a l'échelle électrochimique suivante, à laquelle on applique la règle du gamma « inversé », c'est-à-dire que le réducteur le plus faible réagit avec l'oxydant le plus faible :

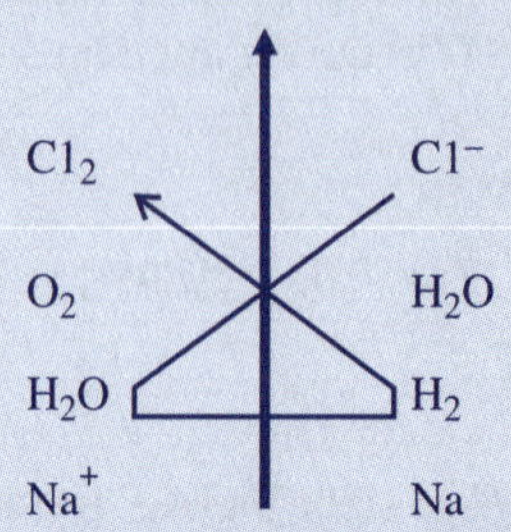

> Le couple Na^+/Na n'intervient pas puisqu'il se forme de la soude NaOH.

D'après le schéma, on a donc l'équation bilan équilibrée :

$$2Cl^- + 2H_2O \rightarrow Cl_2 + H_2 + 2HO^-$$

☒ **c.** On a : $2Cl^- \rightarrow 2e^- + Cl_2$

❒ **d.** On a : $2H_2O + 2e^- \rightarrow H_2 + 2HO^-$

7 ☒ **a.** On a, d'après l'équation bilan : $n(e^-) = 2n(Cl_2)$; on calcule donc

$$n(e^-) = 2(m/M) = 2 \times (10^6/71) = 2{,}817 \cdot 10^4 \text{ mol.}$$

On a la charge électrique, qui s'écrit :

$$Q = n(e-) \times e \times N_A = 2{,}817 \cdot 10^4 \times 1{,}6 \cdot 10^{-19} \times 6{,}02 \cdot 10^{23}$$
$$\Rightarrow Q = 2{,}7 \cdot 10^9 \text{ C} = 2{,}7 \text{ GC.}$$

❒ **b.** On a la charge, qui s'écrit aussi :

$$Q = it = n(e-) \times e \times N_A$$

$\Rightarrow t = \{n(e-) \times e \times N_A\}/i$
$\Rightarrow t = \{2{,}817 \cdot 10^4 \times 1{,}6 \cdot 10^{-19} \times 6{,}02 \cdot 10^{23}\}/(2{,}5 \cdot 10^4)$
$\Rightarrow t = 108\,533$ s = 30 h = 1 jour et 6 h.

❒ **c.** On a $n(Cl_2) = 0{,}5n(e-) = 2{,}817 \cdot 10^4/2 = 1{,}4 \cdot 10^4$ mol.

☒ **d.** On a $n(e^-) = 2(m/M) = 2 \times (2 \cdot 10^6/71) = 5{,}634 \cdot 10^4$ mol.

8 ❒ **a.** On a $Ee = Ui\Delta t = 5 \times 2{,}5 \cdot 10^4 \times 108\,533 = 1{,}36 \cdot 10^{10}$ J.

☒ **b.** On a $Pe = Ui = 5 \times 2{,}5 \cdot 10^4 = 1{,}25 \cdot 10^5$ W.

❒ **c.** D'après : $2Cl^- + 2H_2O \rightarrow Cl_2 + H_2 + 2HO^-$, on déduit :

$$n(H_2) = n(Cl_2) = V_{dichlore}/V_m$$

$\Rightarrow V(H_2) = n(Cl_2)V_m = (m/M)V_m$
$\Rightarrow V(H_2) = (10^6/71) \times 24 = 3{,}38 \cdot 10^5 \text{ L} = 338 \text{ m}^3$.

❒ **d.** D'après l'équation bilan, on a :

$$n(HO^-) = 2n(H_2) \quad \text{avec} \quad n(HO^-) = m(NaOH)/M(NaOH)$$

d'où $m(NaOH) = 2n(H_2) \times M(NaOH)$
$\Rightarrow m(NaOH) = 2 \times (10^6/71) \times 0{,}040 = 1\ 126$ kg.

9 ❒ **a.** ☒ **b.** ☒ **c.** ❒ **d.** ❒ **e.**
On a les demi-équations :

$$Cu^{2+} + 2e^- = Cu$$
$$Al = Al^{3+} + 3e^-$$

D'après la relation de Nernst :

$$E(Cu^{2+}/Cu) = E°(Cu^{2+}/Cu) + 0,006/2 \log[Cu^{2+}] = 0,34 + 0,03 \log 10 = 0,37 \text{ V}.$$
$$E(Al^{2+}/Al) = E°(Al^{2+}/Al) + (0,006/3) \log[Al^{2+}] = -1,66 + 0,02 \log 0,001 = -1,72 \text{ V}.$$

On calcule donc :
$$\Delta E = 0,37 + 1,72 = 2,09 \text{ V}.$$

10 ❒ **a.** ☒ **b.** ❒ **c.** ❒ **d.** ❒ **e.**
La stœchiométrie donne :
$n(Pb) = 3/2\ n(Cr)$
avec $m(Pb) = n(Pb)\ M(Pb) = 3/2\ n(Cr)M(Pb) = 3/2\ (1{,}56/52)\ (207{,}2) = 9{,}32$ g.

Partie 2

QCM thématiques : Chimie organique

Structure 9

1 Les représentations de Fischer de deux sucres sont données ci-dessous.

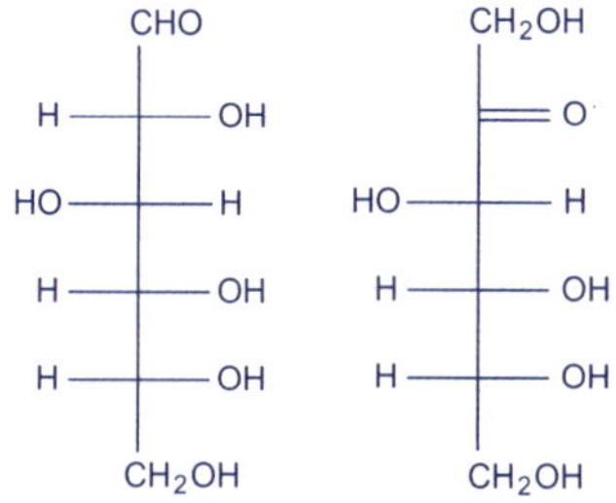

Glucose Fructose

Parmi les affirmations suivantes, lesquelles sont correctes ?

❒ **a.** Le fructose possède une fonction aldéhyde.

❒ **b.** Le glucose possède une fonction cétone.

❒ **c.** Le fructose possède une fonction acide carboxylique.

❒ **d.** Le glucose possède une fonction aldéhyde.

❒ **e.** Le fructose possède trois fonctions alcool secondaire.

❒ **f.** Le fructose possède cinq fonctions alcool primaire.

2 On considère la molécule suivante :

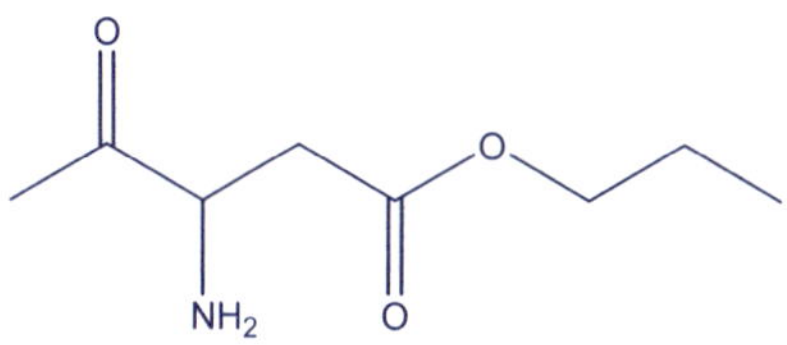

Soient les affirmations suivantes :

a. La molécule possède une fonction alcool.

b. La molécule possède deux fonctions cétone.

c. Le nom systématique de la molécule porte la terminaison dione.

d. La molécule possède une fonction amine primaire.

e. La fonction cétone est une fonction secondaire.

Choisissez, parmi les combinaisons suivantes, celle regroupant toutes les affirmations exactes.

❒ **A = a + d** ❒ **C = a + b + c**

❒ **B = d + e** ❒ **D = b + c + d**

3 Parmi les noms ci-dessous, lesquels sont conformes aux règles de nomenclature systématique ?

❒ **a.** 3-oxobutan-1-ol.

❒ **b.** 1-oxopentan-3-one.

❒ **c.** acide 3-aminobutanoïque.

❒ **d.** acide 3-éthylbutanoïque.

❒ **e.** 3-oxobutanoate de méthyle.

4 On considère les quatre molécules représentées ci-dessous :

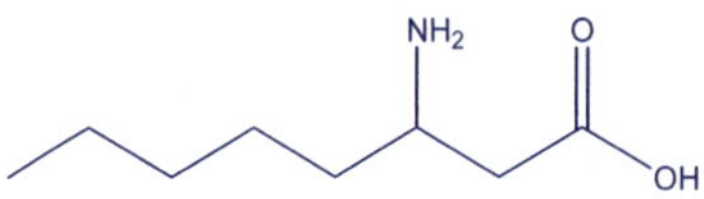

A

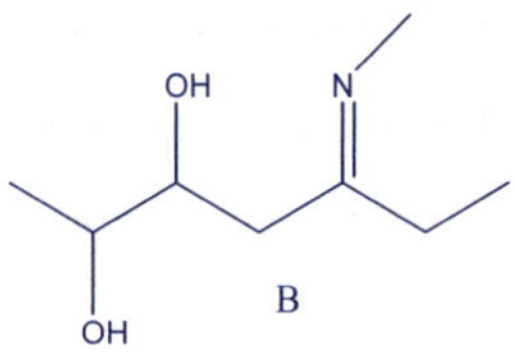

B

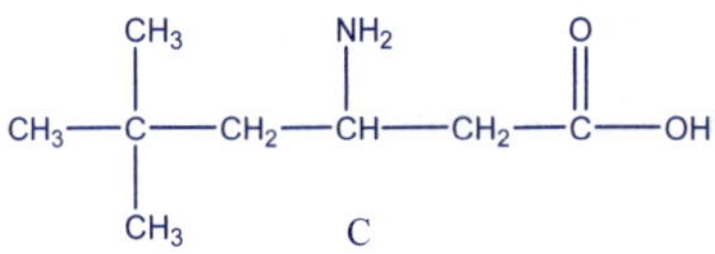

C

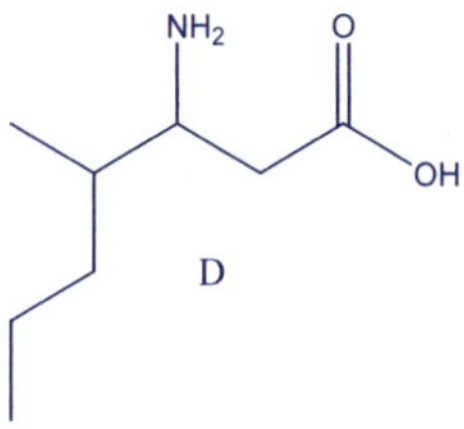

D

Parmi ces affirmations lesquelles sont correctes ?

❒ **a.** A, C et D sont isomères de chaîne.

❒ **b.** A et C sont identiques.

❒ **c.** A et B ont la même formule brute.

❒ **d.** D est l'acide 3-amino-4-propylpentanoïque.

❒ **e.** A et B sont isomères de position.

❒ **f.** A est l'acide 6-aminooctanoïque

5 Parmi les couples de composés suivants, lesquels sont des couples d'isomères de position ?

❒ **a.** $CH_3–CH_2–CH_2OH$ / $CH_3–CH_2–CHO$

❒ **b.** $CH_3–CH_2–CH_2OH$ / $CH_3–CHOH–CH_3$

❒ **c.** $CH_3–S–CH_3$ / $CH_3–CH_2SH$

❒ **d.** $CH_3–CH_2–COO–CH_3$ / $CH_3–COO–CH_2-CH_3$

❒ **e.** $CH_2=CH–CH_2–CH_3$ / $CH_3–CH=CH–CH_3$

6 On donne les masses molaires suivantes : M(H) = 1,0 g.mol^{-1} ; M(C) = 12,0 g.mol^{-1} ; M(O) = 16,0 g.mol^{-1}, M(Cl) = 35,5 g.mol^{-1}. Parmi les affirmations suivantes, lesquelles sont correctes ?

❒ **a.** La masse molaire de l'éthane vaut 30,0 g.mol^{-1}.

❒ **b.** La masse molaire du chlorométhane vaut 48,5 g.mol^{-1}.

❒ **c.** La composition centésimale de l'éthane est C : 25,0 % ; H : 75,0 %

❒ **d.** La composition centésimale de l'éthanol est C : 52,2 % ; H : 13,0 % ; O : 34,8 %

Corrigés

1 ❐ **a.** ❐ **b.** ❐ **c.** ☒ **d.** ☒ **e.**

Le glucose est un aldose, il possède une fonction aldéhyde et cinq fonctions alcool. Le fructose est un cétose, il possède une fonction cétone et cinq fonctions alcool.

La classe d'un alcool est le degré de substitution du carbone portant l'oxygène, c'est-à-dire le nombre de carbone porté par le carbone fonctionnel. Le glucose possède un alcool primaire et quatre alcools secondaires, le fructose possède deux alcools primaires et trois alcools tertiaires.

2 ❐ **A.** ☒ **B.** ❐ **C.** ❐ **D.**

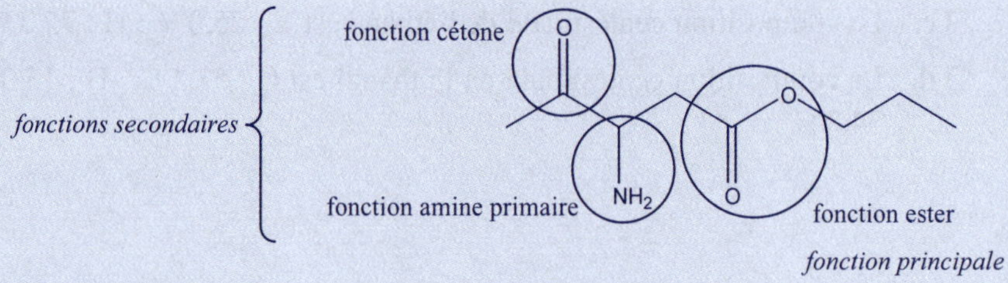

La molécule est le 3-amino-4-oxopentanoate de propyle

3 ❐ **a.** 3-oxobutan-1-ol : 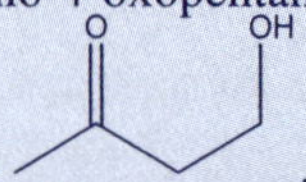

. La fonction prioritaire est la fonction cétone, c'est elle qui donne la terminaison du nom, la fonction alcool est secondaire : la molécule est la 4-hydroxybutanone.

❐ **b.** 1-oxopentan-3-one : 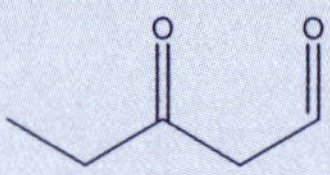

. La fonction aldéhyde est prioritaire sur la fonction cétone, c'est-elle qui donne la terminaison du nom : 3-oxopentanal.

☒ **c.** acide 3-aminobutanoïque : 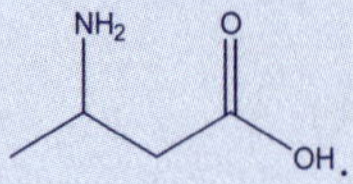

.

❐ **d.** acide 3-éthylbutanoïque : 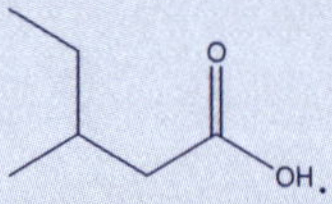

. La chaîne carbonée la plus longue possède cinq atomes de carbone : acide 3-méthylpentanoïque.

☒ **e.** 3-oxobutanoate de méthyle : 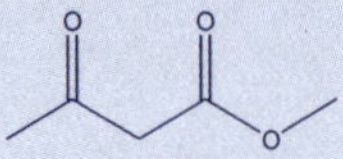

.

> Remarque
>
> **Erreurs à ne pas commettre :**
> Il faut bien repérer la chaîne carbonée la plus longue, en particulier, un groupement alkyle ne peut pas être sur le carbone n° 1.
> Sur un carbone terminal, il ne s'agit pas d'une fonction cétone mais d'une fonction aldéhyde (la terminaison « -1-one » est impossible).

4 ☒ **a.** ❒ **b.** A, C et D diffèrent par l'arrangement des atomes de carbone dans la structure carbonée, ils sont isomères de chaîne.

☒ **c.** Des isomères ont la même formule brute.

❒ **d.** D est l'acide 3-amino-4-méthylheptanoïque : attention à bien repérer la chaîne carbonée la plus longue.

❒ **e.** A et B ont la même formule brute et diffèrent par les fonctions organiques présentes : ils sont isomères de fonction.

❒ **f.** A est l'acide 3-aminooctanoïque : on commence la numérotation de la chaîne de manière à ce que la fonction principale porte le plus petit numéro, ici le carbone 1 est le carbone de la fonction acide carboxylique.

5 On parle d'isomérie de position lorsque deux molécules possèdent la même fonction chimique à des positions différentes.

❒ **a.** CH_3-CH_2-CH_2OH et CH_3-CH_2-CHO ne sont pas des isomères car elles n'ont pas la même formule brute.

☒ **b.** CH_3-CH_2-CH_2OH et CH_3-CHOH-CH_3 sont deux propanol, la fonction alcool est respectivement en position 1 et en position 2.

❒ **c.** CH_3-S-CH_3 et CH_3-CH_2SH sont deux isomères de fonction. Il s'agit respectivement d'un thioéther et d'un thiol.

☒ **d.** CH_3-CH_2-COO-CH_3 et CH_3-COO-CH_2-CH_3 sont deux esters, respectivement le propanoate de méthyle et l'éthanoate d'éthyle.

☒ **e.** CH_2=CH-CH_2-CH_3 et CH_3-CH=CH-CH_3 sont deux butènes, la fonction alcène est respectivement en position 1 et en position 2.

6 ☒ **a.** ❒ **b.** ❒ **c.** ☒ **d.**

L'analyse élémentaire est l'identification et le dosage de chacun des éléments présents dans une molécule organique. Elle s'effectue souvent par combustion d'une masse déterminée du composé à étudier. Cette analyse donne la composition centésimale de la substance, c'est-à-dire la proportion massique, exprimée en pourcentage, de chaque élément la constituant. La formule brute de l'éthane est C_2H_6 et sa masse molaire vaut 30,0 g.mol^{-1}. Une mole d'éthane a une masse de 30 g et contient 2 moles d'atomes de carbone soit 24,0 g de carbone ce qui correspond à $24/30 \times 100 = 80,0$ % de sa masse et 6 moles d'hydrogène soit 6,0 g d'hydrogène qui correspond à $6/30 \times 100 = 20,0$ % On écrira C % 80,0 ; H % 20,0. La formule brute du chlorométhane est CH_3Cl et sa masse molaire vaut 50,5 g.mol^{-1}. La formule brute de l'éthanol est C_2H_6O et sa masse molaire vaut 46,0 g.mol^{-1}. Une mole d'éthanol a une masse de 46 g et contient 2 moles d'atomes de carbone soit 24,0 g de carbone ce qui correspond à $24/46 \times 100 = 52,2$ % de sa masse, 6 moles d'hydrogène soit 6,0 g d'hydrogène qui correspond à $6/46 \times 100 = 13,0$ % et 1ămole d'oxygène soit 16,0 g d'hydrogène qui correspond à $16/46 \times 100 = 34,8$ %

Stéréoisomérie 10

1 Parmi ces affirmations lesquelles sont correctes ?

❒ **a.** Deux isomères de chaîne ont la même formule brute.

❒ **b.** Deux stéréoisomères ont la même formule brute.

❒ **c.** Deux isomères de chaîne ont la même formule topologique.

❒ **d.** Deux stéréoisomères ont la même formule topologique.

❒ **e.** Deux isomères de chaîne ont la représentation de Fischer.

❒ **f.** Deux stéréoisomères ont la même représentation de Fischer.

2 Parmi ces affirmations lesquelles sont correctes ?

❒ **a.** Deux stéréoisomères de conformation sont généralement isolables.

❒ **b.** Deux énantiomères sont images l'un de l'autre dans un miroir.

❒ **c.** Deux énantiomères sont superposables.

❒ **d.** Deux diastéréoisomères ont les mêmes propriétés physiques et chimiques à l'exception de leur activité optique.

❒ **e.** Une molécule chirale est toujours optiquement active.

❒ **f.** Une molécule est chirale si et seulement si elle possède des carbones asymétriques.

3 Parmi ces affirmations concernant le cyclohexane, lesquelles sont correctes ?

❒ **a.** C'est un hydrocarbure aromatique.

❒ **b.** Il possède une conformation hexagonale plane.

❒ **c.** La conformation bateau est la plus stable.

❒ **d.** La conformation chaise est la plus stable.

❒ **e.** Toutes les liaisons C–H sont perpendiculaires au plan moyen du cycle.

❒ **f.** Les liaisons C–H en position axiales sont alternativement au dessus et en dessous du plan moyen du cycle.

❒ **g.** Six liaisons C–H sont en position équatoriale.

4 On considère la molécule suivante :

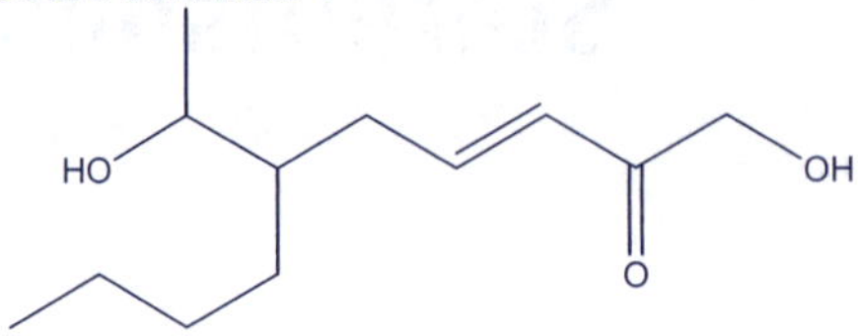

Parmi ces affirmations lesquelles sont correctes ?

❒ **a.** La molécule comporte deux fonctions alcool.

❒ **b.** La molécule comporte une fonction acide carboxylique.

❒ **c.** La molécule comporte une fonction aldéhyde.

❒ **d.** La molécule comporte dix atomes de carbone.

❒ **e.** La molécule ne possède aucun carbone asymétrique.

❒ **f.** La molécule possède un carbone asymétrique.

❒ **g.** La molécule possède deux carbones asymétriques.

5 On considère les représentations ci-dessous :

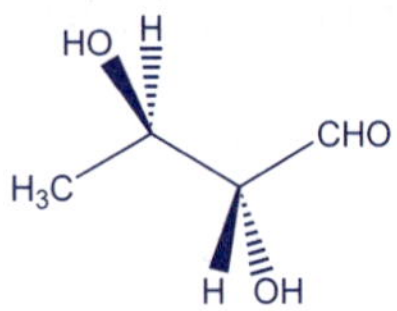

1

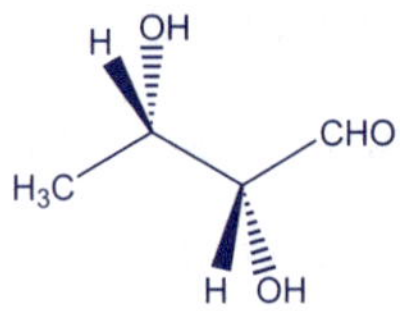

2

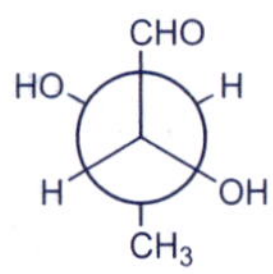

3

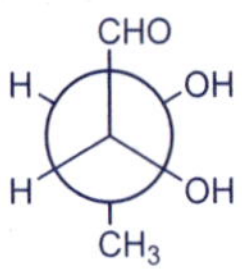

4

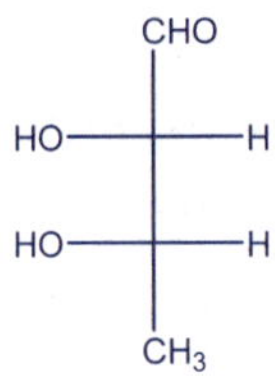

5

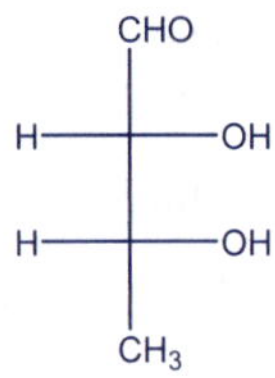

6

Soient les affirmations suivantes :

a. 1 et 2 sont stéréoisomères.

b. 5 et 6 sont identiques.

c. 3 est la représentation exacte de 1 en projection de Newman.

d. 4 est la représentation exacte de 2 en projection de Newman.

e. 5 est la représentation exacte de 2 en projection de Fischer.

f. 6 est la représentation exacte de 1 en projection de Fischer.

g. 6 appartient à la série L.

Choisissez parmi les combinaisons suivantes, celle regroupant toutes les affirmations exactes.

❒ **A = a + d + f + g** ❒ **C = a + c + d + f**

❒ **B = c + d + e + f** ❒ **D = a + b + c + e**

6 Parmi les affirmations suivantes concernant les règles de Cahn, Ingold et Prelog, permettant de classer des substituants par ordre de priorité, lesquelles sont correctes ?

a. La priorité du groupement augmente avec la masse molaire totale du groupement.

b. La priorité du groupement augmente avec le numéro atomique Z de l'atome du substituant lié au carbone central.

c. Un groupement possédant une liaison multiple l'emporte toujours sur les autres groupements.

d. À un rang donné, il suffit d'un atome de plus grand numéro atomique pour que le groupement soit prioritaire.

7 Soient les groupements suivants :
$-C{\equiv}CH$, $-SH$, $-OH$, $-C(CH_3)_3$, $-NHCOR$, $-N(CH_3)_2$, $-CONH_2$, $-CN$, $-CH_2OH$

Parmi les affirmations suivantes, lesquelles sont correctes ?

❒ **a.** $-C(CH_3)_3$ est prioritaire sur $-CH_2OH$

❒ **b.** $-CN$ est prioritaire sur $-C{\equiv}CH$

❒ **c.** $-SH$ est prioritaire sur $-OH$

❒ **d.** $-NHCOR$ est prioritaire sur $-N(CH_3)_2$

❒ **e.** $-CONH_2$ est prioritaire sur $-N(CH_3)_2$

8 On considère la molécule suivante, notée A :

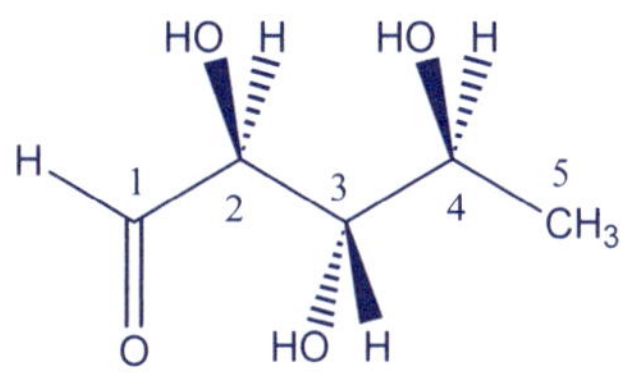

A

Soient les affirmations suivantes :

a. Le 2,3,4-trihydroxypentanal existe sous forme de quatre stéréoisomères de configuration.

b. Le carbone 2 est de configuration absolue R.

c. Le carbone 3 est de configuration absolue S.

d. Le carbone 4 est de configuration absolue S.

e. Le pouvoir rotatoire spécifique de A est nul.

Choisissez, parmi les combinaisons suivantes, celle regroupant toutes les affirmations exactes.

❒ **A = c + d** ❒ **C = b** + c + **d**

❒ **B = a + d + e** ❒ **D = a + c + d**

9 Soit la molécule suivante :

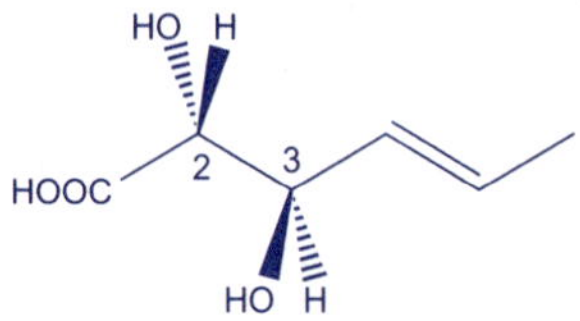

Parmi les affirmations suivantes lesquelles sont correctes ?

a. Le carbone 2 est de configuration absolue R.

b. Le carbone 2 est de configuration absolue S.

c. Le carbone 3 est de configuration absolue R.

d. Le carbone 3 est de configuration absolue S.

e. La double liaison est de configuration Z.

f. La double liaison est de configuration E.

10 On propose plusieurs représentations du 2-méthylcyclohexanol :

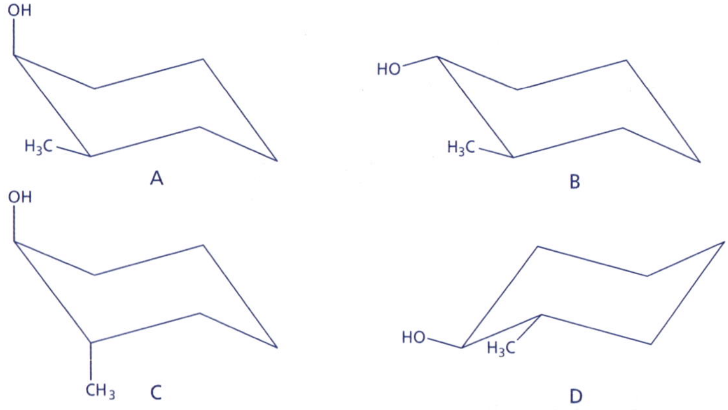

Parmi ces affirmations lesquelles sont correctes ?

❒ **a.** A et C sont deux diastéréoisomères.

❒ **b.** A et C sont deux énantiomères.

❒ **c.** A et B sont deux conformères.

❒ **d.** C et D sont deux énantiomères.

❒ **e.** C et D sont deux conformères.

❒ **f.** C est plus stable que D.

11 On considère les représentations ci-dessous :

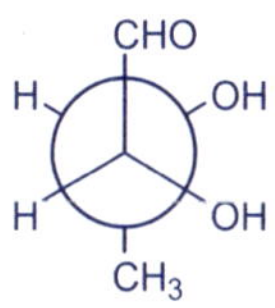

A

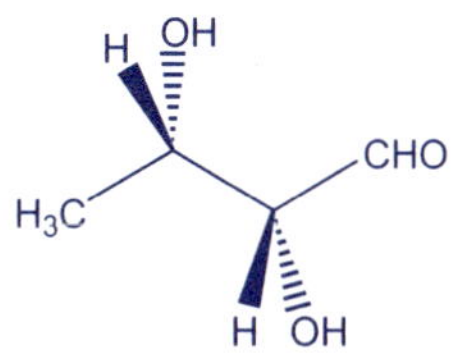

B

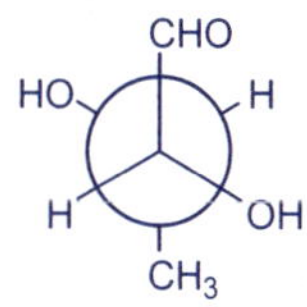

C

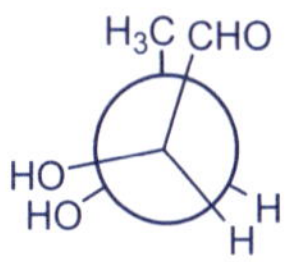

D

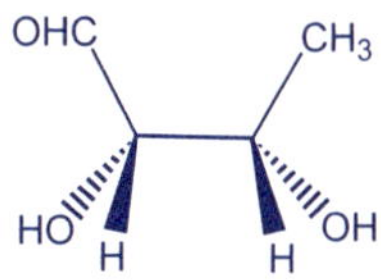

E

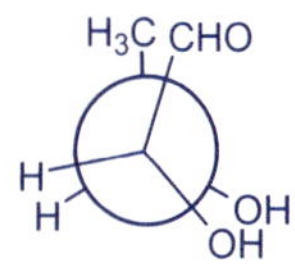

F

Soient les affirmations suivantes :

a. C est la représentation exacte de B en projection de Newman.

b. A et C sont énantiomères.

c. D et F sont énantiomères.

d. D est la représentation exacte de E en projection de Newman.

e. C et F sont deux conformères.

f. C est plus stable que F.

Choisissez parmi les combinaisons suivantes, celle regroupant toutes les affirmations exactes.

❒ **A = c + d** ❒ **C = c + d + e + f**

❒ **B = b + d + e + f** ❒ **D = a + c + e**

12 Les représentations de Fischer de la D-alanine et de la L-alanine sont données ci-dessous.

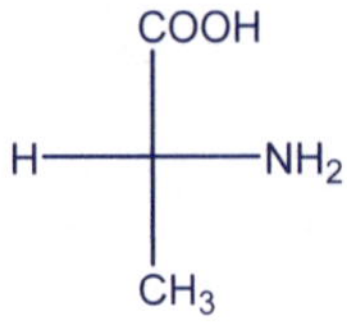

D-alanine

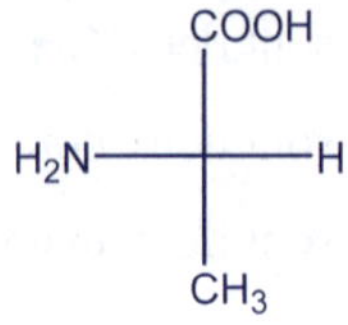

L-alanine

Parmi les propositions suivantes, lesquelles sont exactes ?

❒ **a.** La D-alanine est chirale.

❒ **b.** La D-alanine et la L-alanine sont diastéréoisomères.

❒ **c.** La L-alanine est optiquement active.

❒ **d.** La D-alanine et la L-alanine sont énantiomères.

❒ **e.** Le L de L-alanine signifie que la L-alanine est lévogyre, c'est-à-dire qu'elle dévie le plan de polarisation de la lumière polarisée rectilignement vers la gauche quand on regarde en direction de la source.

13 Parmi ces représentations de Cram et de Fischer, lesquelles sont des représentations correctes de l'acide D-lactique (acide 2-hydroxypropanoïque)

❒ **a.** 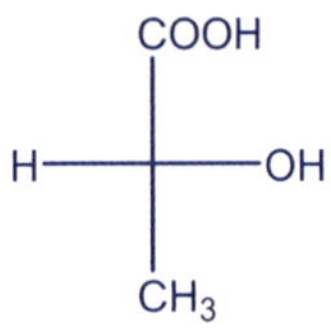

❒ **b.** 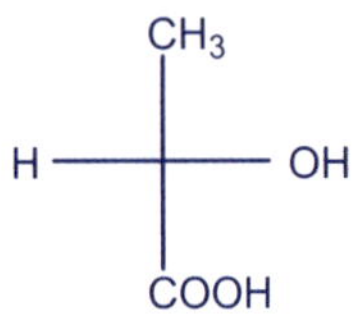

❒ **c.** 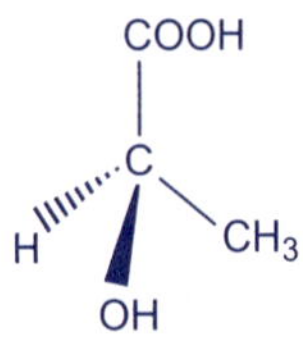

❒ **d.** 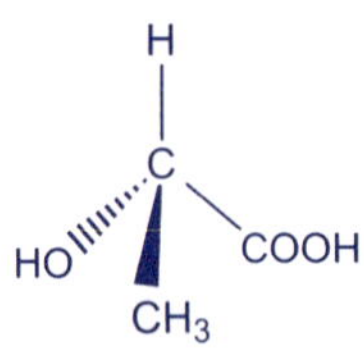

14 On considère les représentations ci-après de cyclohexanes substitués :

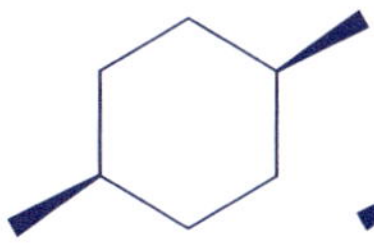

1

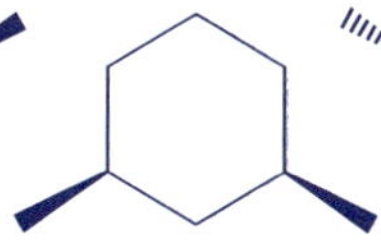

2

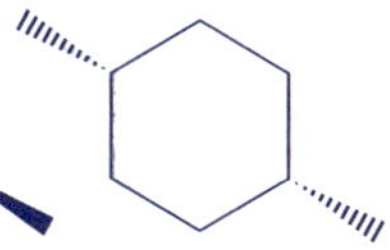

3

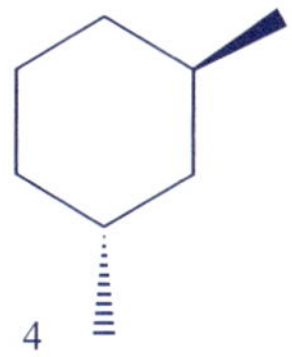

4

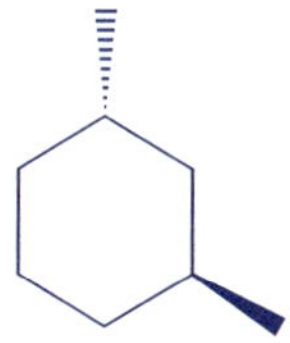

5

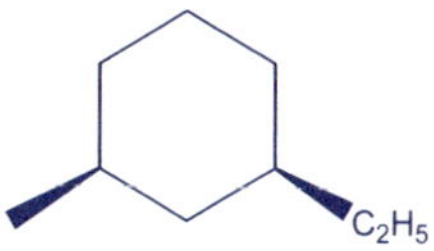

6

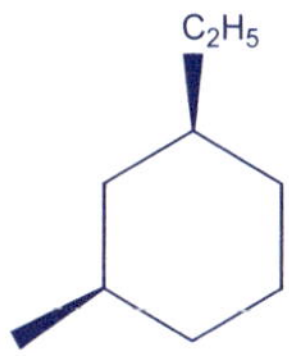

7

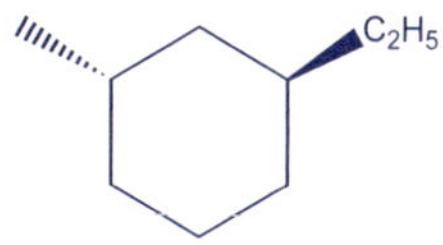

8

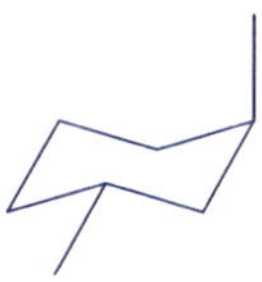

9

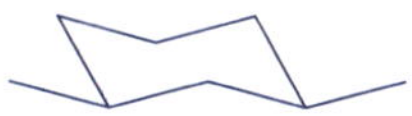

10

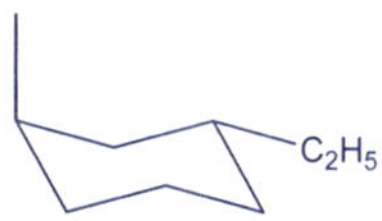

11

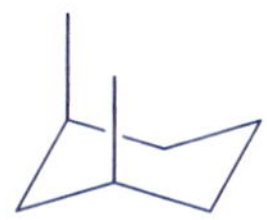

12

Soient les affirmations suivantes :

a. 1 et 3 sont énantiomères.

b. 8 et 11 sont diastéréoisomères.

c. 6 et 7 sont énantiomères.

d. 4 et 5 sont identiques.

e. 9 et 10 sont des isomères de conformation.

f. 2 et 9 sont diastéréoisomères.

g. 10 et 12 sont des isomères de conformation.

Choisissez parmi les combinaisons suivantes, celle regroupant toutes les affirmations exactes.

❒ **A = a + c + f** ❒ **B = a + d + e**

❒ **C = b + f + g** ❒ **D = c + d + e**

❒ **E = c + f + g**

15 On considère les molécules suivantes :

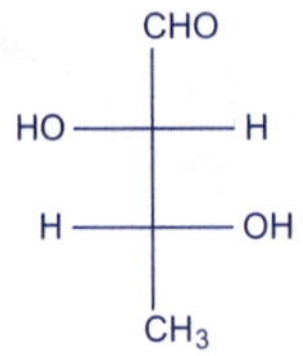

A

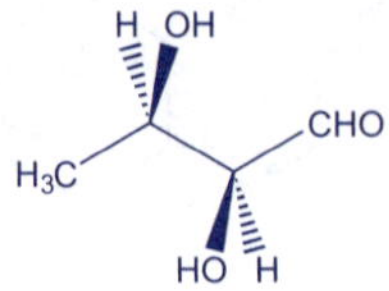

B

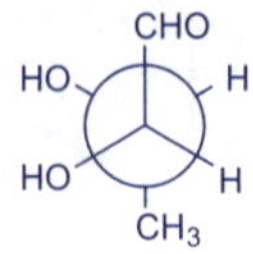

C

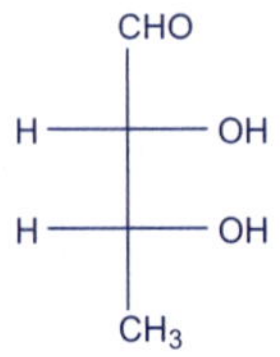

D

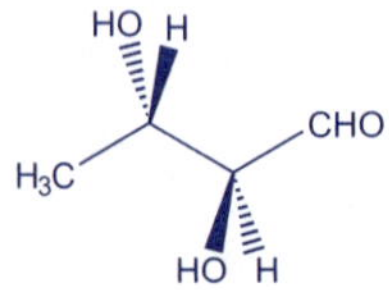

E

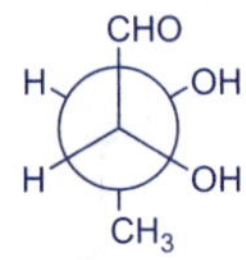

F

Parmi ces, lesquelles sont correctes ?

a. A appartient à la série L.

b. C est de configuration thréo.

c. F est de configuration érythro.

d. A et B sont deux représentations du même composé.

e. D et F sont deux représentations du même composé.

Corrigés

1 **☒ a.** **☒ b.** Deux isomères ont la même formule brute, qu'il s'agisse d'isomères de constitution ou de stéréoisomères.

❐ c. Deux isomères diffèrent par l'enchainement de leurs atomes : ils n'ont pas la même formule semi-développée. La formule topologique apporte les mêmes informations sur l'enchaînement des atomes que la formule semi-développée, elle diffère donc d'un isomère de chaîne à l'autre.

☒ d. Deux stéréoisomères ont la même formule semi développée (ou topologique) et ne diffèrent que par l'arrangement des atomes dans l'espace, il faut donc une représentation qui rendent compte de la géométrie des molécules pour les distinguer : ce n'est pas le cas de la formule topologique.

❐ e. Deux isomères de chaîne ont des formules semi-développées différentes et a fortiori des représentations de Fischer différentes.

❐ f. La représentation de Fischer rend compte de l'arrangement des atomes dans l'espace, elle diffère donc d'un stéréoisomère à l'autre.

2 **❐ a.** Deux stéréoisomères de conformations (ou conformères) découlent l'un de l'autre par rotation autour d'une liaison simple. Le passage d'une structure à l'autre nécessite généralement le franchissement d'une barrière d'énergie relativement faible, à température ambiante cette barrière d'énergie est donc généralement aisément franchie et les deux conformères ne sont pas isolables.

☒ b. **❐ c.** Deux énantiomères sont deux molécules images l'une de l'autre dans un miroir et sont non superposables (ce sont deux stéréoisomères différents).

❐ d. Deux énantiomères ont les mêmes propriétés physiques et chimiques à l'exception de leur activité optique mais des diastéréoisomères ont des propriétés physiques et chimiques et optiques différentes.

☒ e. La chiralité est une condition nécessaire et suffisante à l'activité optique : une molécule est optiquement active si et seulement si elle est chirale.

❐ f. La présence de carbones asymétriques n'est ni une condition nécessaire, ni une condition suffisante à la chiralité.

Attention, l'erreur qui consiste à associer systématiquement chiralité et carbone asymétrique est couramment commise : il faut retenir qu'il existe des molécules chirales ne possédant pas de carbone asymétrique et des molécules possédant plusieurs carbones asymétriques et pourtant achirales.

3 **❐ a.** **❐ b.** **❐ c.** **☒ d.** **❐ e.** **☒ f.** **☒ g.**

Le cyclohexane est un alcane cyclique à six atomes de carbone de formule brute C_6H_{12}. Il n'y a pas de liaison π, ce n'est pas un dérivé aromatique.

Dans cette molécule, chaque carbone est tétravalent et tend à adopter une géométrie tétraédrique, ce qui n'est pas compatible avec une géométrie plane.

Du fait des rotations autour des liaisons carbone-carbone, la molécule peut adopter plusieurs conformations. La conformation bateau et la conformation chaise sont représentées ci-dessous.

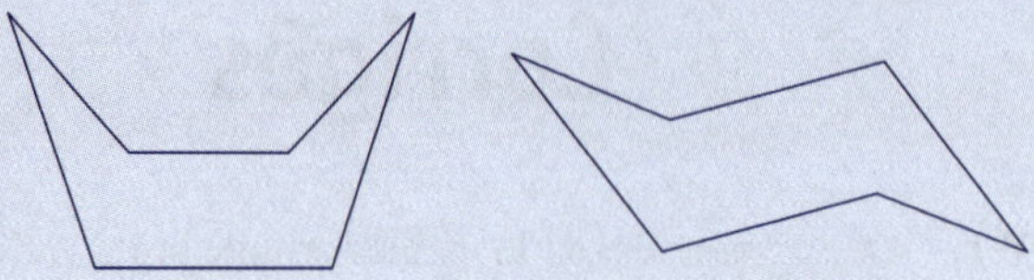

"bateau" "chaise"

Les interactions sont plus importantes dans la conformation bateau, la conformation chaise est la plus stable.

Chaque carbone porte deux liaisons carbone-hydrogène : une liaison dite axiale, une dite équatoriale. Il y a donc 6 liaisons axiales et 6 liaisons équatoriales :

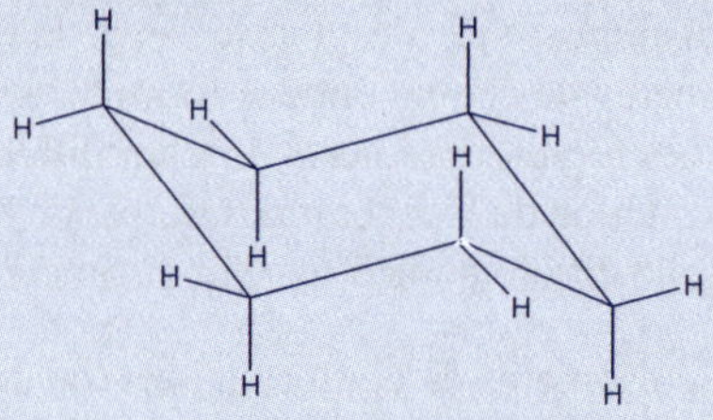

Seules les liaisons axiales sont perpendiculaires au plan moyen du cycle. Elles sont alternativement au dessus et en dessous du plan moyen du cycle.

4 ☒ **a.** ☐ **b.** ☐ **c.** ☐ **d.** ☐ **e.** ☐ **f.** ☒ **g.**

La molécule possède deux fonctions alcools, une fonction cétone et une fonction alcène. On compte 12 atomes de carbone.

Un carbone asymétrique est lié à 4 substituants différents, il y en a deux dans la molécule.

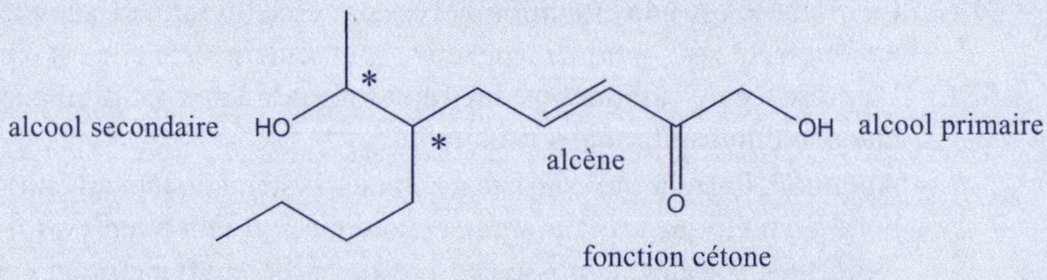

5 ☐ **A.** ☐ **B.** ☒ **C.** ☐ **D.**

1 et 2 ont la même formule semi-développée CH_3-CHOH-CHOH-CHO et diffèrent par l'organisation des atomes dans l'espace : ils sont stéréoisomères. L'affirmation a. est correcte.

5 et 6 sont également deux stéréoisomères différents, les atomes ne sont pas arrangés dans l'espace de la même façon. L'affirmation b. est fausse.

À ce stade on peut éliminer les combinaisons B et D.

On donne les représentations de Newman et de Fischer de 1 et 2 :

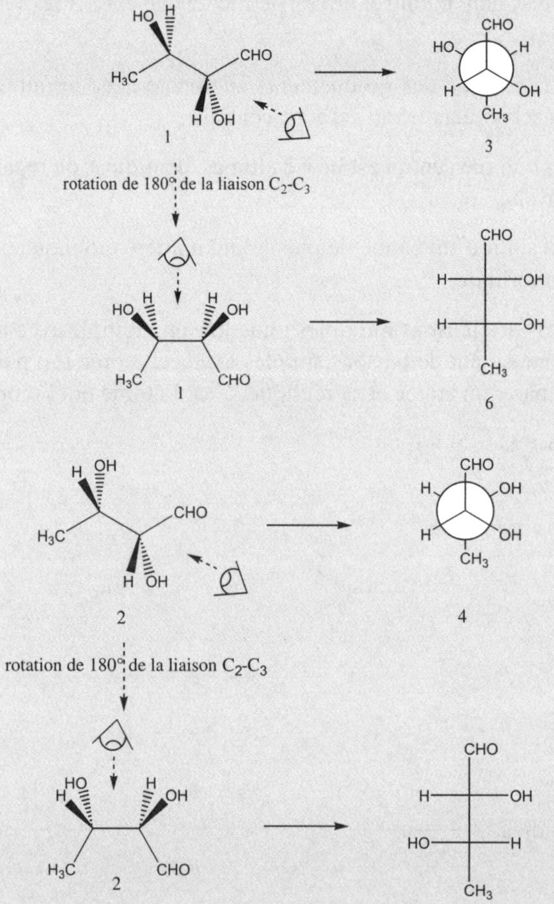

On voit alors que les affirmations c., d. et f. sont correctes, l'affirmation e. est fausse.

La série en Fischer est déterminée par la position de la fonction sur le dernier carbone asymétrique de la chaîne : dans la molécule 6, la fonction –OH portée par le carbone 3 est à droite en représentation de Fischer, l'ose appartient à la série D. L'affirmation g. est fausse.

> Pour traiter les QCM à combinaisons, il faut prendre l'habitude d'éliminer certaines des combinaisons à partir des affirmations les plus simples.
>
> Ici, en connaissant les conventions en Fischer et en sachant à quoi correspond la série L ou D, on voit que les affirmations b. et g. sont fausses ce qui permet d'éliminer les combinaisons A et D.
>
> En connaissant la définition de stéréoisomères, on sélectionne l'affirmation a., il ne reste plus que la combinaison C.

6 ❒ **a.** ☒ **b.** ❒ **c.** ☒ **d.**

7 ☐ **a.** ☒ **b.** ☒ **c.** ☐ **d.** ☐ **e.**

Les règles de Cahn, Ingold et Prélog permettent de classer les substituants par ordre de priorité :

Règle 1 : la priorité des groupements augmente avec le numéro atomique Z de l'atome du substituant lié au carbone central.

Règle 2 : si l'atome central est lié à 2 atomes identiques, on regarde les substituants au rang suivant.

Règle 3 : il suffit d'un atome de plus grand numéro atomique pour que le groupement soit prioritaire.

Règle 4 : cas des liaisons multiples : une liaison multiple avec un atome est considérée comme autant de liaisons simples avec cet atome (on parle de réplique). Si on a à comparer un atome et sa réplique, c'est l'atome qui l'emporte.

Règle 1 : S > O > N > C

Règle 2 et 3 :

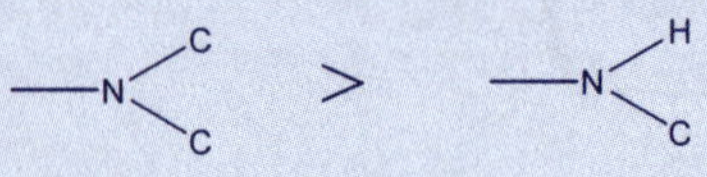

Et

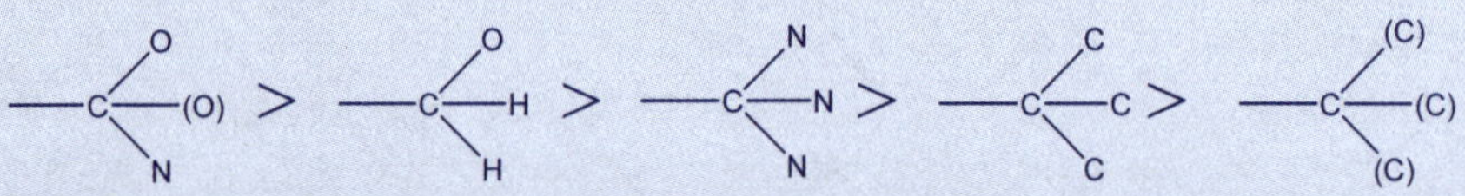

Par ordre de priorité décroissante, on a donc : –SH, –OH, $–N(CH_3)_2$, –NHCOR, $–CONH_2$, $–CH_2OH$, –CN, $–C(CH_3)_3$, –C≡CH.

8 ☒ **A.** ☐ **B.** ☐ **C.** ☐ **D.**

Le 2,3,4-trihydroxypentanal possède trois carbones asymétriques, il existe sous forme de $2^3 = 8$ stéréoisomères de configuration.

Pour lire la configuration absolue des trois carbones asymétriques :

- On classe les substituants selon les règles C.I.P.
- On regarde la molécule dans l'axe C*-plus petit substituant, de manière à voir le plus petit substituant derrière (quand le H est vers l'avant il faut se placer derrière la molécule pour la voir correctement).
- On regarde comment tourne la séquence 1, 2, 3.

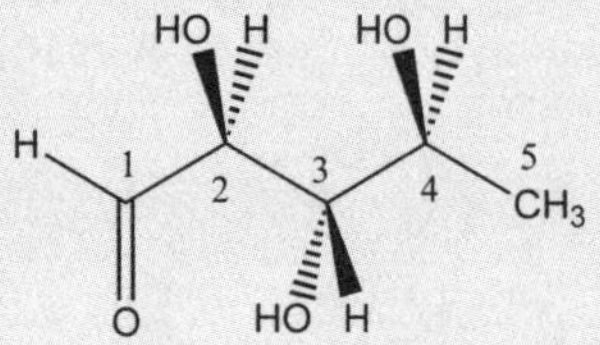

A

carbone 2 : —OH > —C_1 > —C_3 > —H S

carbone 3 : —OH > —C_2 > —C_4 > —H S
(attention H devant)

carbone 4: —OH > —C_3 > —CH_3 > —H S

A est le (2S, 3S, 4S)-2,3,4-trihydroxypentanal.

La molécule est chirale, elle est donc optiquement active, son pouvoir rotatoire spécifique est non nul.

9 **☒ a. ❒ b. ☒ c. ❒ d. ❒ e. ☒ f.**

10 **☒ a. ❒ b. ❒ c. ❒ d. ☒ e. ❒ f.**

Le 2-méthylcyclohexanol possède deux carbones asymétriques, il existe sous forme de quatre stéréoisomères de configuration (deux couples d'énantiomères).

Pour chaque stéréoisomères de configuration, il existe une infinité de conformations, entre autre, deux conformations chaise.

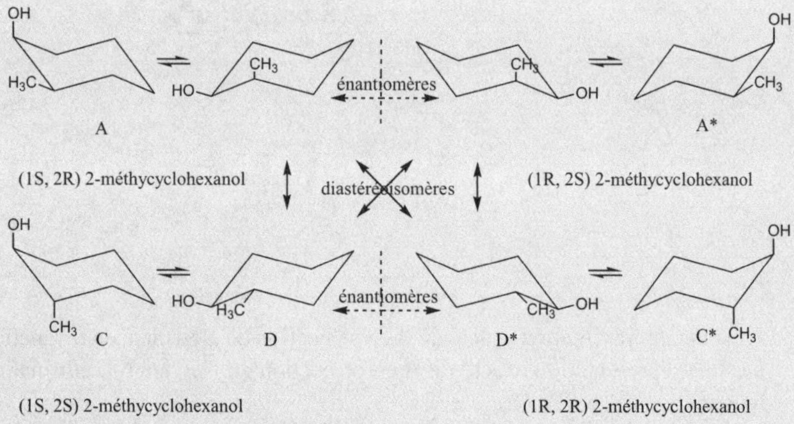

Sur ces représentations, on peut voir que A et C sont deux diastéréoisomères. L'affirmation **a.** est correcte, la **b.** est fausse.

C et D sont les deux conformations chaise du même stéréoisomère de configuration. Dans la conformation C, les groupements sont en position axiale et subissent donc davantage d'interactions (1,3-diaxiales) que dans la conformation D où les groupements sont en position équatoriale : C est moins stable que D. L'affirmation **e.** est correcte, la **d.** et la **f.** sont fausses.

Enfin, B est le (1R, 2R) 2-méthylcyclohexanol. Cette représentation est équivalente à celle notée D*. L'affirmation **c.** est fausse : A et B (ou A et D*) sont des diastéréoisomères).

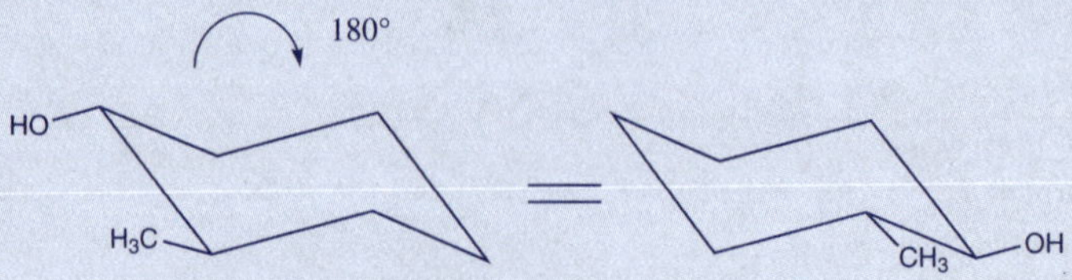

B D*

(1R, 2R) 2-méthycyclohexanol

11 ❒ **A.** ❒ **B.** ☒ **C.** ❒ **D.**

Les projections de Newman de B et E sont données ci-dessous :

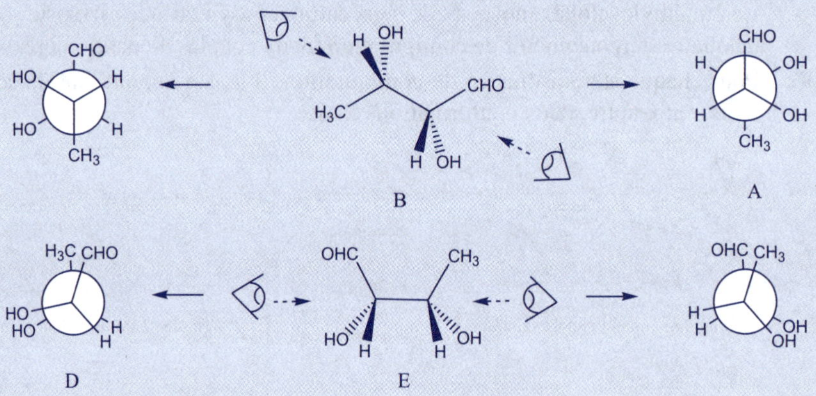

A est une représentation exacte de B en projection de Newman, en revanche C n'est pas une représentation exacte de B en projection de Newman. L'affirmation **a.** est fausse.

D est la représentation exacte de E en projection de Newman. L'affirmation **d.** est correcte.

Représentons les énantiomères de A et D :

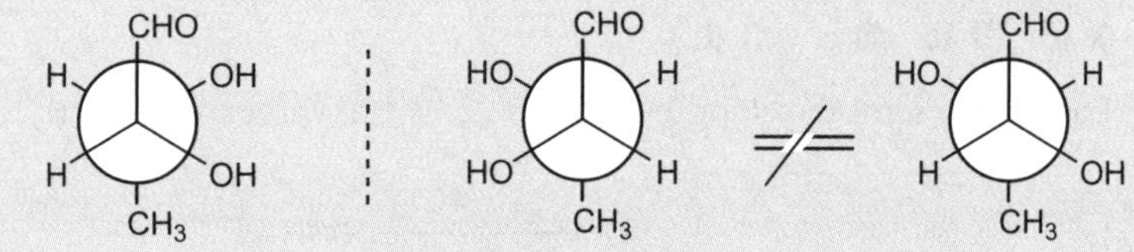

A A* C

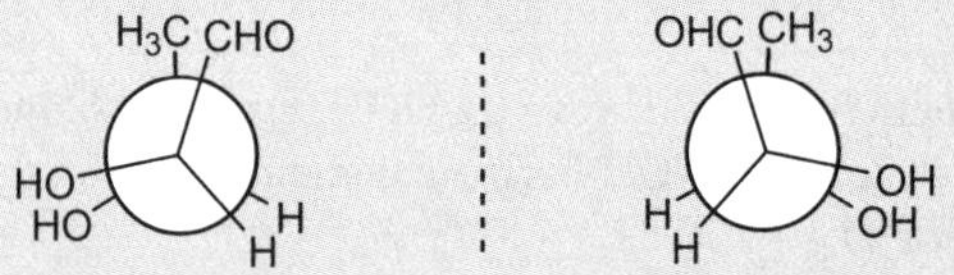

D D* = F

On voit alors que l'énantiomère de A n'est pas C (A et C sont diatéréoisomères). L'affirmation **b.** est fausse.

L'énantiomère de D est bien F. L'affirmation **c.** est correcte.

Pour passer de C à F, on fait tourner la liaison carbone-carbone entre les deux carbones asymétriques de 180° :

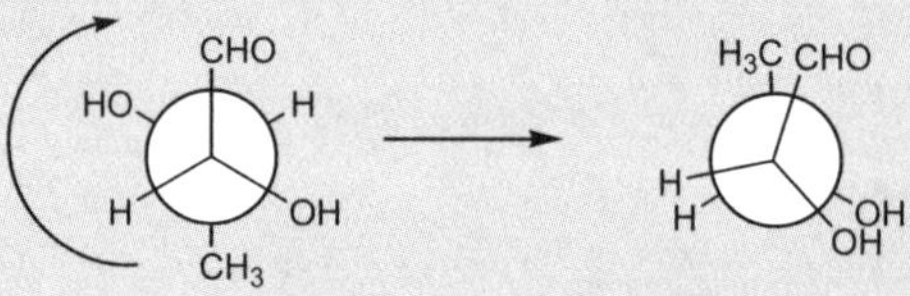

C F

Ces deux structures sont donc deux conformères (ou stéréoisomères de conformation).

C est une conformation décalée alors que F est une conformation éclipsée. Il y a moins d'interaction entre des atomes dans la structure C, elle est plus stable. Les affirmations **e.** et **f.** sont correctes.

12

- ☒ **a.** La D-alanine est non superposable à son image dans un miroir (la L-alanine), elle est donc chirale.
- ❒ **b.**
- ☒ **c.** La L-alanine est chirale donc optiquement active.
- ☒ **d.** La D-alanine et la L-alanine sont deux molécules images l'une de l'autre dans un miroir et non superposable, ce sont deux énantiomères.
- ❒ **e.** Rien ne permet de prévoir si la L-alanine est lévogyre ou dextrogyre (l'indication L/D renseigne sur la position à gauche ou à droite de la fonction amine en représentation de Fischer).

  Attention, il n'existe aucune relation entre la configuration absolue (R ou S) du ou des carbones asymétriques, la série (L ou D) en Fischer et le caractère dextrogyre ou lévogyre (noté + ou -, quelques fois d ou l) d'une molécule.

13 **☒ a. ❒ b. ☒ c. ❒ d.**

La formule semi-développée de l'acide 2-hydroxypropanoïque est :

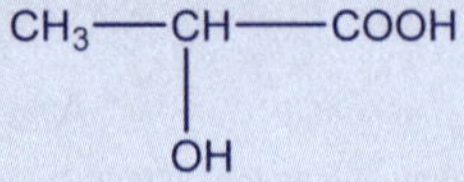

En Fischer, on met la fonction la plus oxydée (-COOH) en haut, chaîne carbonée la plus longue verticalement, fonction –OH horizontalement et vers la droite puisque l'acide appartient à la série D.

On peut donner la représentation de Cram directement à partir de celle de Fischer en se souvenant que les liaisons horizontales pointent vers l'avant alors que les liaisons verticales pointent vers l'arrière ou s'aider de la configuration absolue. Le carbone asymétrique de l'acide D-lactique est de configuration absolue R.

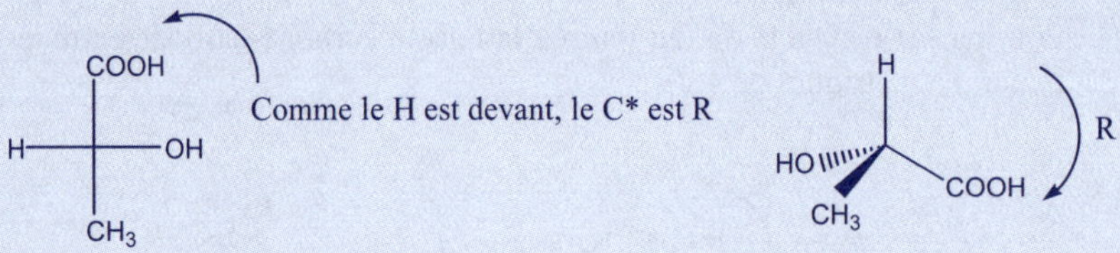

acide D-lactique

14 **❒ A. ❒ B. ❒ C. ❒ D. ☒ E.**

La molécule 1 possède un plan de symétrie (plan passant par les deux groupements $-CH_3$), elle est donc achirale et ne peut pas posséder d'énantiomère. 1 et 3 sont identiques. L'affirmation a. est fausse, on peut éliminer les combinaisons A et B.

8 et 11 sont énantiomères :

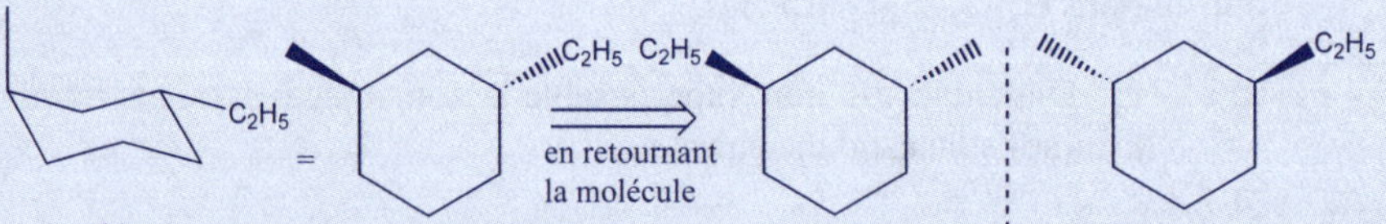

11   11 = 8*, image de 8   8

On peut aussi utiliser les configurations absolues pour déterminer la relation de stéréoisomérie entre les deux molécules : il y a deux carbones asymétriques : pour passer d'un énantiomère à l'autre, il faut inverser la configuration de tous les centres asymétriques : 11 est le (1R, 3R)-1-éthyl-3-méthylcyclohexane, 8 est le (1S, 3S)-1-éthyl-3-méthylcyclohexane : il s'agit de deux énantiomères.

L'affirmation b. est fausse, on peut éliminer la combinaison C.

6 et 7 sont deux molécules images l'une de l'autre dans un miroir et ne sont pas superposables, ce sont des énantiomères :

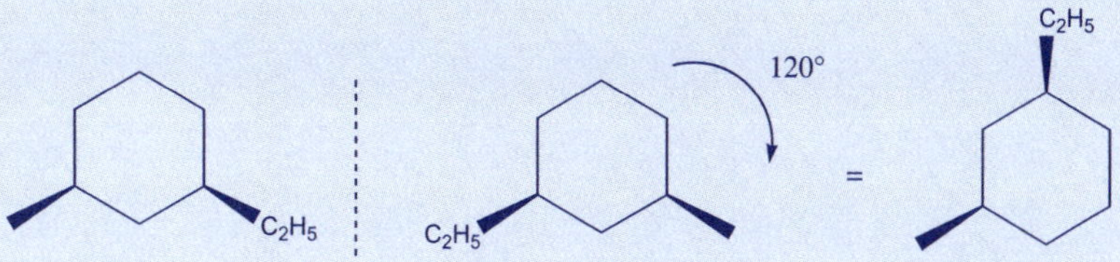

6 — 6*, image de 6 — 7

En passant pas les configurations absolues : 6 est le (1R, 3S)-1-éthyl-3-méthylcyclohexane, 7 est le (1S, 3R)-1-éthyl-3-méthylcyclohexane.

4 et 5 sont également deux énantiomères. L'affirmation d. est fausse, on peut éliminer la combinaison D.

Il ne reste plus que la combinaison E. Vérifions les affirmations f. et g. :

2 et 9 sont diastéréoisomères (diastéréoisomérie cis/trans) :

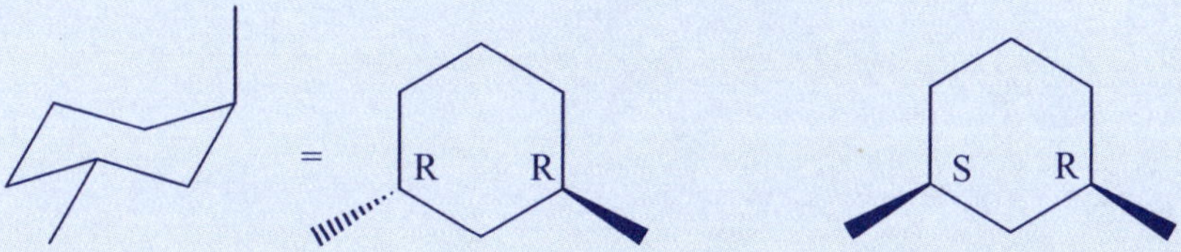

9 — trans — 2 cis

10 et 12 sont des conformères :

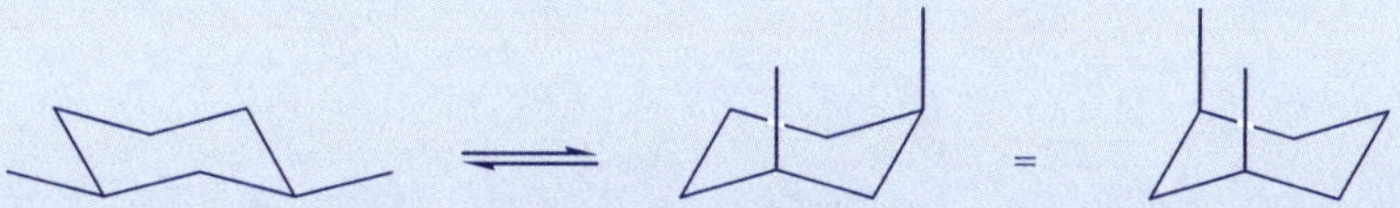

10 — 12

La conformation chaise 10 est beaucoup plus stable que la 12 car les deux substituants sont en position équatoriale.

15 ❒ **a.** ☒ **b.** ❒ **c.** ☒ **d.** ❒ **e.**

La nomenclature erythro-thréo est une nomenclature ancienne mais encore utilisée. Elle est utilisable dans le cas particulier d'une molécule comportant deux carbones asymétriques, chacun de ces deux carbones portant au moins deux substituants identiques deux à deux. On s'appuie, pour distinguer les diastéréoisomères thréo et erythro sur la représentation de Newman et on regarde comment « tournent » les substituants avec les règles habituelles de priorité : si les substituants « tournent » dans le même sens on dit que le composé est érythro, si les substituants « tournent » en sens inverse on dit que le composé est thréo.

D-thréose

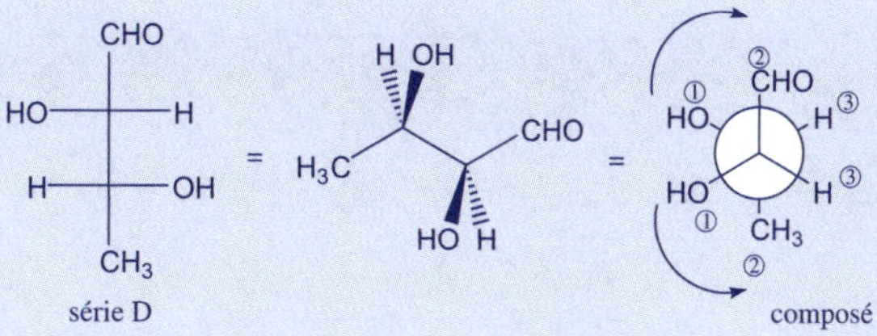

série D — composé thréo

Réactivité 11

1 Parmi ces affirmations concernant les effets électroniques lesquelles sont correctes ?

- ❒ **a.** L'effet mésomère se transmet à travers les liaisons simples.
- ❒ **b.** Une liaison entre deux atomes identiques est apolaire.
- ❒ **c.** Le phénomène de résonance existe quand une liaison multiple est conjuguée à une autre liaison multiple ou un doublet non liant.
- ❒ **d.** Les groupements inductifs attracteurs attirent à eux les électrons et appauvrissent le reste de la molécule en électrons.
- ❒ **e.** L'électronégativité d'un atome mesure son aptitude à attirer à lui les électrons d'une liaison covalente.
- ❒ **f.** Une liaison carbone-halogène est d'autant plus polarisable que l'halogène est électronégatif.

2 Parmi les affirmations suivantes lesquelles sont correctes ?

- ❒ **a.** Une coupure hétérolytique entre 2 atomes est favorisée par l'existence d'un moment dipolaire sur la molécule.
- ❒ **b.** Les effets inductifs se transmettent par les liaisons π.
- ❒ **c.** L'effet inductif donneur du groupement éthyle est supérieur à celui du groupement méthyle.
- ❒ **d.** Les halogènes ont un effet inductif attracteur.
- ❒ **e.** L'hybridation sp^3 du carbone donne une configuration plane à la molécule.

3 On considère les couples acide faible base faible suivants :

1 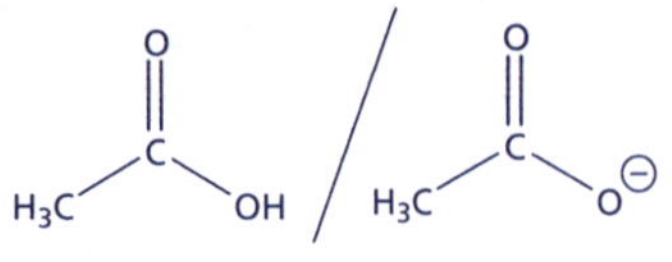

2 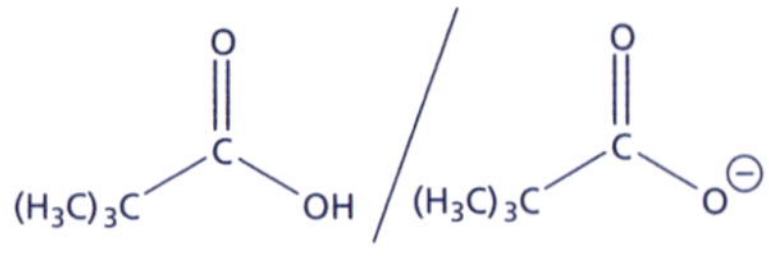

3 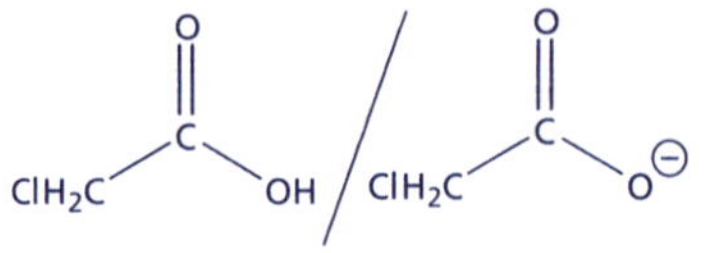

4 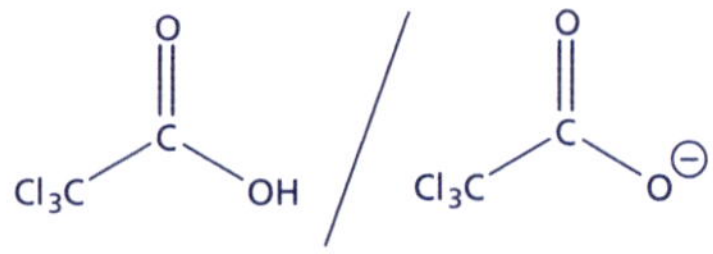

Soient les affirmations suivantes :

a. Un acide est d'autant plus fort que sa base conjuguée est stable.

b. Pour les couples 3 et 4, l'effet inductif donneur du groupement –Cl déstabilise la base faible par rapport à la base du couple 1.

c. Pour le couple 2, l'effet inductif donneur du groupement $-CH_3$ déstabilise la base faible par rapport à la base du couple 1.

d. Parmi les quatre acides, l'acide du couple 3 est le plus fort.

e. Parmi les quatre acides, l'acide du couple 4 est le plus fort.

f. Parmi les quatre acides, l'acide du couple 2 est le plus fort.

g. Parmi les quatre bases, la base du couple 2 est la plus forte.

Choisissez, parmi les combinaisons suivantes, celle regroupant toutes les affirmations exactes.

❒ **A = a + b + f** ❒ **C = c + f**

❒ **B = a + c + d + g** ❒ **D = a + c + e + g**

4 On considère les acides suivants :

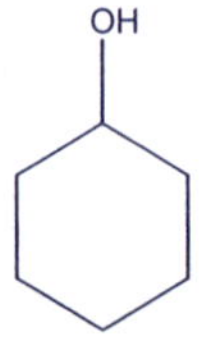

1

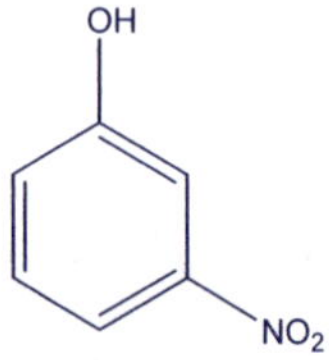

2

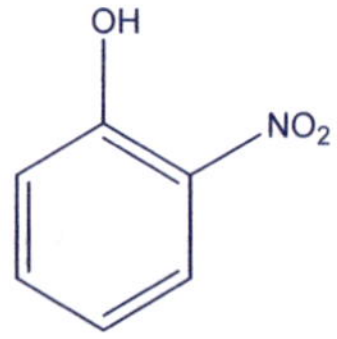

3

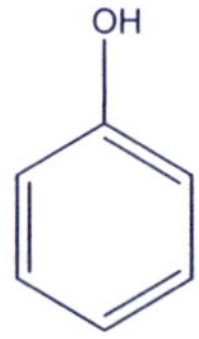

4

Parmi ces affirmations lesquelles sont correctes ?

❒ **a.** L'acide 4 est plus fort que l'acide 1.

❒ **b.** La base conjuguée à l'acide 4 est stabilisée par mésomérie.

❒ **c.** Le couple 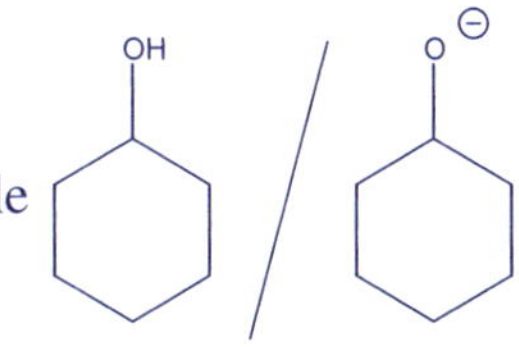 est celui qui a le pK_a le plus faible.

❒ **d.** L'effet mésomère attracteur du groupement $-NO_2$ augmente la stabilité des bases conjuguées aux acides 2 et 3 et accentue donc l'acidité de ces acides.

❒ **e.** L'acide 2 est plus fort que l'acide 3.

5 On donne les formules mésomères limites du phénol :

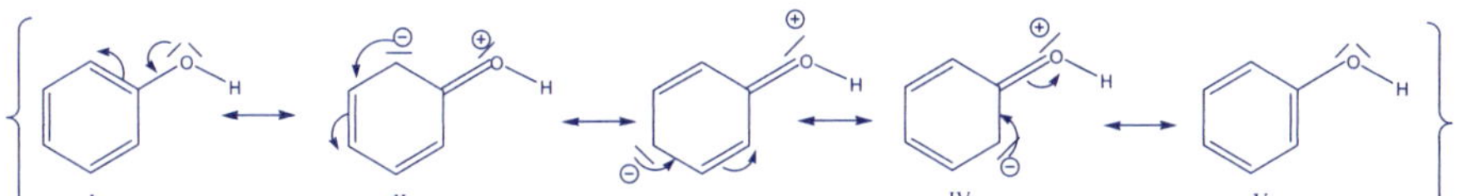

Soient les affirmations suivantes :

a. Le groupement –OH a un effet mésomère attracteur.

b. Le groupement –OH enrichit le cycle en électrons.

c. Parmi ces cinq formules, la formule III est celle qui a le plus de poids.

d. Les formules I et V ont le même poids.

e. Les carbones en méta du groupement –OH sont plus riches en électrons que les carbones en ortho et en para.

f. Les carbones en ortho et en para du groupement –OH sont plus réactifs vis-à-vis d'un électrophile que les carbones en méta.

g. Il existe un équilibre entre ces cinq formes.

Choisissez parmi les combinaisons suivantes, celle regroupant toutes les affirmations exactes.

❒ **A = a + d + e** ❒ **B = a + f + g**

❒ **C = b + f + g** ❒ **D = b + c + e**

❒ **E = b + d + f**

6 On donne le squelette σ de l'orange de méthyle, molécule utilisée comme indicateur coloré :

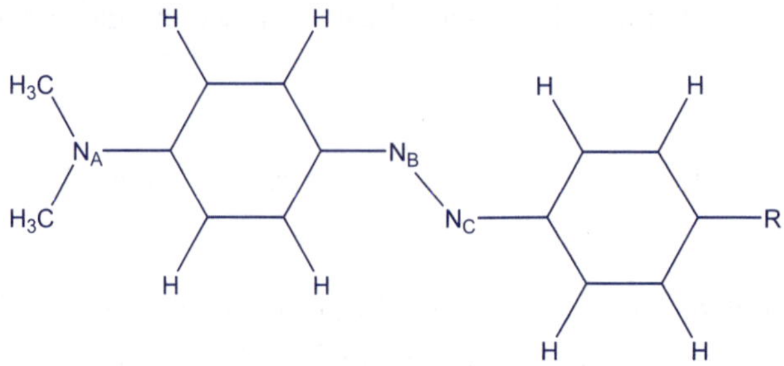

La molécule est plane à l'exception des groupements méthyle, aucun atome ne porte de charge, le groupement –R est un groupement sulfonate dont on ne tiendra pas compte, il est lié au cycle par une liaison simple. Il est recommandé de compléter la structure de Lewis de la molécule avant des répondre aux questions.

Soient les affirmations suivantes :

a. Il y a 16 électrons délocalisables dans l'orange de méthyle.

b. Il y a 20 électrons délocalisables dans l'orange de méthyle.

c. N_C est plus basique que N_A car sa densité électronique est plus élevée.

d. Il y a 14 orbitales p concernées par la délocalisation.

e. Il y a 12 orbitales p concernées par la délocalisation.

f. Le doublet de l'azote N_A est dans une orbitale p alors que celui de N_C est dans une orbitale sp^2.

g. Les doublets N_A et N_B sont délocalisés.

h. Le doublet N_C est localisé

Choisissez parmi les combinaisons suivantes, celle regroupant toutes les affirmations exactes.

❒ **A = b + d + f + g** ❒ **B = a + c + f + h**

❒ **C = c + f + g + h** ❒ **D = b + d + g + h**

❒ **E = a + e + f + g**

7 La calcimycine, représentée ci-dessous est un antibiotique :

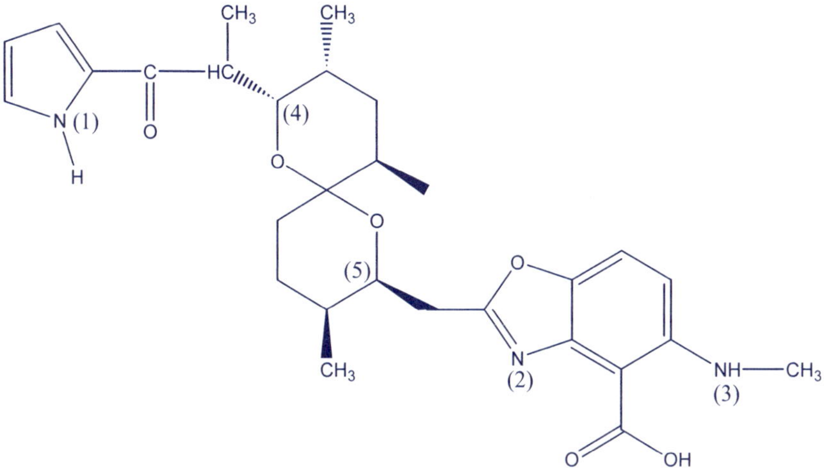

Tous les atomes des éléments de structure ci-dessous sont dans un même plan :

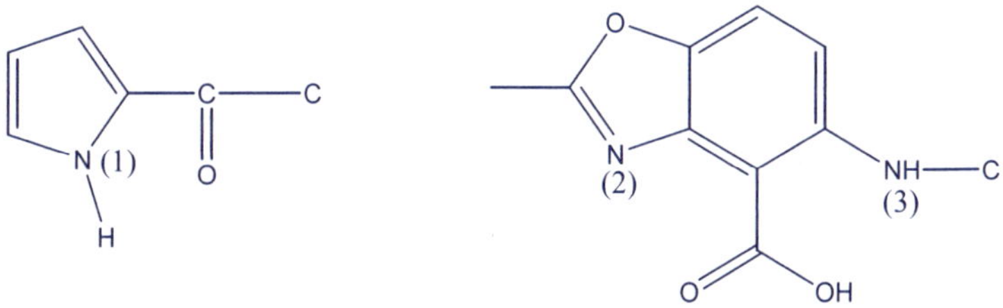

Soient les affirmations suivantes :

a. Il y a au total 24 électrons délocalisables.

b. L'azote N (2) est le plus basique.

c. Il y a six atomes de carbones asymétriques.

d. Il y a au total 22 électrons délocalisables.

e. Le carbone (4) a la configuration absolue S.

f. Il y a sept atomes de carbones asymétriques.

g. Le carbone (5) a la configuration absolue R.

h. Il y a 19 orbitales p concernées par la délocalisation.

i. L'azote N (3) est le plus basique.

j. Il y a 20 orbitales p concernées par la délocalisation

Choisissez parmi les combinaisons suivantes, celle regroupant toutes les affirmations exactes.

❐ **A = a + e + f + i + j** ❐ **B = b + c + d + g + h**

❐ **C = a + b + e + f + j** ❐ **D = b + d + e + f + h**

❐ **E = c + d + e + h + i**

8 Soient les quatre carbocations suivants.

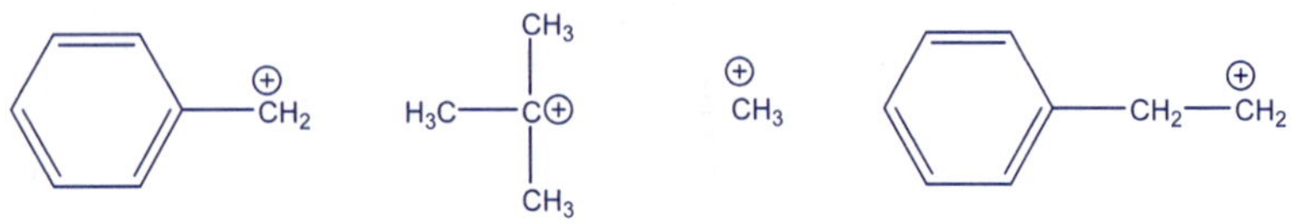

I II III IV

Parmi les propositions suivantes, lesquelles sont exactes ?

❐ **a.** Les carbocations peuvent être obtenus par rupture homolytique d'une liaison covalente entre le carbone et un atome plus électronégatif.

❐ **b.** Quand le carbocation est substitué, l'effet inductif donneur des groupements $-CH_3$ accentue la charge positive sur le carbone central.

❐ **c.** le carbocation III est plus stable que le II.

❐ **d.** Le carbocation I est plus stable que le III.

❐ **e.** Dans le carbocation IV la charge est délocalisée sur l'ensemble du cycle.

❐ **f.** Le carbocation IV est plus stable que le I.

9 Parmi les affirmations suivantes concernant les carbocations, lesquelles sont correctes ?

❐ **a.** Le carbone est hybridé sp^2.

❐ **b.** Sa structure est plane.

❐ **c.** Il est électriquement neutre.

❐ **d.** Sa stabilité est augmentée par des groupements à effet inductif donneur (+ I).

❐ **e.** Sa stabilité est augmentée par des groupements à effet inductif attracteur (– I).

10 On donne le profil réactionnel suivant illustrant la compétition entre élimination et substitution nucléophile à partir d'un dérivé monohalogéné :

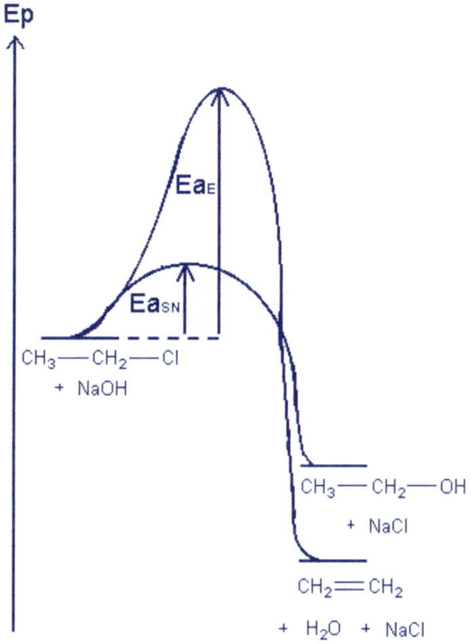

Parmi ces affirmations lesquelles sont correctes ?

- ❒ **a.** Chacune de ces deux réactions nécessite le passage par un intermédiaire carbocationique.
- ❒ **b.** L'alcène est un composé plus stable que l'alcool.
- ❒ **c.** À température identique la constante de vitesse de l'élimination est plus grande que celle de la substitution nucléophile.
- ❒ **d.** À température identique la réaction d'élimination est plus rapide que la réaction de la substitution nucléophile.
- ❒ **e.** La formation de l'alcène nécessite le franchissement d'une barrière d'énergie potentielle plus grande que pour l'élimination.
- ❒ **f.** À basse température, le composé majoritairement formé est l'alcène.
- ❒ **g.** L'alcool est le produit cinétique.

Corrigés

1 ❐ **a.** ☒ **c.** L'effet mésomère existe dans les systèmes conjugués. On parle de système conjugué lorsqu'un ensemble d'atomes ont des orbitales atomiques pouvant se recouvrir latéralement et permettent de fortes interactions électroniques entre au moins trois atomes contigus. On observe ce phénomène en particulier lorsque deux liaisons doubles sont séparées par une seule liaison simple (système $\pi\sigma\pi$) ou lorsqu'une liaison double et un doublet non liant sont séparés par une seule liaison simple (système $n\sigma\pi$).

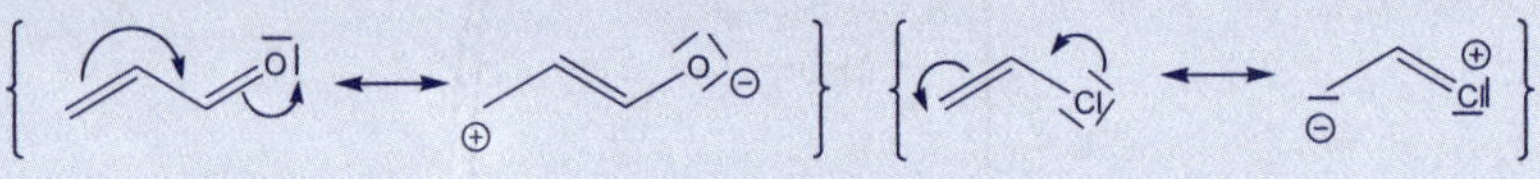

☒ **b.** ☒ **e.** L'électronégativité d'un atome mesure son aptitude à attirer à lui les électrons d'une liaison covalente, deux atomes identiques ont la même électronégativité, l'un n'attire pas plus que l'autre les électrons, les électrons sont équitablement répartis entre les deux atomes : on dit que la liaison est apolaire.

☒ **d.**

❐ **f.** Une liaison carbone-halogène est d'autant plus **polaire** que l'halogène est électronégatif. Il ne faut pas confondre polarité et polarisabilité. La polarisabilité est l'aptitude de la liaison à se polariser sous l'effet d'un champ électrique extérieur, elle ne dépend pas de l'électronégativité des atomes mais de la malléabilité du nuage électronique, elle-même liée à la taille de l'atome : une liaison carbone-halogène est d'autant plus polarisable que l'halogène est gros.

2 ☒ **a.** On parle de rupture hétérolytique lorsque les deux électrons de la liaison partent ensemble avec l'un des atomes. Lors de la rupture d'une liaison polaire, les deux électrons partent volontiers avec l'atome le plus électronégatif.

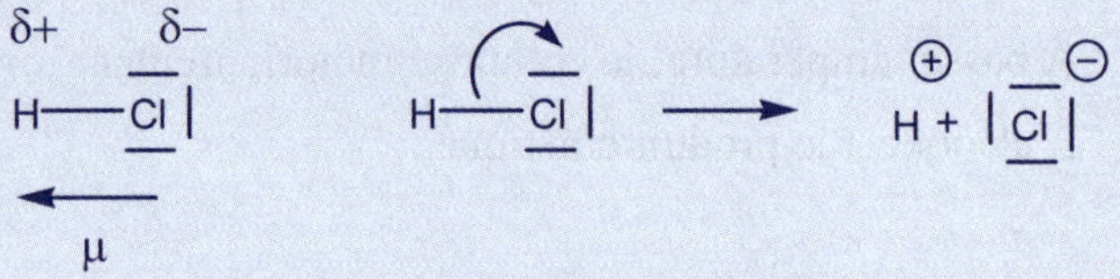

❐ **b.** Les effets inductifs se transmettent par les liaisons σ.

☒ **c.**

☒ **d.**

❒ **e.** L'hybridation sp^3 d'un carbone lui confère une géométrie tétragonale :

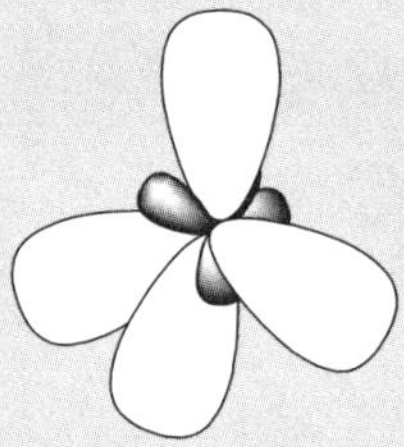

3 ❒ **A.** ❒ **B.** ❒ **C.** ☒ **D.**

Dans un couple acide faible/base faible, plus la base est stable, plus elle se forme facilement, plus l'acide conjugué se déprotone facilement pour donner la base, plus l'acide est fort (et plus le pK_a du couple est faible). L'affirmation a. est correcte.

Le groupement –Cl a un effet inductif attracteur, en attirant à lui les électrons, il atténue la charge négative située sur l'atome d'oxygène de la base, il la stabilise donc. Quand il y a plusieurs groupements –Cl, les effets s'ajoutent, stabilisant encore davantage la base, ce qui augmente la force de l'acide : l'acide du couple 4 est plus fort que l'aide du couple 3. Les affirmations b. et d. sont fausses, l'affirmation e. est correcte.

Le groupement $-CH_3$ a un effet inductif donneur, il accentue la charge négative située sur l'atome d'oxygène de la base, il la déstabilise donc. La base, peu stable, est plus forte, l'acide conjugué plus faible, le pK_a du couple plus élevé. L'affirmation f. est fausse. Les affirmations c. et g. sont correctes.

4 ☒ **a.** ☒ **b.** ❒ **c.** ☒ **d.** ❒ **e.**

Les formules mésomères limite de l'ion phénolate sont rappelées ci-dessous :

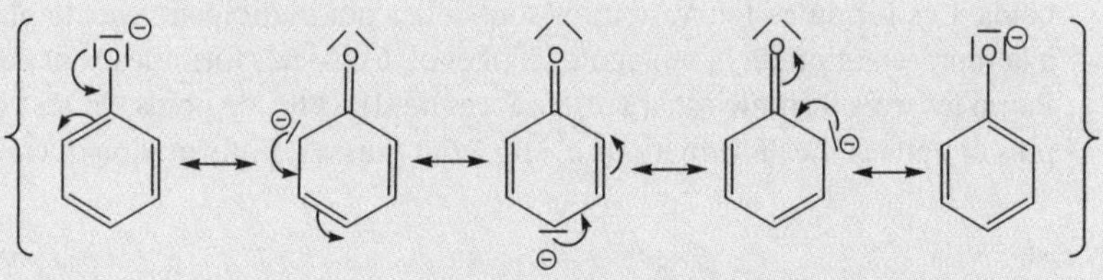

Ce phénomène de délocalisation de la charge stabilise grandement la base phénolate, le phénol est donc un acide relativement fort, plus fort, en particulier, que l'ion cyclohexanolate. Les affirmations a. et b. sont correctes.

Le groupement $-NO_2$, par son effet attracteur accentue encore la stabilisation de la base : les acides 2 et 3 sont encore plus faibles que l'acide 4. L'affirmation c. est fausse. L'affirmation d. est correcte.

Avec le groupement $-NO_2$ en position ortho, le phénomène de conjugaison est plus étendu, la base est encore plus stable, l'acide encore plus fort.

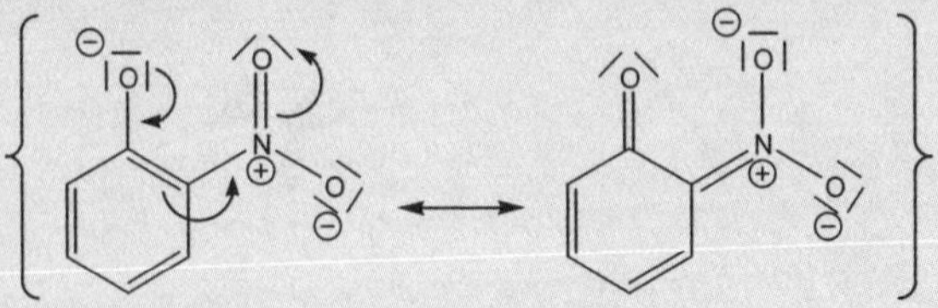

L'affirmation e. est fausse.

5 ❒ A. ❒ B. ❒ C. ❒ D. ☒ E.

Certaines formules mésomères limites du phénol font apparaître des charges négatives sur les atomes de carbone du cycle, le groupement –OH augmente la densité électronique sur le cycle : il est mésomère donneur. L'affirmation a. est fausse, la b. est correcte.

Les charges négatives n'apparaissent que sur certains atomes du cycle, les carbones en ortho et en para du groupement –OH, ces atomes sont plus riches en électrons que les atomes de carbone situés en méta, ils sont donc plus réactifs vis-à-vis d'une espèce électrophile. L'affirmation e. est fausse, l'affirmation f. est correcte.

Aucune de ces différentes formules ne rend compte à elle seule de ce qu'est réellement la molécule. Il ne s'agit pas d'un équilibre entre ces différentes formes, aucune n'existe : la molécule réelle est un mélange de ces différentes structures. Certaines ont plus de poids, c'est-à-dire qu'elles rendent mieux compte de la réalité. Des règles permettent de prévoir quelle structure à plus de poids. Quand la règle de l'octet est vérifiée pour tous les atomes dans chaque formule, on considère les charges : moins la formule est chargée, plus les charges sont éloignées et en accord avec l'électronégativité des atomes, plus la formule mésomère limite a de poids. Les formules I et V, neutres sont celles qui participent avec le plus de poids à la représentation de la molécule de phénol. Ces deux formules sont équivalentes. Parmi les trois formules chargées, la formule III a plus de poids car les charges sont plus éloignées. Les affirmations c. et g. sont fausses, l'affirmation d. est correcte.

> ⚠ Attention à l'affirmation g., c'est une erreur assez répandue, peut-être en raison de la représentation des formules mésomères : l'écriture d'une flèche, comme celle qui représente le mouvement de deux électrons dans les mécanismes pourrait faire penser que la molécule passe d'une forme à l'autre et qu'il existe un équilibre entre ces formes, c'est faux. Aucune de ces formes n'existe, aucune ne représente à elle seule la réalité, pour avoir une idée de ce qu'est réellement la molécule, il faut prendre en compte chaque formule, chacune représentant plus ou moins bien la réalité.

6 ❒ A. ☒ B. ❒ C. ❒ D. ❒ E.

La formule de Lewis de la molécule est la suivante :

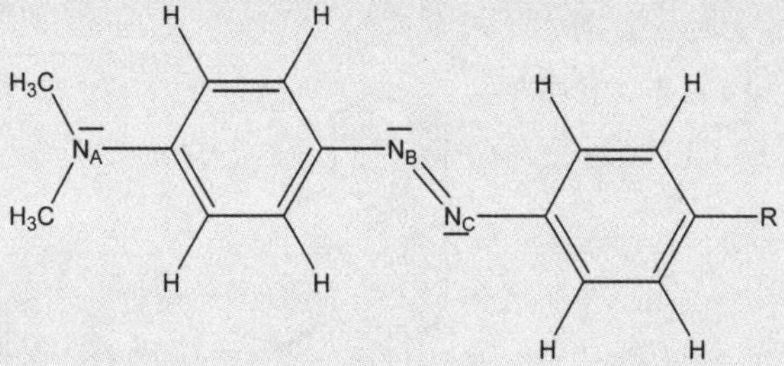

Parmi les vingt électrons (dix doublets) ajoutés au squelette σ, il faut déterminer quels sont ceux qui sont délocalisables.

Les électrons délocalisables sont situés dans des orbitales pouvant se recouvrir latéralement, donc des orbitales perpendiculaires au plan des la molécule.

Les douze atomes de carbone des deux cycles et les trois atomes d'azotes sont hybridés sp^2. Seuls des électrons situés dans l'orbitale p pure sont délocalisables.

On peut proposer le schéma orbitalaire suivant :

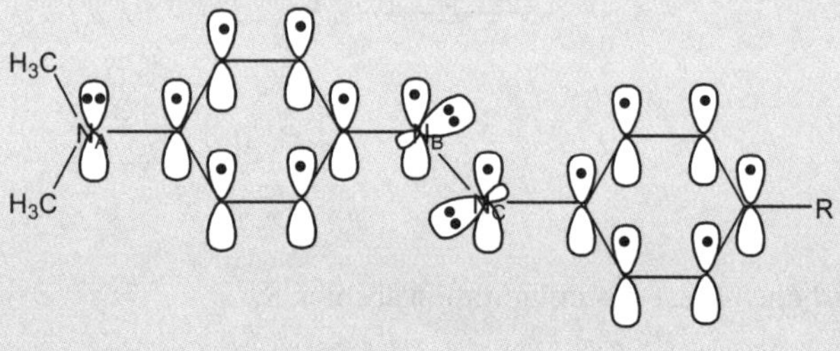

Sont délocalisables, les 14 électrons π des deux cycles aromatiques et de la liaison N_B=N_C. Pour ce qui est des doublets non liants des trois azotes, seuls les électrons de N_A sont dans une orbitale p pure, donc délocalisables ceux de N_B et N_C étant dans une orbitale sp^2, donc localisés.

Il y a donc 16 électrons délocalisables, situé dans 15 orbitales p pures.

Les affirmations a., f. et h. sont correctes, les affirmations b., d., e. et g.. sont fausses.

Un doublet qui intervient dans un phénomène de conjugaison est moins disponible pour réagir avec un proton, son caractère basique est moins marqué : le doublet de N_C étant localisé, la densité électronique sur cet azote est plus importante que sur N_A, N_C est plus basique que N_A, l'affirmation c. est correcte.

7 ❒ A. ❒ B. ☒ C. ❒ D. ❒ E.

Le plus simple est peut-être de compter le nombre de carbones asymétriques puis de déterminer les configurations absolues des carbones (4) et (5).

Un carbone asymétrique est un carbone lié à quatre substituants différents, on en compte sept. L'affirmation c. est fausse, la f. est correcte.

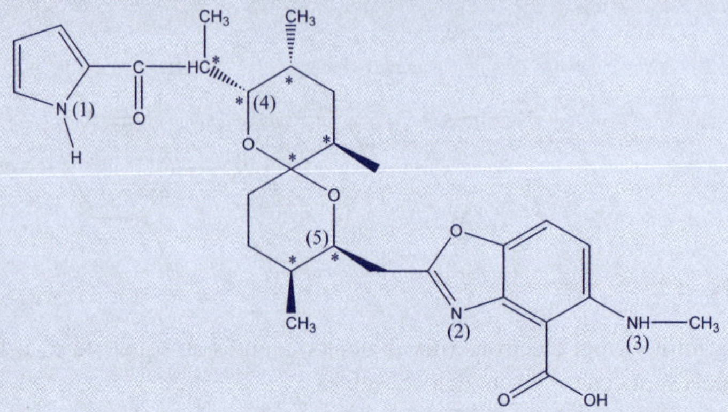

Pour le carbone (4), l'hydrogène (plus petit substituants) est à l'avant du plan :

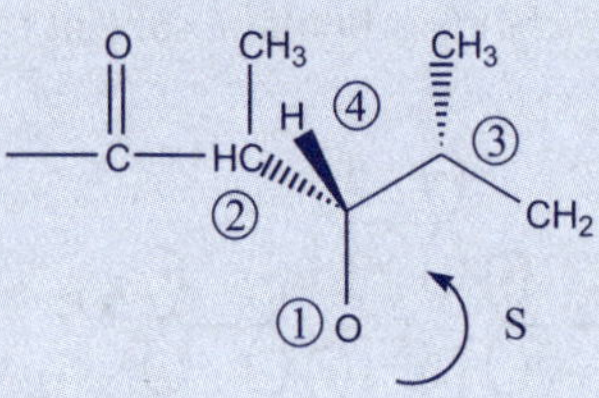

Le carbone (4) est de configuration absolue S.

Le carbone (5) est également de configuration S :

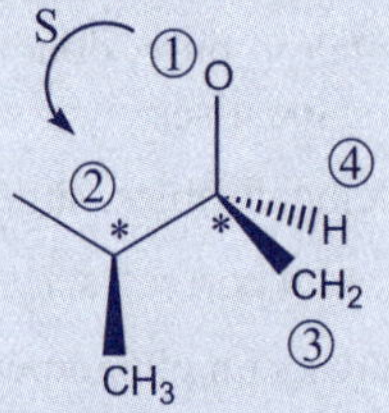

L'affirmation g. est fausse, la e. est correcte.

Ceci permet d'éliminer les combinaisons B et E.

Il faut ensuite considérer le phénomène de délocalisation. On peut représenter les orbitales de deux éléments de structure présentant ce phénomène de la façon suivante :

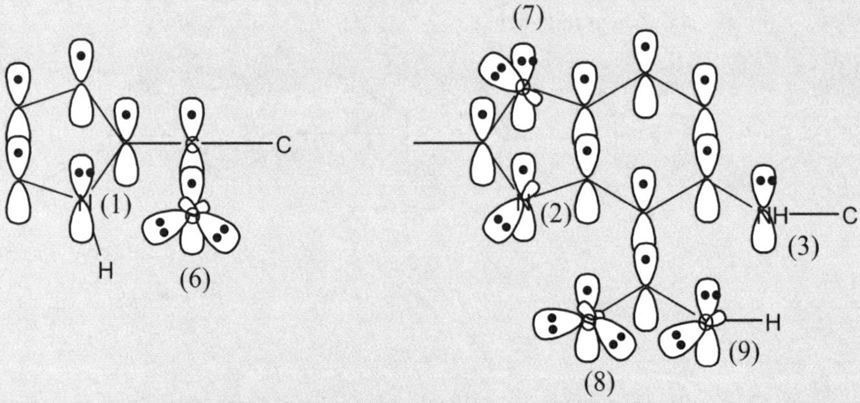

PARTIE 1 PARTIE 2

Pour la première partie, on compte 6 électrons engagés dans des liaisons π (répartis dans les 5 orbitales p pures des 5 atomes des carbone et dans l'orbitale p pure de l'oxygène (6)). Les deux électrons non liants de l'atome d'azote (1) sont dans une orbitales p pure, donc délocalisables. Les 4 électrons de l'oxygène (6) sont dans des orbitales sp^2, donc non délocalisables. On a, pour cette partie 7 orbitales p et 8 électrons concernés par la délocalisation.

Pour la deuxième partie, on compte 10 électrons engagés dans des liaisons π (répartis dans les 8 orbitales p pures des 8 atomes des carbone, dans l'orbitale p de l'azote (2) et dans l'orbitale p de l'oxygène (8)). Les deux électrons non liants de l'atome d'azote (3) et 2 des 4 électrons de l'oxygène (9) sont dans 2 orbitales p pure, donc délocalisables. Les deux électrons non liants de l'atome d'azote (2), les 4 électrons de l'oxygène (8) et 2 des 4 électrons de l'oxygène (9) sont dans des orbitales sp^2, donc non délocalisables. On a, pour cette partie 13 orbitales p et 16 électrons concernés par la délocalisation.

Soit au total 20 orbitales p et 24 électrons concernés par la délocalisation.

Les affirmations a. et j. sont correctes, les affirmations d. et h. sont fausses.

Le doublet de l'azote (2) n'étant pas délocalisable, il est plus disponible pour capter un proton : l'azote (2) est le plus basique.

L'affirmation b. est correcte, l'affirmation i. est fausse.

8

❒ **a.** Les carbocations peuvent être obtenus par rupture **hétérolytique** d'une liaison covalente entre le carbone et un atome plus électronégatif : les deux électrons partent avec l'hétéroatome, le carbone se retrouve déficient en électron donc positif.

❒ **b.** L'effet inductif donneur des groupements $-CH_3$ **atténue** la charge positive sur le carbone central.

❒ **c.** Les trois groupements $-CH_3$ stabilisent le carbocation II en raison de leur effet inductif donneur qui atténue la charge positive : le carbocation II, tertiaire, est plus stable que le carbocation III, primaire.

☒ **d.** Le carbocation I est secondaire, il est plus stable que le III. De plus, dans le carbocation I, la charge est délocalisée sur l'ensemble du cycle, ce qui le stabilise grandement :

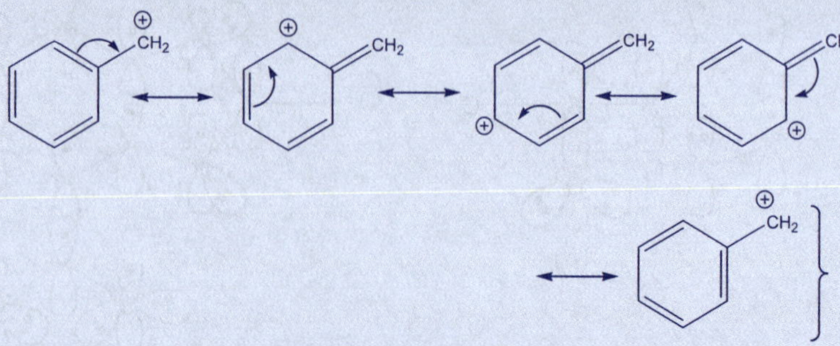

❒ **e.** Ce phénomène de délocalisation n'existe pas dans le carbocation IV la charge est localisée sur le carbone terminal :

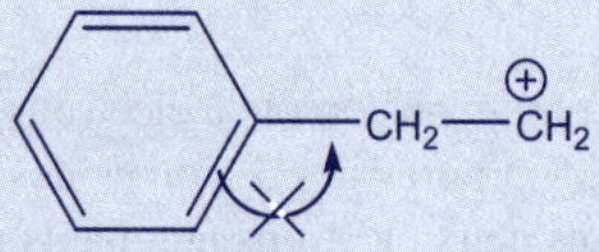

Le carbocation IV est donc moins stable que le carbocation I.

9 ☒ **a.** ☒ **b.** ❒ **c.** ☒ **d.** ❒ **e.**

Le carbocation a une géométrie de type AX_3, géométrie plane trigonale, le carbone est hybridé sp^2. Le carbone central est déficient en électron, il porte donc une charge positive. Tout ce qui tend à diminuer la charge positive sur le carbone stabilise le carbocation, c'est le cas de l'effet inductif donneur, en particulier des groupes alkyles.

10 ❒ **a.** Dans les deux cas, il s'agit de mécanismes bimoléculaires, en une seule étape sans passage par un intermédiaire réactionnel.

Attention, au sommet d'une courbe d'énergie potentielle, se trouve un état de transition, état supposé, non observable dans le milieu, à ne pas confondre avec un intermédiaire réactionnel, espèce observable, correspondant à un minimum local d'énergie potentielle.

☒ **b.** L'alcène est plus bas en énergie potentiel que l'alcool, donc plus stable.

❒ **c.** ❒ **d.** ☒ **e.** À température identique la constante de vitesse est d'autant plus faible que l'énergie d'activation est grande, l'énergie d'activation de l'élimination est bien supérieure à celle de la substitution, la constante de vitesse est donc plus faible et l'élimination plus lente que la substitution.

❒ **f.** ☒ **g.** À basse température, le système a peu d'énergie, il ne peut pas franchir la grande barrière d'énergie E_{aE}, on forme l'alcool, l'espèce qui se forme le plus vite, on dit que l'alcool est le produit cinétique.

À plus haute température, le système ayant plus d'énergie, il peut franchir E_{aE}, on forme l'alcène, le produit le plus stable, on dit que l'alcène est le produit thermodynamique.

Spectroscopies 12

1 Parmi ces affirmations concernant la spectroscopie UV-visible, lesquelles sont correctes ?

❒ **a.** En spectroscopie UV-visible, lorsque la molécule absorbe une radiation, un électron passe d'une orbitale de basse énergie vers une orbitale de plus haute énergie.

❒ **b.** En Spectroscopie UV-visible la longueur d'onde au maximum d'absorption est d'autant plus élevée que la molécule présente un phénomène de conjugaison important.

❒ **c.** Les spectres UV-visible donnent en général la transmittance de la solution en fonction du nombre d'onde.

❒ **d.** En Spectroscopie UV-visible la longueur d'onde au maximum d'absorption est d'autant plus élevée que la concentration de la solution est élevée.

2 Parmi ces affirmations concernant la spectroscopie IR, lesquelles sont correctes ?

❒ **a.** En spectroscopie IR, on travaille avec des longueurs d'onde comprises entre 50 et 400 nm.

❒ **b.** L'absorption d'une radiation infrarouge provoque la vibration des liaisons.

❒ **c.** L'énergie de la radiation absorbée est caractéristique d'une liaison chimique.

❒ **d.** En spectroscopie IR, l'énergie de l'onde absorbée dépend de la masse des atomes engagés dans la liaison.

❒ **e.** En spectroscopie IR, l'énergie de l'onde absorbée dépend de la multiplicité de la liaison.

❒ **f.** Les cellules contenant l'échantillon à analyser sont NaCl ou en KCl car ces matériaux n'arrêtent pas les radiations IR.

3 Parmi ces affirmations concernant la spectroscopie de R.M.N, lesquelles sont correctes :

❒ **a.** En RMN, les radiations utilisées sont de faible énergie, elles appartiennent au domaine des ondes radio.

❒ **b.** La fréquence pour laquelle le proton résonne dépend du champ magnétique B_0 imposé par le spectroscope et du noyau étudié.

❒ **c.** En RMN, le déplacement chimique renseigne sur l'environnement électronique du proton qui résonne.

❒ **d.** Le déplacement chimique est d'autant plus élevé que le proton qui résonne est riche en électron.

❒ **e.** L'échantillon est généralement dissout dans un solvant deutéré.

4 Attribuer à chaque composé numéroté de I à V son spectre.

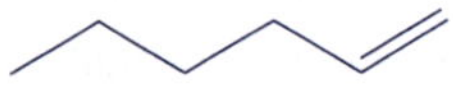

I

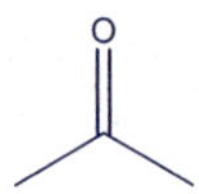

II

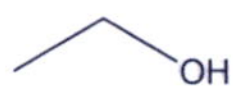

III

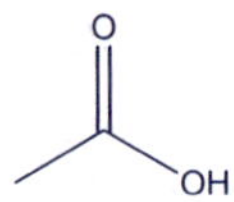

IV

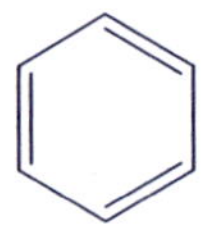

V

❒ **a.**

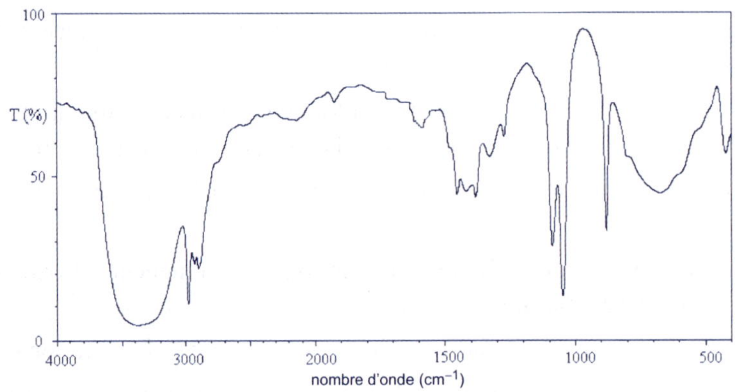

❒ **b.**

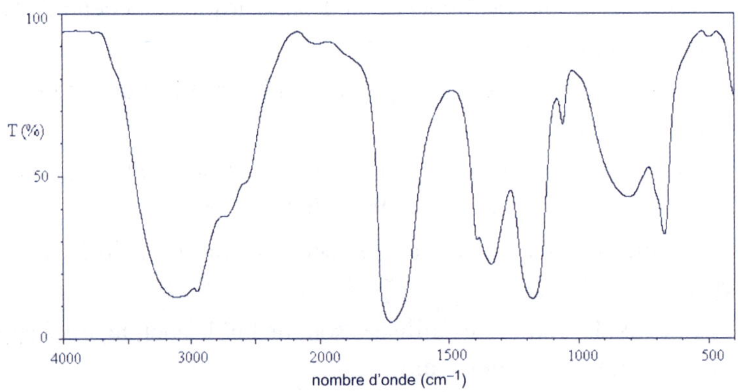

❐ **c.**

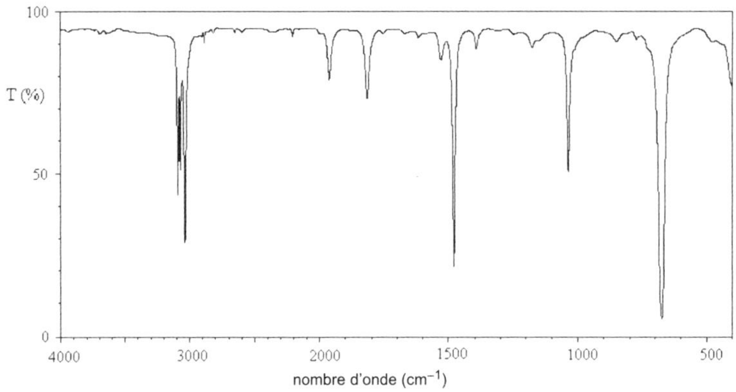
100
T (%)
50
0
4000
3000
2000
1500
1000
500
nombre d'onde (cm⁻¹)

❐ **d.**

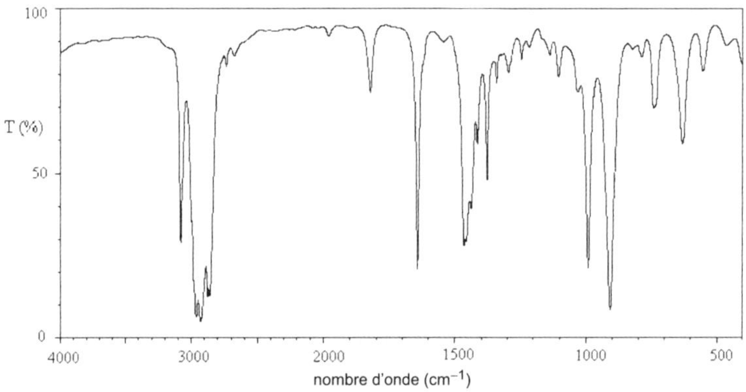
100
T (%)
50
0
4000
3000
2000
1500
1000
500
nombre d'onde (cm⁻¹)

❐ **e.**

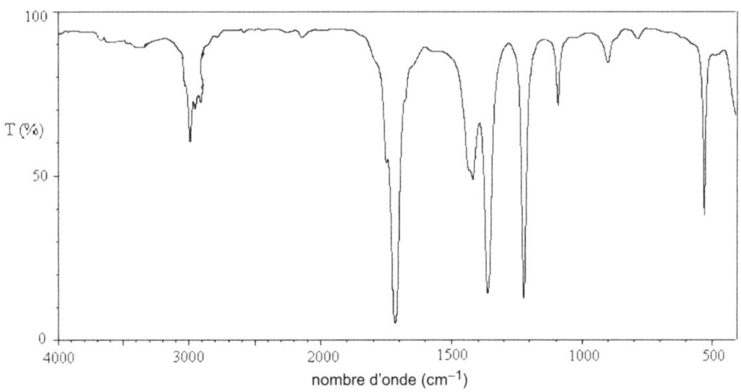
100
T (%)
50
0
4000
3000
2000
1500
1000
500
nombre d'onde (cm⁻¹)

5 Soit le composé A de formule brute C_4H_8O. On donne le spectre RMN^{1}H et le spectre IR de A :

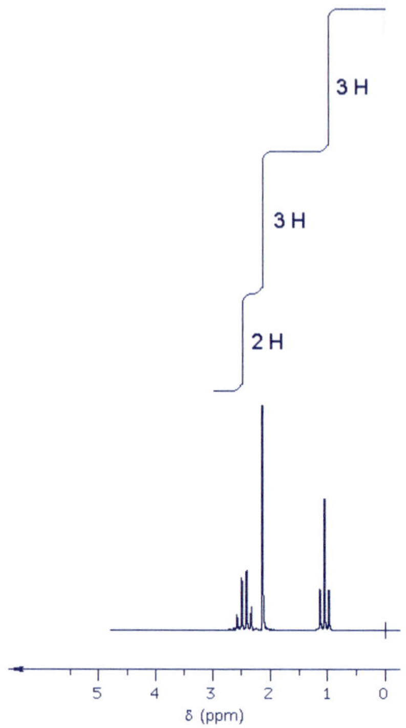

Spectre RMN ^{1}H de A

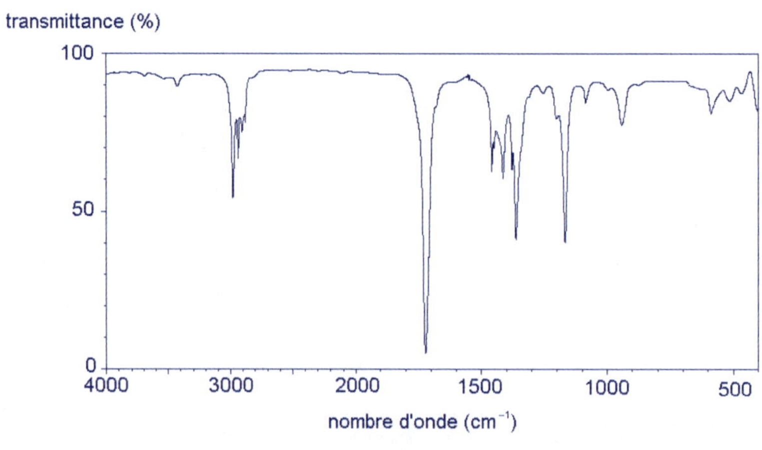

Spectre IR de A

5.1. Soient les affirmations suivantes :

a. A possède 3 familles de protons magnétiquement équivalents.

b. A possède 4 familles de protons magnétiquement équivalents.

c. A possède 5 familles de protons magnétiquement équivalents.

d. A possède une liaison double carbone-carbone.

e. A possède des hydrogène portés par des carbones doublement liés.

f. A possède une liaison double carbone-oxygène.

g. A possède une liaison simple oxygène-hydrogène.

h. A possède une fonction aldéhyde.

Choisissez parmi les combinaisons suivantes, celle regroupant toutes les affirmations exactes.

❒ **A = c + d + e + g**   ❒ **B = b + f + h**

❒ **C = a + f**   ❒ **D = b + d + e + g**

❒ **E = a + f + h**

5.2. Quelle est la formule semi-développée de A ?

❒ **a.** 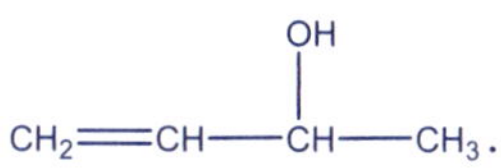

❒ **d.** 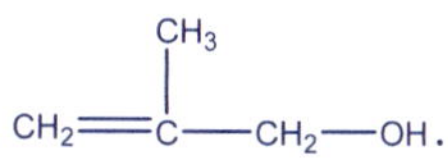

❒ **b.** 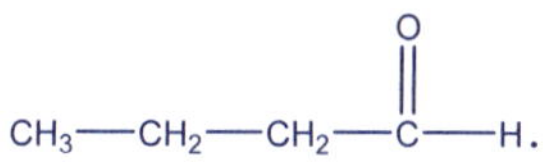

❒ **e.** 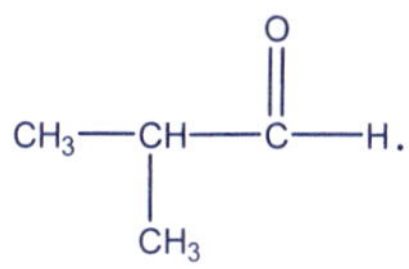

❒ **c.** 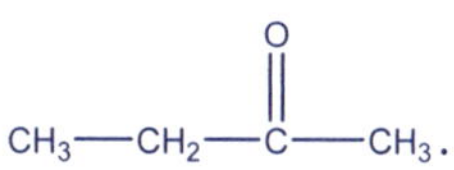

6 Parmi les affirmations suivantes concernant le spectre de RMN1H de l'acide propanoïque, lesquelles sont correctes ?

a. Ce spectre présente 6 signaux

b. Les 3 H portés par le carbone 3 donnent un triplet

c. Le proton de la fonction acide carboxylique est fortement déblindé

d. Ce spectre présente un singulet, un triplet et un quadruplet

Corrigés

1

☒ **a.** Les radiations UV-visibles engendrent des transitions électroniques.

☒ **b.** Plus la conjugaison est importante, plus la longueur d'onde d'absorption est grande, les molécules très conjuguées sont colorées.

❒ **c.** Ce sont les spectres IR qui donnent la transmittance de la solution en fonction du nombre d'onde, les spectres UV-visible donnent l'absorbance en fonction de la longueur d'onde.

❒ **d.** C'est l'absorbance qui est d'autant plus élevée que la concentration de la solution est élevée (loi de Beer-Lambert).

2

❒ **a.** C'est en spectroscopie UV-visible que l'on travaille avec des longueurs d'onde comprises entre 50 et 400 nm. En IR, les radiations utilisées sont de plus grande longueur d'onde, comprises entre 2,5 et 16 mm, ce qui correspond à un nombre d'onde compris entre 600 et 4 000 cm^{-1} (on rappelle que $\sigma = 1/\lambda$).

☒ **b.** ☒ **c.** ☒ **d.** ☒ **e.**

En IR, lorsque la molécule reçoit une radiation d'énergie appropriée, la radiation est absorbée et les atomes se mettent à osciller autour de leur position d'origine : on parle de transitions vibrationnelles. Chaque liaison, en fonction de sa multiplicité et de la masse des atomes engagés oscille à une fréquence qui lui est propre, une bande d'absorption est donc caractéristique d'une liaison.

☒ **f.** Il est important que la molécule à étudier soit la seule à arrêter les radiation IR, le solvant et la cuve utilisés doivent donc être transparents aux IR, les cristaux ioniques de type NaCl ou KCl, ne possédant pas de liaison covalente n'absorbent pas les IR.

3

☒ **a.** ☒ **b.** ☒ **c.** ❒ **d.** ☒ **e.**

L'énergie requise pour la transition entre deux états de spin nucléaire pour un noyau plongé dans un champ magnétique extérieur est faible (domaine des ondes radio), elle dépend d'une part du champ magnétique B_0 imposé et d'autre part du noyau étudié.

En RMN, le déplacement chimique renseigne sur l'environnement électronique du proton considéré : les noyaux entourés d'une forte densité électronique donnent des signaux à une faible valeur du déplacement chimique, les noyaux entourés d'une faible densité électronique donnent des signaux à une forte valeur du déplacement chimique.

Le solvant utilisé ne doit pas posséder d'atome d'hydrogène, on utilise des solvants dans lesquels les hydrogènes sont remplacés par un isotope, le deutérium, ce noyau résonant à une fréquence différente.

4 **❒ a. III ❒ b. IV ❒ c. V ❒ d. I ❒ e. II**

Le spectre a présente une très large bande entre 3 000 et 3 500 cm^{-1}, caractéristique de la liaison O-H, il n'y a pas d'autres bandes caractéristiques, c'est le spectre de l'éthanol.

Le spectre b présente une très large bande entre 3 000 et 3 500 cm^{-1}, caractéristique de la liaison O-H, et une bande vers 1 720 cm^{-1}, caractéristique de la liaison C = O, c'est le spectre de l'acide méthanoïque.

Le spectre c présente un pic fin avant 1 500 cm^{-1}, caractéristique des liaisons C-C des cycles benzénique (comprise entre une liaison simple et une liaison double carbone-carbone), c'est le spectre du benzène.

Le spectre d présente un pic vers 1 650 cm^{-1}, caractéristique de la liaison double C = C, on note aussi la présence de pics au-delà de 3 000 cm^{-1}, caractéristiques des liaisons C-H portés par un carbone engagé dans une liaison double carbone-carbone, c'est le spectre de l'hex-1-ène.

Le spectre e présente une bande vers 1 720 cm^{-1}, caractéristique de la liaison C = O, il n'y a pas d'autres bandes caractéristiques, c'est le spectre de la propanone.

5 **5.1 ❒ A. ❒ B. ☒ C. ❒ D. ❒ E.**

Le spectre RMN de A présente trois signaux, les huit protons de la molécule sont donc répartis en trois familles de protons magnétiquement équivalents.

L'affirmation a. est correcte, les affirmations b. et c. sont fausses.

Le spectre IR de A présente une bande fine à 1 720 cm^{-1}, caractéristique d'une liaison double carbone-oxygène. Il n'y a pas de pic vers 1 650 cm^{-1} caractéristique de la liaison double carbone-carbone. On peut constater que les liaisons carbone-hydrogène donnent un pic avant 3 000 cm^{-1}, il s'agit donc exclusivement de liaisons carbone-hydrogène portées par un carbone tétragonal (les liaisons carbone-hydrogène portées par un carbone engagé dans une liaison double carbone-carbone donne un pic au-delà de 3 000 cm^{-1}). Il n'y a pas non plus de bande large autour de 3 000–3 500 cm^{-1} caractéristique de la liaison simple oxygène-hydrogène.

L'affirmation f. est correcte, les affirmations d., e. et g. sont fausses.

Le spectre RMN de A ne présente pas de signal vers 10 ppm, caractéristique du proton de la fonction aldéhyde. L'affirmation h. est fausse.

5.2 ❒ a. ❒ b. ☒ c. ❒ d. ❒ e.

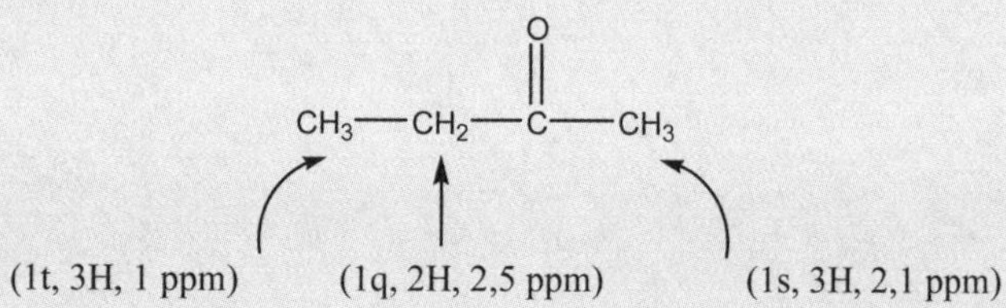

6 ❒ **a.** ☒ **b.** ☒ **c.** ☒ **d.**

La formule de l'acide propanoïque est CH_3-CH_2-COOH, il y a 6 protons répartis en 3 familles de H magnétiquement équivalents, il y a donc 3 signaux. Le spectre de RMN1H est le suivant :

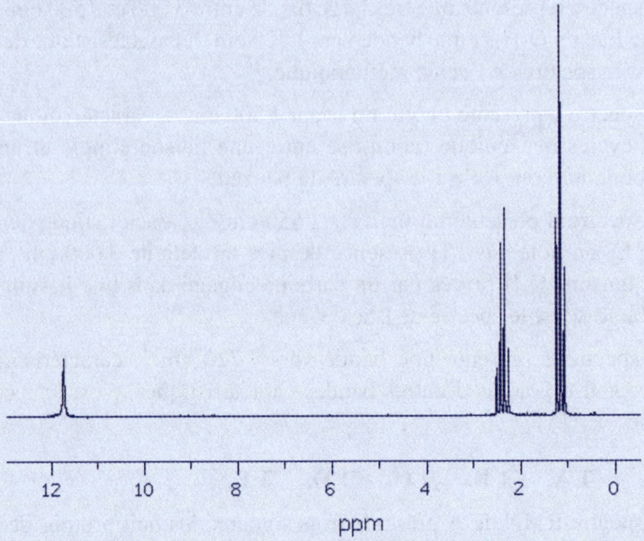

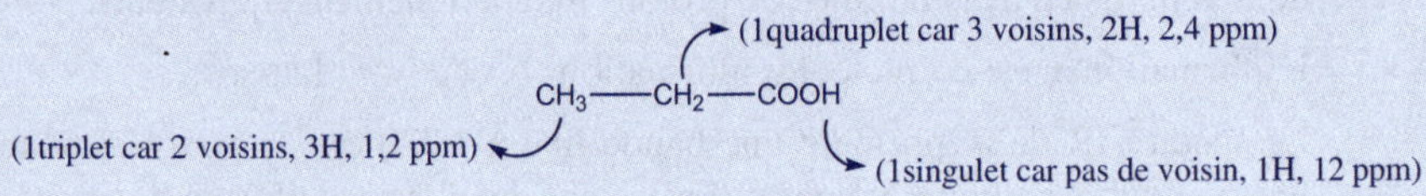

Hydrocarbures 13

1 Parmi ces affirmations concernant les hydrocarbures lesquelles sont correctes ?

❒ **a.** Un hydrocarbure est une molécule ne possédant que des liaisons simples carbone-carbone et carbone-hydrogène.

❒ **b.** Un alcyne possède une liaison triple carbone-carbone.

❒ **c.** Les alcanes sont très réactifs.

❒ **d.** Les hydrocarbures aromatiques sont stables.

❒ **e.** L'hydrogénation catalytique d'un alcène ou d'un alcyne nécessite l'emploi d'un catalyseur.

2 On considère les réactions suivantes mettant en jeu le propène :

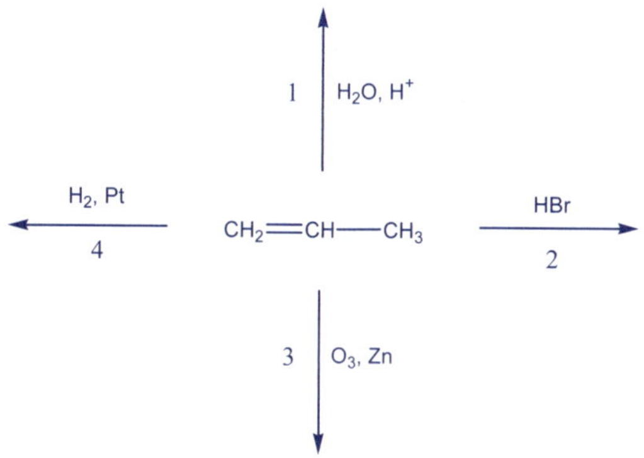

Parmi ces affirmations lesquelles sont correctes ?

❒ **a.** La réaction 4 est une hydrogénation catalytique.

❒ **b.** La réaction 1 est régiosélective.

❒ **c.** La réaction 3 conduit à deux cétones.

❒ **d.** La réaction 2 conduit majoritairement au 1-bromopropane.

❒ **e.** La réaction 4 conduit à un alcyne.

❒ **f.** La réaction 3 est une ozonolyse.

❒ **g.** Les réactions 1 et 2 sont des additions nucléophiles.

3 On considère la réaction d'hydrogénation catalytique du phényléthène dans des conditions opératoires différentes :

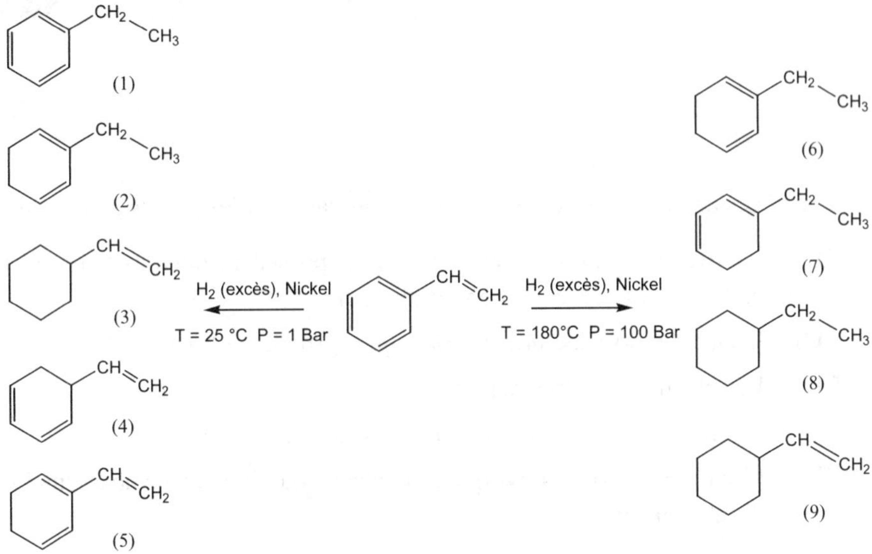

Parmi les molécules représentées, lesquelles sont effectivement obtenues ?

❒ **a.** 4-5-9.

❒ **b.** 1-8.

❒ **c.** 3-8.

❒ **d.** 3-9.

❒ **e.** 2-6-7.

4 Parmi les affirmations suivantes concernant la réaction entre le but-1-ène et le chlorure d'hydrogène, lesquelles sont correctes ?

❒ **a.** Il s'agit d'une addition électrophile.

❒ **b.** La réaction n'est pas régiosélective.

❒ **c.** Les deux énantiomères du 2-chlorobutane sont formés en proportions inégales.

❒ **d.** Les deux énantiomères du 2-chlorobutane sont formés en proportions égales.

❒ **e.** La réaction est stéréospécifique.

5 Soit les composés suivants :

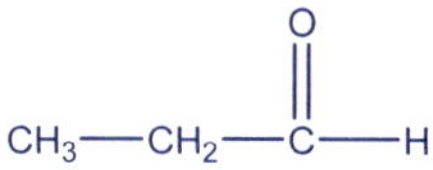

I

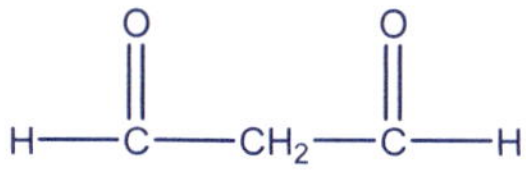

II

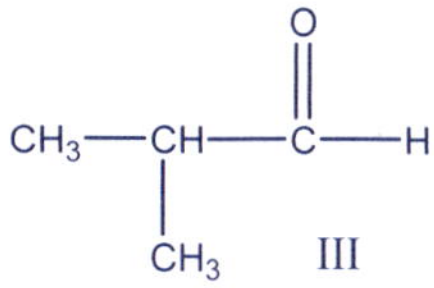

III

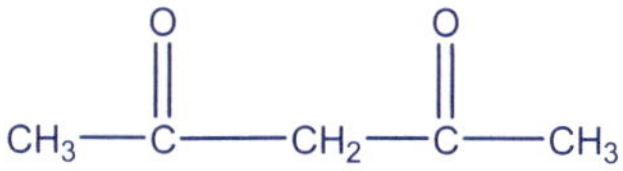

IV

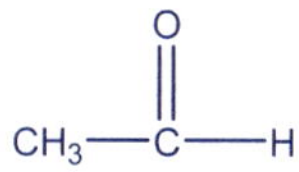

V

5.1. Parmi eux lesquels sont obtenus par ozonolyse suivie d'un traitement en milieu réducteur (Zn) du 1,5-diméthylcyclohexa-1,4-diène ?

❒ **a.** I.

❒ **b.** II.

❒ **c.** III.

❒ **d.** IV.

❒ **e.** V.

5.2. Parmi eux lesquels sont obtenus par ozonolyse suivie d'un traitement en milieu réducteur (Zn) du 2-méthyl hex-3-ène ?

❒ **a.** I.

❒ **b.** II.

❒ **c.** III.

❒ **d.** IV.

❒ **e.** V.

6 On effectue les réactions suivantes à partir du phényléthène :

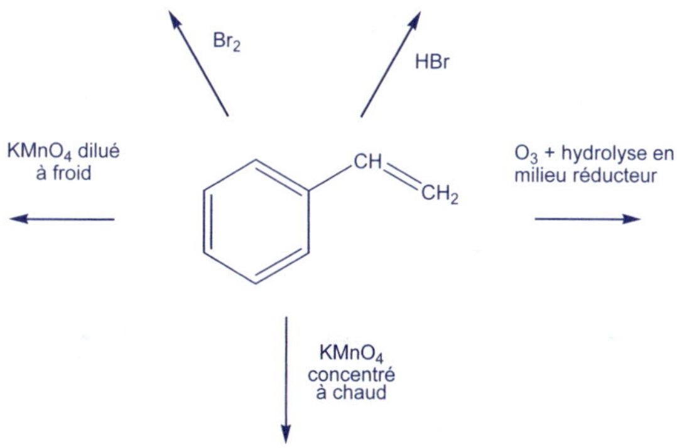

On considère les molécules suivantes :

1- $C_6H_5—CBr_2—CH_3$	5- $C_6H_5—CH_2—CH_2—OH$	9- $C_6H_5—CH_2—CH_3$
2- $C_6H_5—CHOH—CH_3$	6- $C_6H_5—COOH$	10- $C_6H_5—CBr_2—CH_3$
3- $C_6H_5—CHOH—CH_2—OH$	7- $C_6H_5—CHBr—CH_2Br$	11- CH_2O
4- $C_6H_5—CHO$	8- $C_6H_5—CH_2—COOH$	12- $C_6H_5—CHBr—CH_3$

Choisissez parmi les propositions ci-dessous, celle dans laquelle figurent tous les produits effectivement obtenus.

❒ **a.** 1-2-3-4-7-11.

❒ **b.** 3-4-6-8-9-12.

❒ **c.** 3-4-7-9-10-11.

❒ **d.** 3-4-6-7-11-12.

❒ **e.** 1-2-4-6-7-8.

7 On effectue, sur le même composé, les trois réactions suivantes :

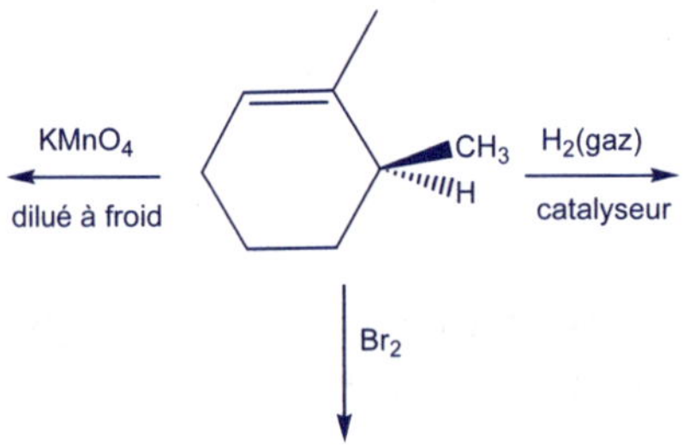

Soient les molécules représentées ci-dessous :

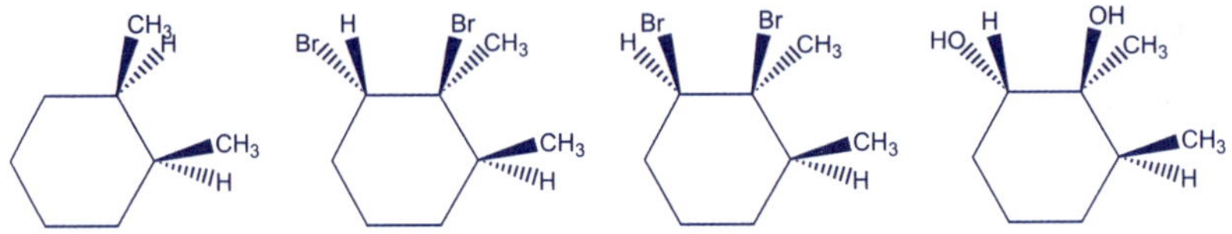

1 2 3 4

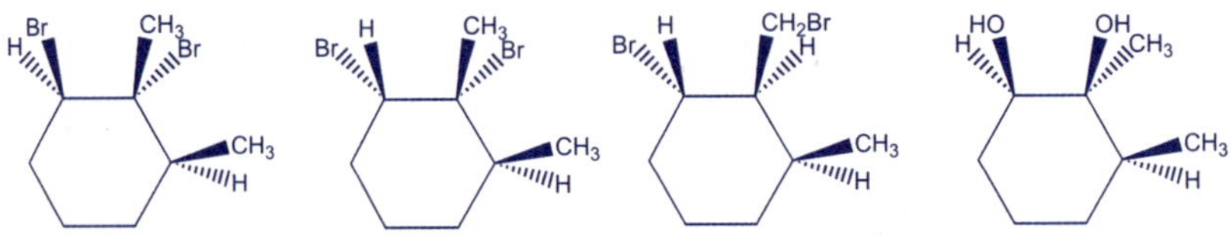

5 6 7 8

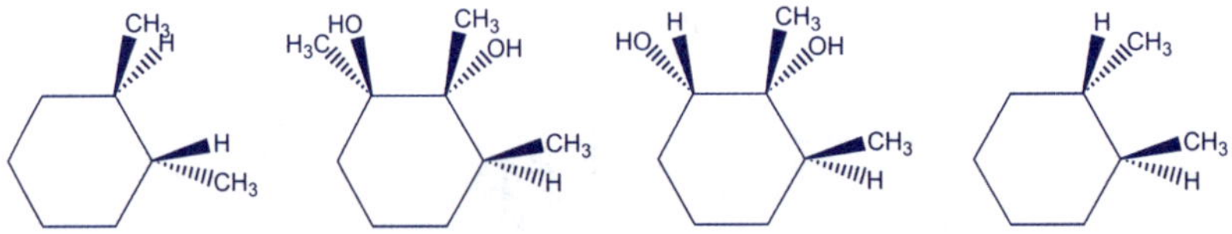

9 10 11 12

Choisissez parmi les propositions ci-dessous, celle dans laquelle figurent tous les composés organiques pouvant être obtenus par ces trois réactions.

❒ **a.** 1-3-6-8-11-12.

❒ **b.** 1-2-4-5-10-12.

❒ **c.** 1-2-7-8-9-11.

❒ **d.** 1-2-5-8-11-12.

❒ **e.** 1-3-4-6-10-12.

8 On considère les deux réactions suivantes :

(1)

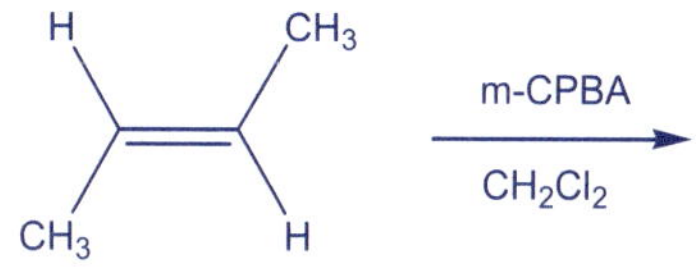

(2)

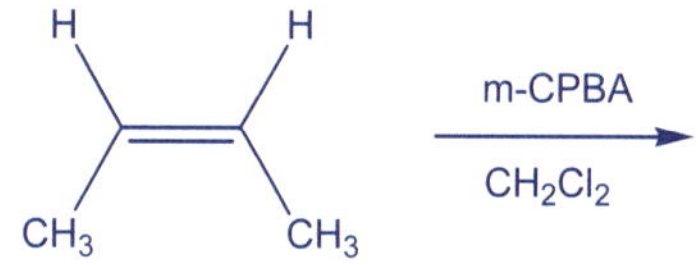

L'acide méta-chloroperoxybenzoïque m-CPBA est un peracide. Le dichlorométhane CH_2Cl_2 est le solvant de la réaction.

Parmi les propositions ci-dessous, lesquelles sont correctes ?

❒ **a.** L'action d'un peracide sur un alcène conduit à la formation de deux dérivés carbonylés.

❒ **b.** L'action d'un peracide sur un alcène conduit à la formation d'un diol.

❒ **c.** L'action d'un peracide sur un alcène conduit à la formation d'un époxyde.

❒ **d.** La réaction (1) conduit à un couple d'énantiomères.

❒ **e.** La réaction (2) conduit à un couple d'énantiomères.

❒ **f.** La réaction (1) conduit à un mélange optiquement actif.

❒ **g.** La réaction (2) conduit à un mélange optiquement actif.

9 On traite le (E)-3-méthylpent-2-ène par l'acide hypochloreux HClO. Parmi les chlorhydrines suivantes, lesquelles obtient-on ?

❒ **a.** 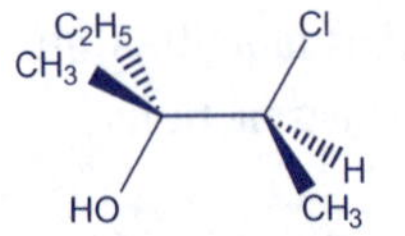

❒ **b.** 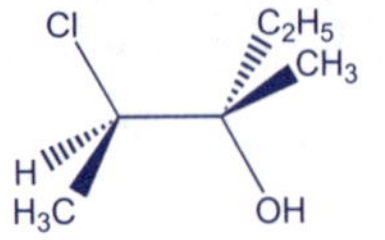

❒ **c.** 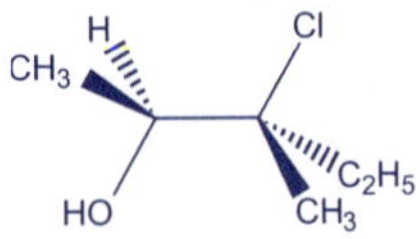

❒ **d.** 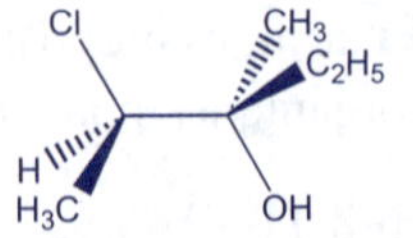

❒ **e.** 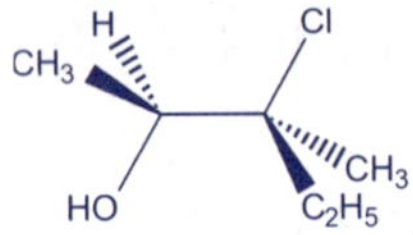

10 Soit la séquence réactionnelle suivante :

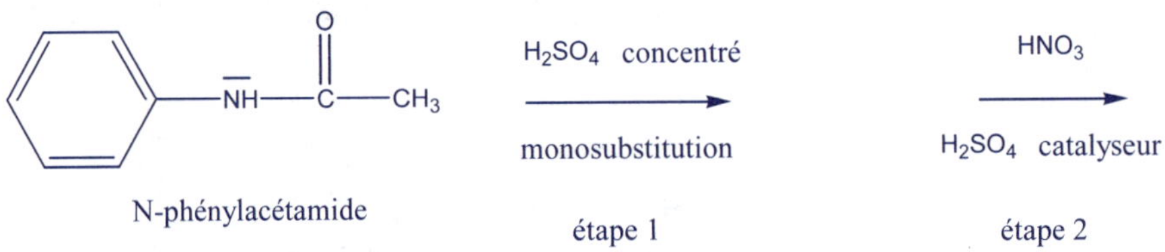

Soient les molécules représentées ci-dessous :

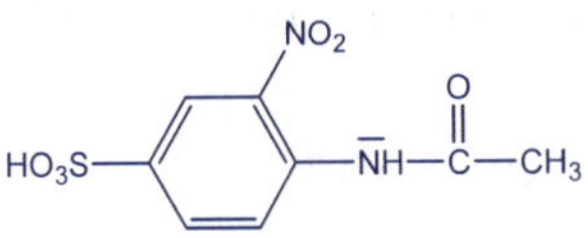

A

B

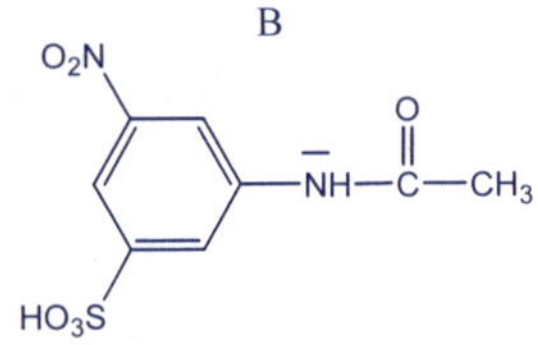

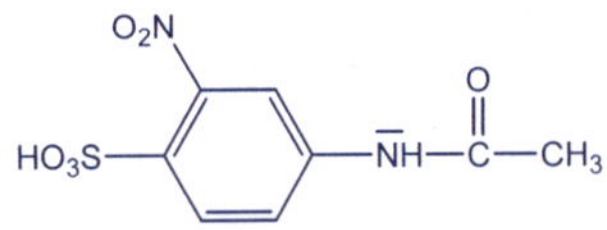

C

Parmi les propositions ci-dessous, lesquelles sont correctes ?

❒ **a.** L'étape 1 conduit majoritairement à l'aniline.

❒ **b.** L'étape 2 est une réaction de substitution électrophile.

❒ **c.** L'étape 2 est une réaction d'addition électrophile.

❒ **d.** L'étape 2 conduit majoritairement à la paranitroaniline.

❒ **e.** L'étape 2 conduit à la molécule A.

❒ **f.** L'étape 2 conduit à la molécule B.

❒ **g.** L'étape 2 conduit à la molécule C.

11 On considère les deux séquences réactionnelles suivantes :

(1) 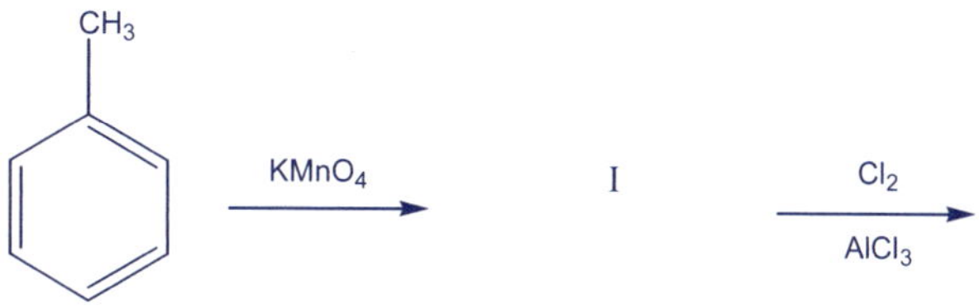

(2) 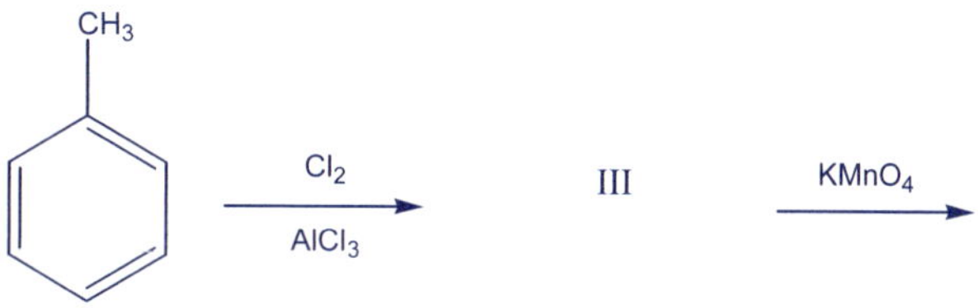

Soient les affirmations suivantes :

a. $KMnO_4$ oxyde le groupement $-CH_3$ en une fonction aldéhyde.

b. L'action de Cl_2 en présence de chlorure d'aluminium $AlCl_3$ conduit à une substitution électrophile sur le cycle aromatique.

c. Le groupement $-CH_3$ oriente majoritairement la substitution en para.

d. Le groupement –COOH oriente majoritairement la substitution en para.

e. Le groupement $-CH_3$ oriente la substitution en méta.

f. Le groupement –COOH oriente la substitution en méta.

g. Les composés II et IV sont identiques.

h. II est l'acide méta-chlorobenzoïque : 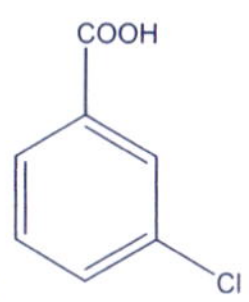

i. II est le chlorure de benzoyle : 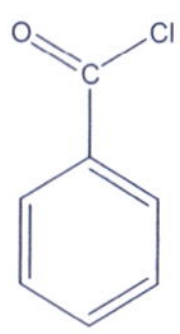

Choisissez parmi les combinaisons suivantes, celle regroupant toutes les affirmations exactes.

❒ **A = b + c + f + h** ❒ **C = a + c + f + i**

❒ **B = b + c + d + g** ❒ **D = a + d + e + i**

Corrigés

1 ❒ a. ☒ b. ❒ c. ☒ d. ☒ e.

Un hydrocarbure est une molécule composée exclusivement de carbone et d'hydrogène, elle peut comporter des liaisons multiples carbone-carbone.

Les alcanes ne possèdent que des liaisons simples carbone-carbone et carbone-hydrogène, ces liaisons sont apolaires, difficiles à casser : les alcanes sont relativement inertes. Les réactions des alcanes mettent en jeu des mécanismes radicalaires et nécessitent généralement des initiations.

Le caractère aromatique (système plan à six électrons délocalisables) des dérivés benzoïques leur confère une grande stabilité, toutes les réactions ayant comme conséquence la disparition du caractère aromatique sont défavorables.

L'hydrogénation catalytique nécessite la fixation du dihydrogène et de l'alcène ou de l'alcyne sur un catalyseur (nickel, palladium, platine).

2 ☒ a. ☒ b. ❒ c. ❒ d. ❒ e. ☒ f. ❒ g.

Les molécules obtenues sont représentées ci-dessous :

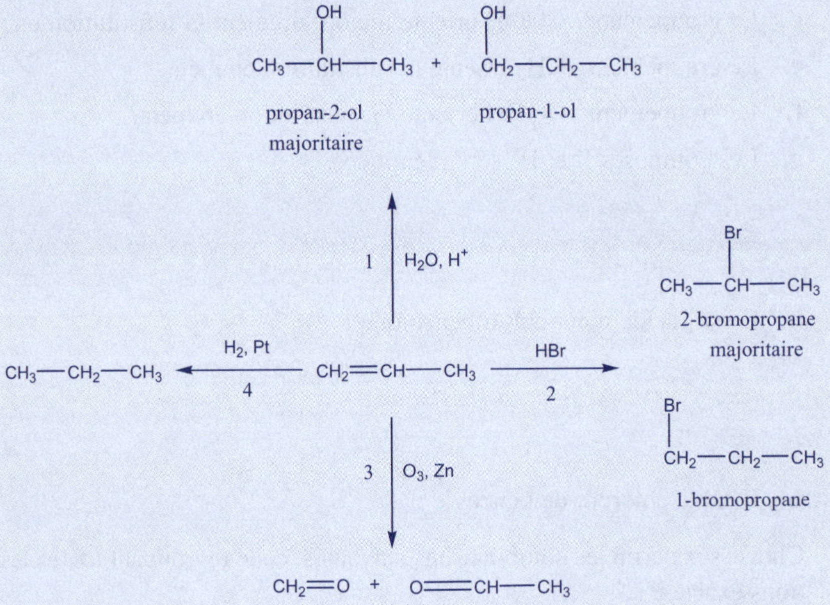

Les réactions 1 et 2 sont des additions électrophiles, elles conduisent respectivement à un alcool et à un dérivé monohalogéné. D'après la règle de Markovnikov, une addition électrophile sur un alcène dissymétrique conduit majoritairement au composé le plus substitué. La réaction est régiosélective.

La réaction 3 est une ozonolyse (coupure oxydante de la double liaison par l'ozone), en milieu réducteur, cette réaction conduit à deux dérivés carbonylés. Ici, comme chacun des carbones de la double liaison porte un hydrogène, on forme deux aldéhydes.

La réaction 4 est une hydrogénation catalytique, elle conduit à un alcane.

3 ❒ **a.** ☒ **b.** ❒ **c.** ❒ **d.** ❒ **e.**

La réaction d'hydrogénation catalytique est relativement aisée sur un dérivé éthylénique mais beaucoup plus difficile sur une double liaison appartenant à un cycle aromatique, en effet une hydrogénation, totale ou partielle d'un cycle benzénique conduit à la perte du caractère aromatique. Dans le phényléthène, la liaison double « isolée » est plus fragile que celles du cycle, c'est donc la première à subir l'hydrogénation. Quelque soit les conditions opératoires, on ne peut pas former de molécules où cette liaison double est intacte alors que l'une des liaisons doubles du cycle est hydrogénée, les composé (3), (4), (5) et (9) sont donc à éliminer.

À température ambiante et sous pression atmosphérique, seule la liaison double terminale est hydrogénée, on forme le composé (1).

Avec des conditions plus dures, on arrive à attaquer le cycle, une fois que l'une des liaisons doubles du cycle est hydrogénée, l'aromaticité est perdue et les autres liaisons sont immédiatement hydrogénées, les composés où seulement une partie du cycle est hydrogénée ne se forment pas, on forme le composé (8).

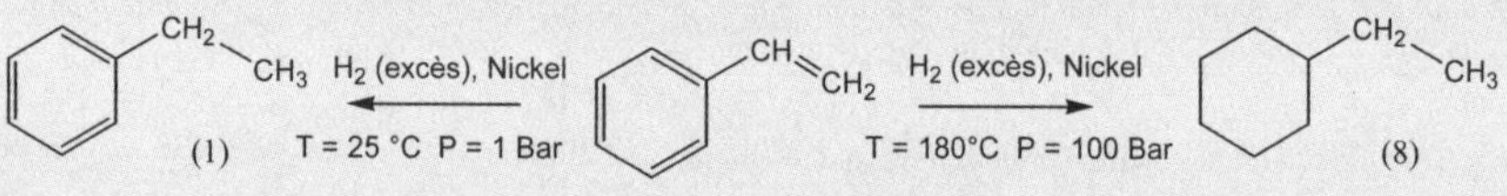

4 ☒ **a.** ❒ **b.** ❒ **c.** ☒ **d.** ❒ **e.**

L'addition d'halogénures d'hydrogène (HCl, HBr, HI) est une addition électrophile conduisant à la formation d'un dérivé monohalogéné. L'électrophile est H^+, le nucléophile X^-.

La réaction commence par la fixation d'un proton, conduisant majoritairement au carbocation le plus substitué. La réaction suit la règle de Markovnikov, la réaction conduit majoritairement au dérivé le plus substitué. La réaction est régiosélective.

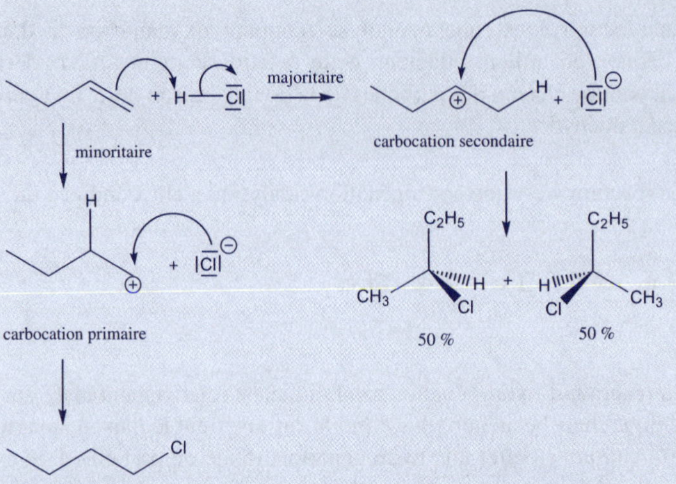

Le carbocation étant plan, l'attaque du nucléophile est équiprobable sur chacune de ses faces : on obtient un mélange racémiqueă : 50 % de (2R)-2-chlorobutane et 50 % de (2S)-2-chlorobutane. La réaction n'est pas stéréospécifique.

5 **5.1**

☐ **a.** I
☒ **b.** II
☐ **c.** III
☒ **d.** IV
☐ **e.** V

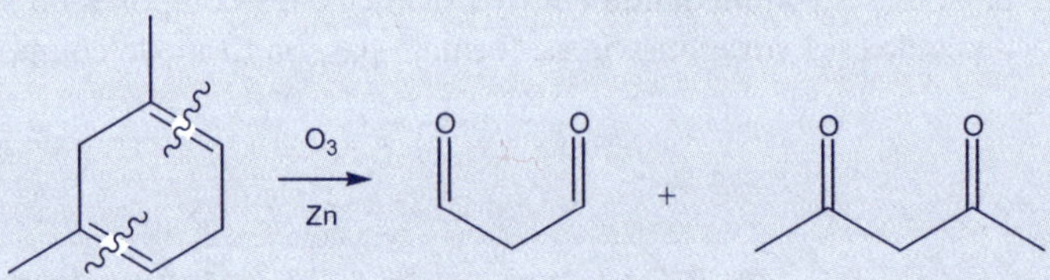

II IV

1,5-diméthylcyclohexa-1,4-diène

5.2

☒ **a.** I
☐ **b.** II
☒ **c.** III
☐ **d.** IV
☐ **e.** V

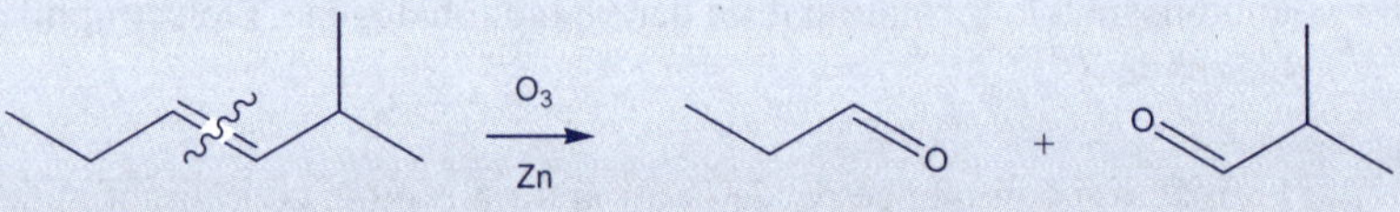

2-méthylhex-3-ène I III

6 ❒ a. ❒ b. ❒ c. ☒ d. ❒ e.

Les molécules obtenues sont représentées ci-dessous.

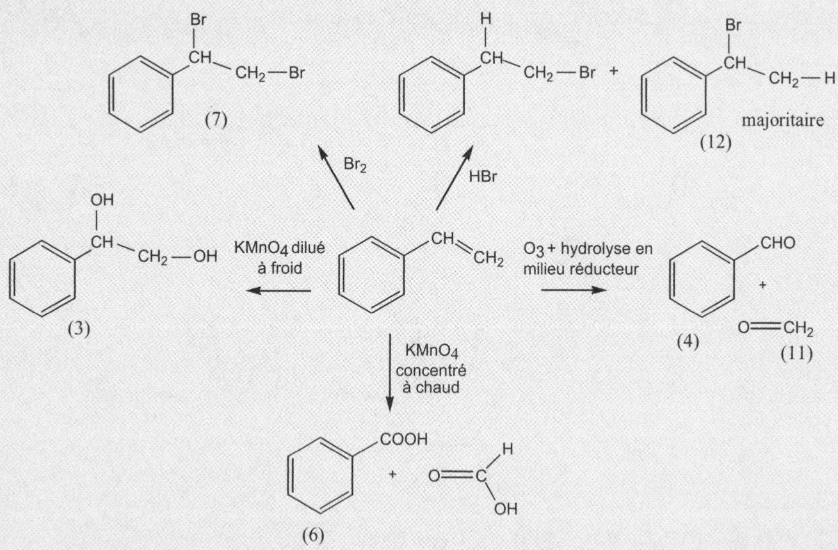

Le cycle aromatique, très stable n'est pas affecté par ces réactions, il s'agit ici de la réactivité de la double liaison.

- L'action d'un dihalogène conduit à la formation d'un dérivé dihalogéné, les deux halogènes sont fixés sur deux carbones adjacents (7).
- L'action d'un halogénure d'hydrogène conduit à la formation d'un dérivé monohalogéné, d'après la loi de Markovnikov, on forme le dérivé monohalogéné le plus substitué (12) (passage par l'intermédiaire carbocationique le plus stable).
- Concentré, à chaud, le permanganate de potassium provoque une coupure oxydante de la double liaison, on forme deux acides carboxyliques (6).
- Une ozonolyse conduit également à une coupure oxydante, en milieu réducteur, on s'arrête au dérivé carbonylé, on forme ici deux aldéhydes (4 et 11).
- Dilué, à froid, le permanganate de potassium conduit à une dihydroxylation, les deux groupements –OH sont fixés sur deux carbones adjacents (3).

7 Il s'agit de trois réactions stéréospécifiques réalisées sur un alcène asymétrique : chacune conduit à deux stéréoisomères différents.

- Une hydrogénation catalytique est l'addition de deux atomes d'hydrogènes sur les deux carbones de la double liaison. Les deux hydrogènes (fixés au catalyseur) approchent du même côté de la double liaison, ici un seul stéréocentre est crée. Le carbone asymétrique déjà présent n'est pas affecté.
- Une dihydroxylation est également une addition syn, les deux groupements –OH se fixent du même coté de la double liaison.
- L'addition d'un dihalogène est en revanche une addition anti, on passe par un intermédiaire ponté, les deux groupements –*Br* se fixent de part et d'autre de la

double liaison

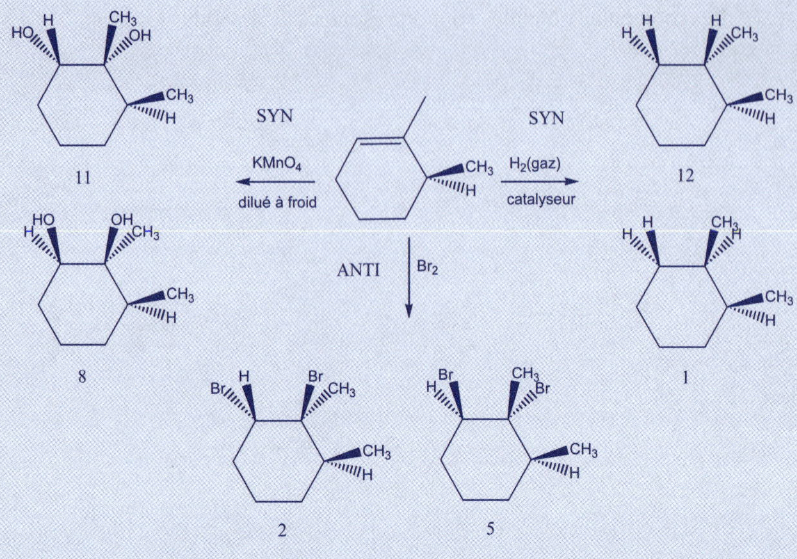

8 ❒ **a.** ❒ **b.** ☒ **c.** ☒ **d.** ❒ **e.** ❒ **f.** ❒ **g.**

L'action d'un peracide sur un alcène conduit à la formation d'un époxyde.

Le pont se forme avec la même probabilité au-dessus ou en-dessous du plan de la double liaison. Pour la réaction (1) on forme donc les composés suivants :

(1)

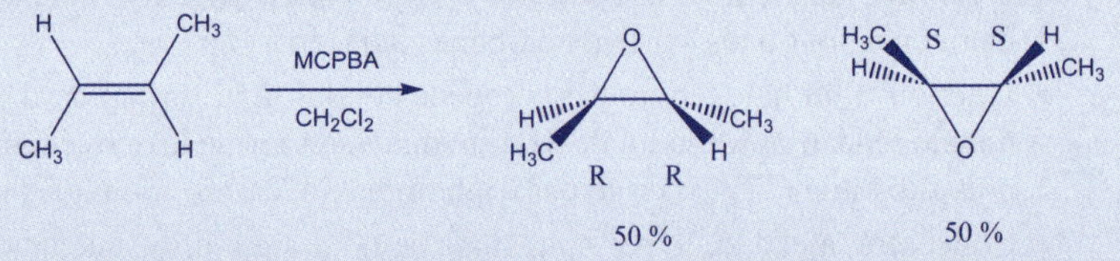

Ils s'agit d'un couple d'énantiomères, les deux énantiomères sont formés dans les mêmes proportions, on obtient donc un mélange racémique, optiquement inactif.

Pour la réaction (2), la formation de l'époxyde au-dessus ou en-dessous du plan de la double liaison conduit au même composé, un composé méso, achiral, optiquement inactif :

(2)

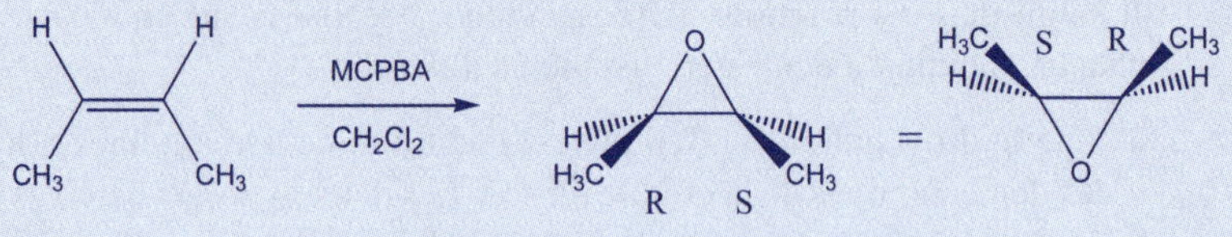

composé méso

9 ☒ **a.** ☒ **b.** ☒ **c.** ❒ **d.** ❒ **e.**

L'addition de l'acide hypochloreux ou hypobromeux sur un alcène conduit respectivement à une chlorhydrine ou à une bromhydrine. L'électrophile est X$^+$, le nucléophile HO-. On observe la même stéréospécificité que pour la réaction précédente, l'ion HO^- attaque l'ion ponté en anti de l'atome d'halogène.

La réaction est en plus régiosélective, HO^- se fixe majoritairement sur l'atome de carbone le plus substitué.

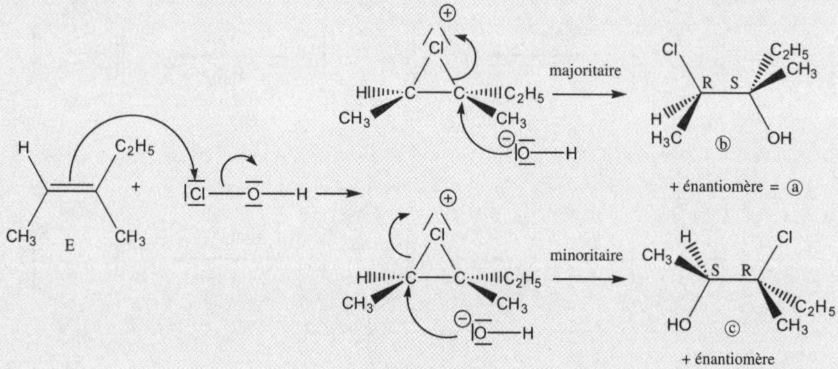

10 ❐ a. ☒ b. ❐ c. ❐ d. ☒ e. ❐ f. ❐ g.

Il s'agit de deux substituions électrophiles successives (une sulfonation puis une nitration) sur un dérivé aromatique déjà substitué.

Il faut donc discuter de l'orientation induite par les groupes $-NH-CO-CH_3$ puis $-SO_3H$ (règles de Holleman).

Le groupe $-NH-CO-CH_3$ est mésomère donneur, il oriente la substitution en ortho, para (majoritairement en para), le groupe $-SO_3H$ introduit par l'étape 1 est mésomère attracteur, il oriente la substitution en méta.

On a donc la séquence réactionnelle suivante :

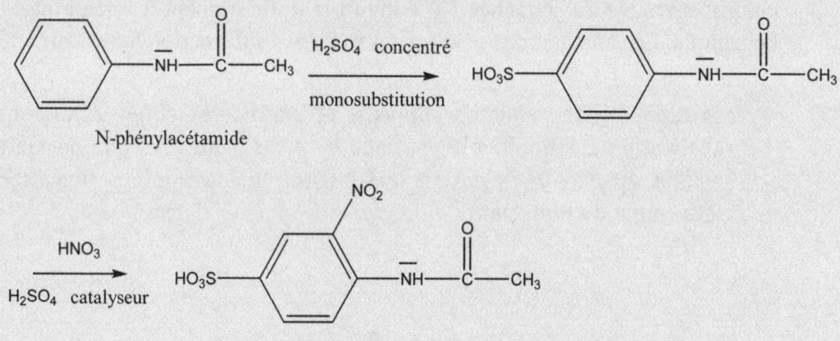

A

> Attention, pour les substitutions électrophiles aromatiques sur un dérivé déjà substitué, c'est le groupe déjà présent, et non le groupe entrant qui oriente la substitution.

11 ☒ **A.** ❐ **B.** ❐ **C.** ❐ **D.**

Les deux séquences réactionnelles sont les suivantes :

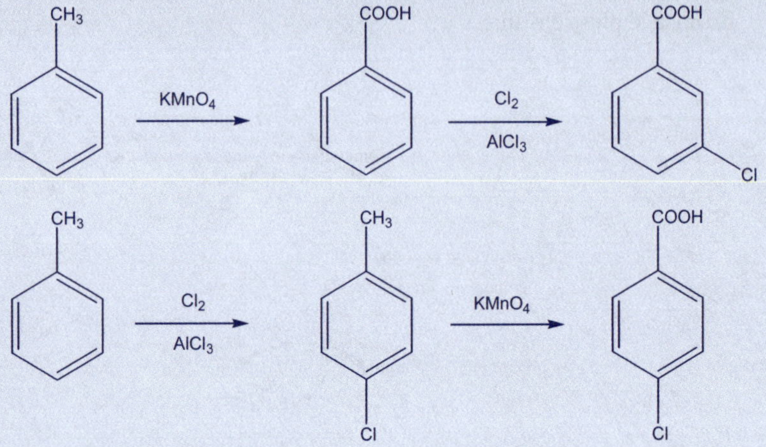

Tout oxydant assez puissant ($KMnO_4$, $K_2Cr_2O_7$...) permet d'oxyder la chaîne au niveau de l'atome de carbone en α du cycle. On forme l'acide benzoïque. L'affirmation a. est fausse.

L'action de Cl_2 en présence de chlorure d'aluminium $AlCl_3$ conduit à une substitution électrophile aromatique. L'affirmation b. est correcte.

Le groupement $-CH_3$, inductif donneur, oriente en ortho, para. Pour des raisons d'encombrement, le composé para se forme majoritairement. Le groupement –COOH, mésomère attracteur, oriente en méta. Les affirmations c. et f. sont correctes, les affirmations d. et e. sont fausses.

Le composé obtenu dépend donc de l'orientation induite par le groupe présent avant la substitution électrophile aromatique : la séquence (1) conduit à l'acide méta-chlorobenzoïque, la séquence (2) conduit majoritairement à l'acide para-chlorobenzoïque. Les affirmations g. et i. sont fausses, l'affirmation h. est correcte.

> Les groupements inductifs donneurs et mésomères donneurs orientent la substitution électrophile aromatique en ortho, para. Les groupements mésomères attracteurs orientent la substitution électrophile aromatique en méta (règle de Holleman).

Dérivés monohalogénés 14

1 Soit le mécanisme suivant :

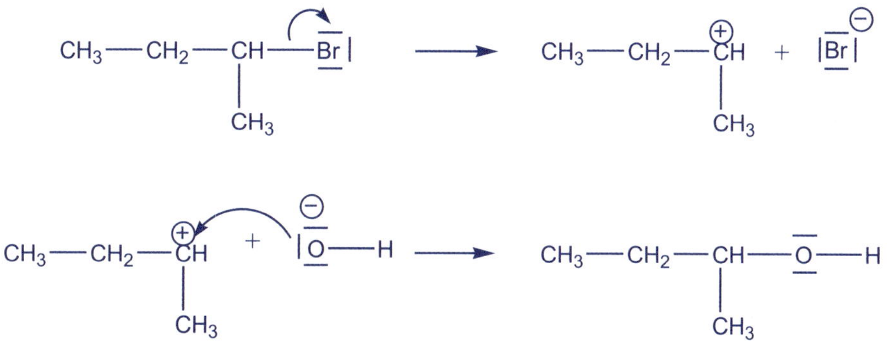

Parmi ces affirmations lesquelles sont correctes ?

- ❒ **a.** Il s'agit d'un mécanisme d'élimination monomoléculaire.
- ❒ **b.** La réaction est un acte élémentaire, elle ne fait pas intervenir d'intermédiaire réactionnel.
- ❒ **c.** La réaction est régiosélective.
- ❒ **d.** La réaction est favorisée à basse température.
- ❒ **e.** La réaction est stéréospécifique.
- ❒ **f.** On peut augmenter la vitesse de réaction en augmentant la concentration initiale en ions HO^-.

2 Le dérivé chloré suivant subit une réaction de substitution en présence d'ions OH^- :

$$|\overline{\underline{Cl}}—CH_2—CH_2—CH_2—CH_3$$

Parmi ces affirmations lesquelles sont correctes ?

- ❒ **a.** La substitution est de type SN_1.
- ❒ **b.** La substitution est de type SN_2.
- ❒ **c.** Le carbone sur lequel porte la substitution est tertiaire.

❑ **d.** Le produit obtenu est optiquement actif.

❑ **e.** On obtient un mélange racémique de deux énantiomères.

3 On traite le (2S)-2-bromopropan-1-ol par les ions CN^-, la réaction suit un mécanisme SN_2. Parmi les affirmations suivantes concernant cette réaction, lesquelles sont correctes ?

❑ **a.** On obtient un mélange racémique.

❑ **b.** La molécule obtenue est achirale.

❑ **c.** La molécule obtenue possède un carbone asymétrique de configuration absolue R.

❑ **d.** La molécule obtenue possède un carbone asymétrique de configuration absolue S.

4 Parmi ces affirmations concernant les réactions d'élimination sur les dérivés monohalogénés, lesquelles sont correctes ?

❑ **a.** Une réaction d'élimination sur un dérivé monohalogéné conduit à un alcane.

❑ **b.** La réaction nécessite l'emploi d'une base.

❑ **c.** La réaction est sous contrôle thermodynamique.

❑ **d.** Les dérivés monohalogénés tertiaires subissent préférentiellement un mécanisme monomoléculaire en deux étapes.

❑ **e.** Le mécanisme E_2 ne fait pas intervenir d'intermédiaire réactionnel.

5 On traite le bromoéthane par les ions hydroxyde HO^-. Parmi les affirmations concernant cette réaction lesquelles sont correctes ?

❑ **a.** Selon les conditions opératoires, la réaction peut conduire à un alcène ou à un alcool.

❑ **b.** En élevant la température, on favorise l'élimination par rapport à la substitution nucléophile.

❑ **c.** Les mécanismes mis en jeu sont vraisemblablement monomoléculaires.

❑ **d.** L'alcène est le produit thermodynamique.

❑ **e.** L'utilisation d'un solvant protique polaire comme l'éthanol favorise l'élimination par rapport à la substitution nucléophile.

6 On traite le (2R, 3R)-2-bromo-3-méthylhexane, à chaud, en solution dans l'éthanol par les ions hydroxyde HO^-. La réaction met en jeu un mécanisme d'ordre 2. Soient les affirmations suivantes :

a. L'éthanol, solvant protique polaire favorise la substitution nucléophile vis-à-vis de l'élimination.

b. La température élevée favorise l'élimination vis-à-vis de la substitution nucléophile.

c. La réaction conduit majoritairement au (2S, 3R)-3-méthylhexan-2-ol.

d. La réaction est régiosélective.

e. La réaction est stéréospécifique.

f. Seul le diastéréoisomère Z de l'alcène majoritaire est formé.

Choisissez parmi les combinaisons suivantes, celle regroupant toutes et seulement des affirmations exactes.

❒ **A = a + c + e** ❒ **C = b + d + e**

❒ **B = b + d + e + f** ❒ **D = a + b + c**

7 On traite le 2-iodo-2-méthylbutane par les ions Cl^-. Parmi les affirmations concernant cette réaction lesquelles sont correctes ?

❒ **a.** Il s'agit d'une SN_1.

❒ **b.** La réaction se fait en deux étapes.

❒ **c.** La réaction est régiosélective.

❒ **d.** La réaction est stéréospécifique.

❒ **e.** La réaction conduit à un mélange racémique.

8 On traite le dérivé monohalogéné A par la soude en solution aqueuse.

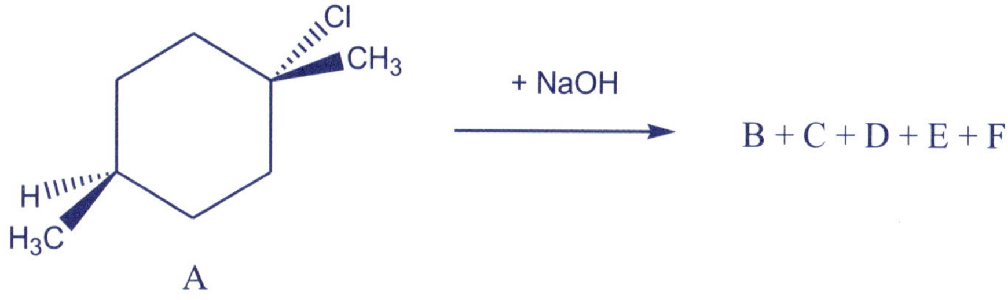

On obtient cinq produits. B, C et D ont pour formule brute C_8H_{14}. E et F ont pour formule brute $C_8H_{16}O$. La vitesse de la réaction est indépendante de la concentration en soude NaOH.

Soient les affirmations suivantes :

a. La réaction se fait en une seule étape.

b. La vitesse de la réaction est d'ordre 1.

c. Parmi les produits obtenus, quatre d'entre eux sont optiquement actifs.

d. La réaction passe par un intermédiaire commun.

e. La réaction se fait en deux étapes.

f. Le mélange obtenu est optiquement actif.

g. Parmi les produits obtenus, seul deux d'entre eux sont optiquement actifs.

h. Le mélange obtenu est optiquement inactif.

i. E et F sont énantiomères.

j. La vitesse de la réaction est d'ordre 2.

Choisissez parmi les combinaisons suivantes, celle regroupant toutes les affirmations exactes.

❐ **A = a + b + c + d + f**

❐ **B = b + d + f + g + i**

❐ **C = c + e + h + i + j**

❐ **D = b + c + d + e + i**

❐ **E = b + d + e + g + h**

9 Parmi ces affirmations concernant la synthèse du bromure d'éthylmagnésium à partir du bromoéthane, lesquels sont correctes.

❐ **a.** On fait réagir le bromoéthane avec du chlorure de magnesium $MgCl_2$.

❐ **b.** La réaction peut se faire en solution dans l'eau.

❐ **c.** La réaction se fait généralement sous un courant de diazote.

Corrigés

1 ❐ **a.** Il ne s'agit pas d'une élimination mais d'une substitution. Le mécanisme est effectivement d'ordre 1, la première étape est l'étape cinétiquement déterminante, elle ne fait intervenir qu'une espèce en tant que réactif, on dit qu'elle est monomoléculaire (sa molécularité est 1). Il s'agit d'une SN_1.

❐ **b.** Une SN_1 se déroule en deux étapes, la première étape conduit à la formation d'un carbocation, ce carbocation est un intermédiaire réactionnel (espèce qui ne figure ni dans les réactifs ni dans les produits de la réaction mais qui est présent dans le milieu durant la réaction).

❐ **c.** Le groupement –OH se fixe nécessairement sur le carbone 2, celui qui porte l'atome de brome, aucun autre isomère de position ne peut se former, la réaction n'est pas régiosélective.

☒ **d.** Les ions hydroxyde étant simultanément basiques et nucléophiles, la substitution nucléophile est en compétition avec l'élimination. L'élimination nécessite une très grande énergie d'activation qui ne peut pas être franchie à basse température, la substitution est donc favorisée. A basse température, on est sous contrôle cinétique, le produit qui se forme majoritairement est le produit qui nécessite la plus faible énergie d'activation.

❐ **e.** Le passage par un intermédiaire carbocationique plan conduit à la formation équiprobable du (2R)-butan-2-ol et du (2S)-butan-2-ol. La réaction n'est pas stéréospécifique.

❐ **f.** Les ions hydroxyde n'interviennent pas dans l'étape cinétiquement déterminante ; pour une SN_1, la vitesse de la réaction s'écrit $v = k_1[R\text{-}Br]$. La concentration en HO^- n'intervient pas dans la vitesse de réaction.

2 ❐ **a.** ☒ **b.** ❐ **c.** ❐ **d.** ❐ **e.**

Il s'agit d'un dérivé monohalogéné primaire. La molécule donne lieu à un mécanisme de type SN_2 en une étape, sans passage par un intermédiaire carbocationique (qui serait primaire donc très instable). On obtient le butan-1-ol, molécule achirale donc optiquement inactive et n'existant pas sous forme de deux énantiomères.

3 ❐ **a.** ❐ **b.** ❐ **c.** ☒ **d.**

Lors d'une SN_2, l'approche du nucléophile, simultanée avec le départ du nucléofuge impose une attaque dorsale : le nucléophile attaque le carbone électrophile en anti de l'halogène. Ceci à une conséquence sur la stéréochimie de la réaction : on observe une inversion de géométrie au niveau du centre fonctionnel.

Attention quand le nucléophile et le nucléofuge n'ont pas la même priorité selon les règles de Cahn, Ingold et Prelog, cela ne se traduit pas par une inversion de configuration absolue.

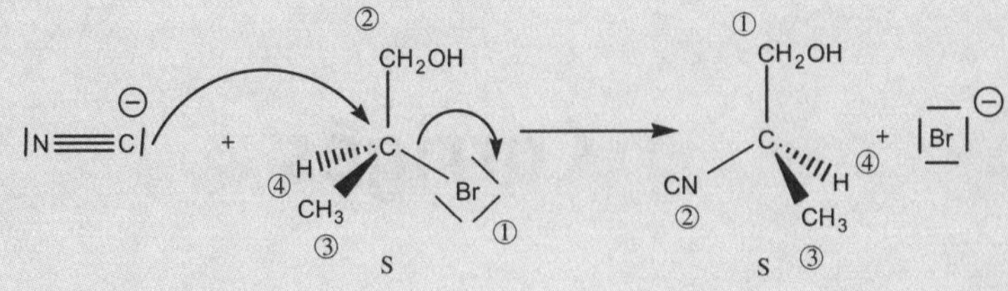

4

☐ **a.** Une réaction d'élimination sur un dérivé monohalogéné consiste en le départ de l'halogène et d'un hydrogène en β, ces ruptures de liaisons s'accompagnent de la formation d'une liaison double carbone-carbone. La réaction conduit donc à la formation d'un alcène.

☒ **b.** La base est nécessaire au départ de l'hydrogène en β.

☒ **c.** La réaction nécessite le franchissement d'une grande barrière d'énergie et conduit à un composé très stable, on dit qu'on est sous contrôle thermodynamique.

☒ **d.** Le mécanisme de la E_1 est le suivant :

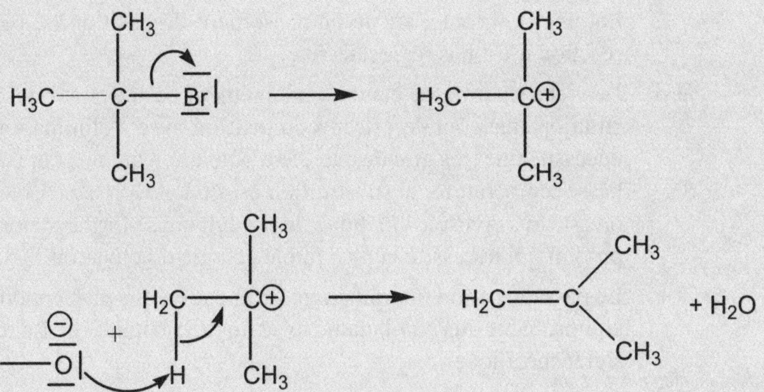

Le départ de l'halogène conduit à un carbocation. Avec un dérivé monohalogéné tertiaire cette étape est relativement facile car elle conduit à un carbocation tertiaire relativement stable (d'autre part l'encombrement stérique important dans un dérivé monohalogéné tertiaire rend difficile l'approche de la base sans départ préalable de l'halogène)

☒ **e.** Le mécanisme E_2 est le suivant :

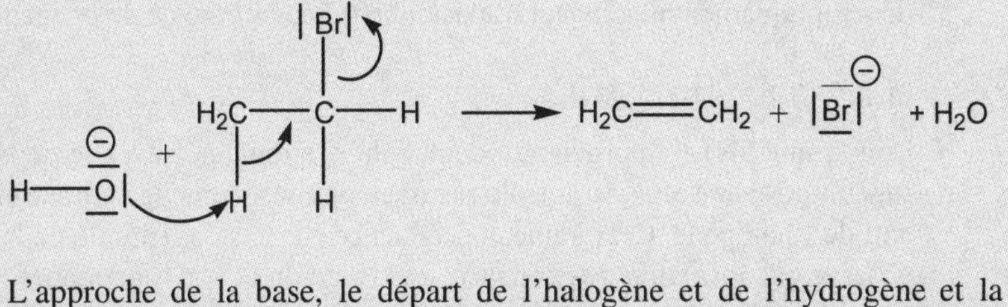

L'approche de la base, le départ de l'halogène et de l'hydrogène et la formation de la liaison double carbone-carbone sont simultanés, on parle de processus concerté, la réaction est un acte élémentaire, il n'y a pas d'intermédiaire réactionnel.

5 ☒ **a.** Les ions HO^- ont un caractère nucléophile permettant une substitution nucléophile qui conduit à un alcool et un caractère basique permettant une élimination qui conduit à un alcène.

☒ **b.** L'élimination nécessite le franchissement d'une grande barrière d'énergie, et conduit à un produit très stable. A haute température, le franchissement de cette barrière et possible et la formation de l'alcène est favorisée.

❒ **c.** Le bromoéthane est primaire, un mécanisme monomoléculaire conduirait à un carbocation primaire très instable. Les dérivés primaires subissent préférentiellement des mécanismes bimoléculaires, sans passage par un intermédiaire réactionnel.

☒ **d.** L'alcène est nettement plus stable que l'alcool, mais l'énergie d'activation de l'élimination est bien plus élevée que celle de la substitution. On peut expliquer ce phénomène par le profil d'énergie potentielle suivant :

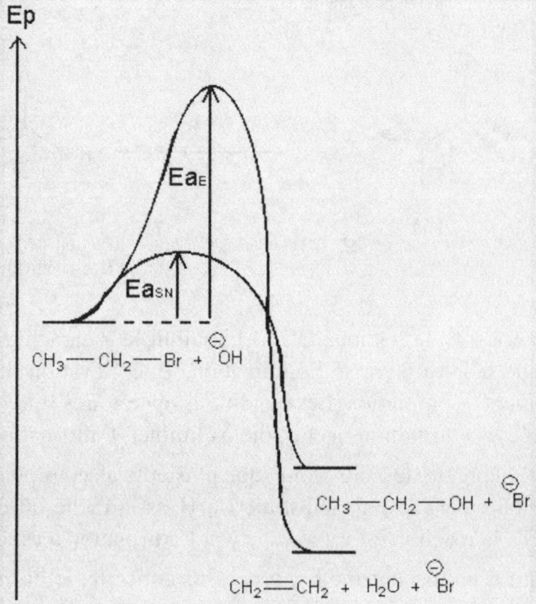

À basse température, le système a peu d'énergie, il ne peut pas franchir la grande barrière d'énergie E_{aE}, on forme l'alcool qui a une plus petite énergie d'activation, on dit que l'alcool est le produit cinétique.

À plus haute température, le système ayant plus d'énergie, il peut franchir E_{aE}, on forme l'alcène, le produit le plus stable, on dit que l'alcène est le produit thermodynamique.

☒ **e.** Dans un solvant protique polaire comme l'éthanol, les ions HO^- sont fortement solvatés, leur caractère nucléophile est alors faible et c'est le caractère basique qui l'emporte, l'élimination est alors favorisée par rapport à la substitution nucléophile.

6 ❒ **A.** ❒ **B.** ☒ **C.** ❒ **D.**

Il est indispensable de dessiner la molécule de l'énoncé pour pouvoir répondre correctement.

L'énoncé soulève le problème de la compétition entre une SN_2 et une E_2. On peut envisager les deux réactions suivantes :

attaque du HO⁻ par l'arrière (en anti du -Br)

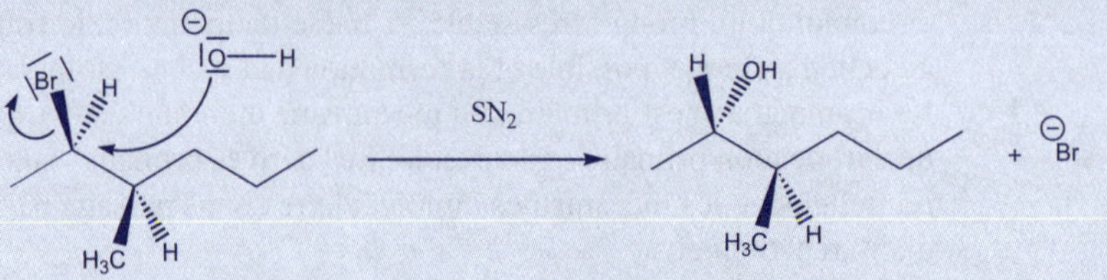

réaction stéréospécifique conduisant exclusivement au (2S, 3R)-3-méthylhexan-2-ol

conformation réactive pour une E_2
(H et Br partant en anti)

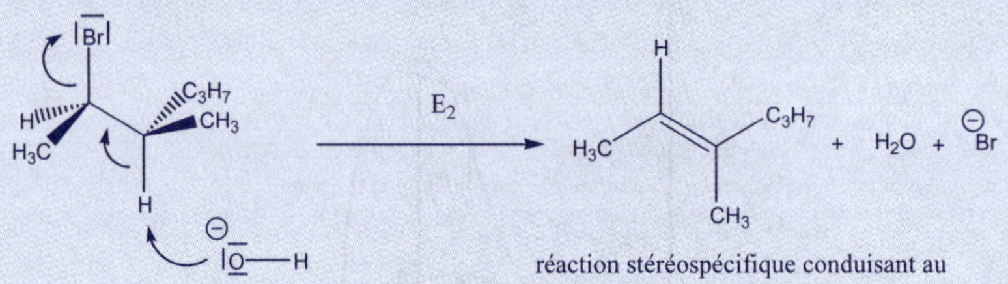

réaction stéréospécifique conduisant au (E)-3-méthylhex-2-ène

L'éthanol solvate les ions OH^-, il affaiblit leur caractère nucléophile. Un solvant protique polaire favorise l'élimination. Une élévation de la température favorise également l'élimination. Les conditions opératoires sont donc en faveur de l'élimination : les affirmations a et c sont à éliminer, l'affirmation b est correcte.

D'après la règle de Zaitsev, lorsque plusieurs alcènes peuvent se former, on forme majoritairement le plus substitué (le H est arraché du carbone 3 et non du carbone 1), la réaction est régiosélective, l'affirmation d est correcte.

Il s'agit d'un mécanisme E_2, processus concerté, le brome et l'hydrogène partant doivent être en anti, ce qui impose la formation exclusive de l'alcène E à l'exclusion de Z, l'affirmation e est correcte, la f est fausse.

7

☒ **a.** Les dérivés monohalogénés tertiaires donnent lieu à des mécanismes monomoléculaires. Le départ de l'halogène conduit à la formation d'un carbocation tertiaire stabilisé par l'effet inductif donneur des trois groupements alkyles donc relativement stable.

☒ **b.** La première étape conduit au carbocation, dans la seconde, le nucléophile vient se fixer au carbocation.

❒ **c.** La réaction n'est pas régiosélective, car le groupement chlorure ne peut se fixer que sur le carbone qui portait l'atome d'iode.

❒ **d.** La réaction n'est pas stéréospécifique, on ne peut pas envisager d'autres stéréoisomères.

❒ **e.** Ni la molécule de départ ni le produit final ne sont des molécules chirales, on ne peut pas former un couple d'énantiomère.

8 ❐ A. ❐ B. ❐ C. ❐ D. ☒ E.

Traité par la soude, un dérivé monohalogéné peut donner un alcène par une réaction d'élimination ou un alcool par une réaction de substitution nucléophile.

La vitesse de réaction est indépendante de la concentration en soude, il s'agit donc de mécanisme monomoléculaire, l'étape cinétiquement déterminante, celle qui impose sa vitesse est la première, l'étape de formation du carbocation par départ du chlore (cette étape est commune aux deux réactions). La réaction est d'ordre 1.

Une deuxième étape conduit soit à un alcool, soit à un alcène.

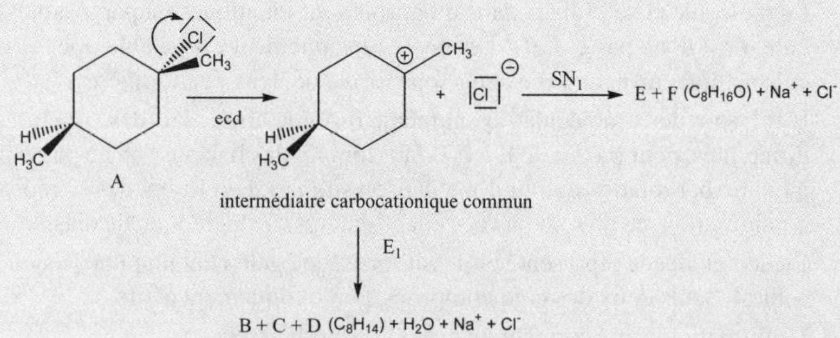

Les affirmations b., d. et e. sont correctes, les affirmations a. et j. sont fausses.

À ce stade, on peut éliminer les combinaisons A, B et C.

Représentons maintenant les composés pouvant se former par les deux réactions :

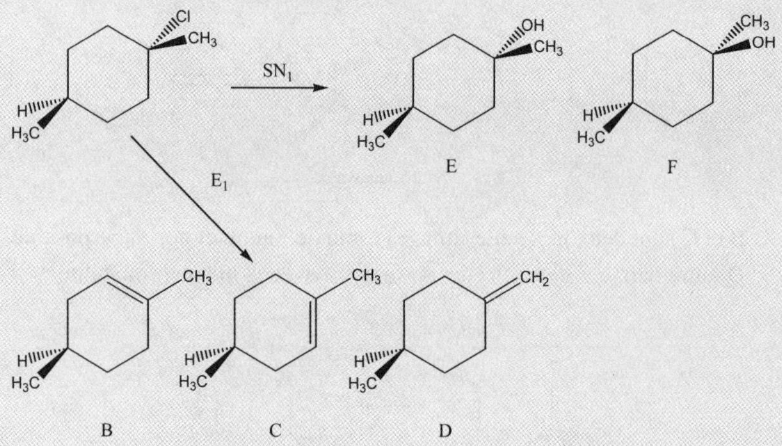

Parmi ces composés, il faut repérer les molécules optiquement actives, c'est-à-dire chirales.

Les deux alcools possèdent un plan de symétrie (plan passant par les quatre substituants –H, $-CH_3$, $-CH_3$, –OH), ce sont deux molécules achirales donc optiquement inactives.

Pour vérifier que les deux alcools sont achiraux, on peut aussi représenter leur image dans un miroir, par rotation de 180°, on retrouve la même molécule. Par exemple pour E :

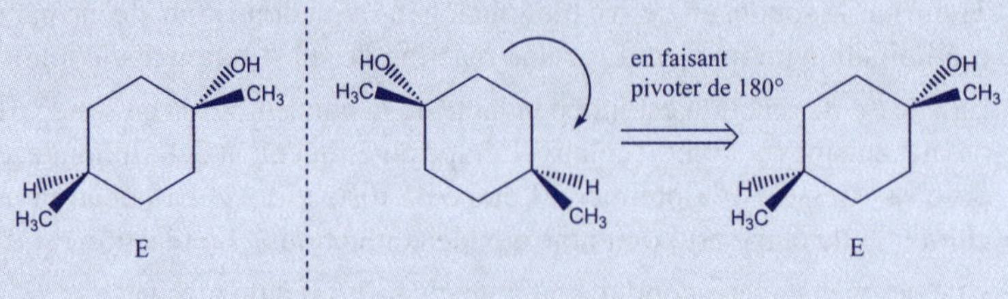

La molécule et son image dans un miroir sont identiques (superposables), la molécule n'est donc pas chirale. Le même raisonnement est valable pour F. Une molécule achirale ne peut pas exister sous forme de deux énantiomères.

E et F sont deux molécules ayant même formule brute mais des structures spatiales différentes, pour passer de E à F, il faut rompre des liaisons (on ne passe pas de l'un à l'autre par rotation autour d'une liaison simple), E et F sont des stéréoisomères de configuration, ce ne sont pas des énantiomères, il s'agit donc de diastéréoisomères.

Le denier alcène représenté ci-dessus possède également un plan de symétrie, il est achiral. Seuls deux des cinq composés sont optiquement actifs.

L'affirmation g. est correcte, la c. et la i. sont fausses.

Seule la combinaison E peut être retenue.

Pour vérifier l'affirmation h. et infirmer la f., il faut regarder plus en détail la formation des deux alcènes chiraux.

On peut d'abord constater que ces deux alcènes sont énantiomères :

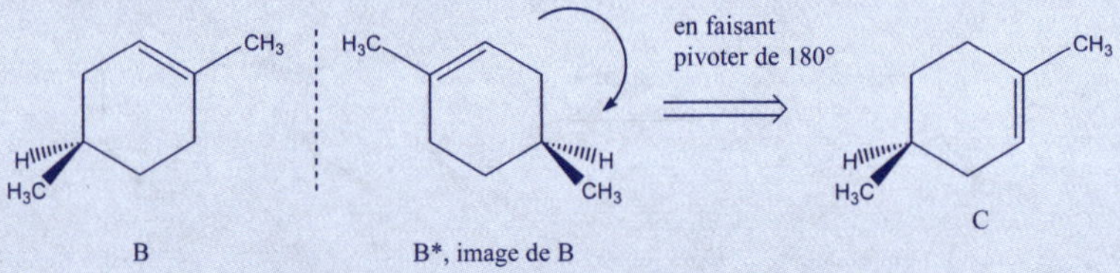

B et C sont deux molécules images l'une de l'autre et non superposable.

D'autre part, ces deux alcènes se forment avec la même probabilité :

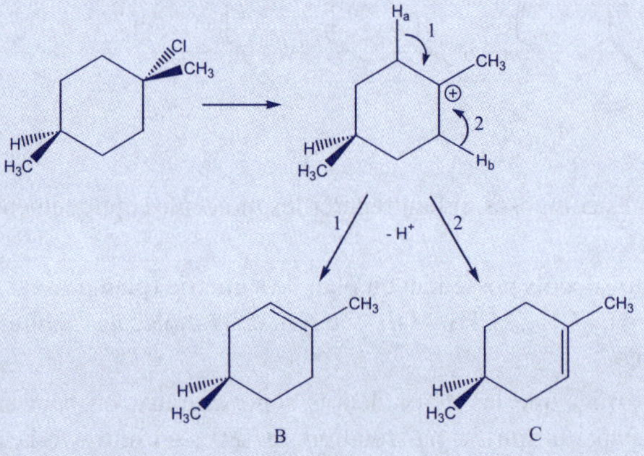

Les hydrogènes H_a et H_b sont identiques, les voies 1 et 2 sont donc équiprobables : les alcènes B et C sont formés dans les mêmes proportions : on obtient un mélange racémique, optiquement inactif. L'affirmation h. est correcte, la f. est fausse.

9 ❒ **a.** ❒ **b.** ☒ **c.**

On prépare le bromure d'éthylmagnésium à partir du bromoéthane et de magnésium métallique.

$$CH_3—CH_2—Br \quad + \quad Mg \longrightarrow CH_3—CH_2—MgBr$$

Les organomagnésiens (ou réactifs de grignard) étant très réactifs, toutes les précautions doivent être prises pour éviter la présence d'eau, d'oxygène et de dioxyde de carbone : réaction en milieu anhydre, utilisation d'un dessiccateur, courant d'un gaz inerte (N_2 en général). Schéma classique d'une synthèse magnésienne :

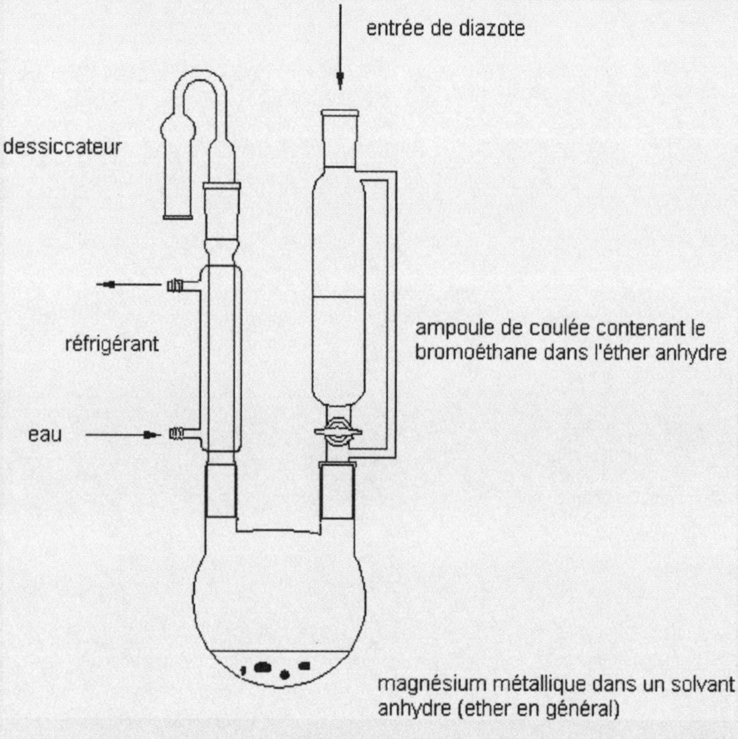

Alcools et dérivés 15

1 On considère les réactions ci-dessous mettant en jeu le propan-2-ol. Associer à chaque réaction la formule semi-développée du composé formé.

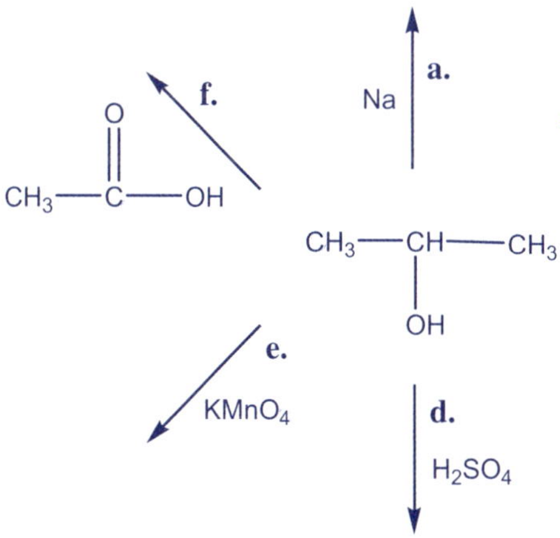

Réactions.

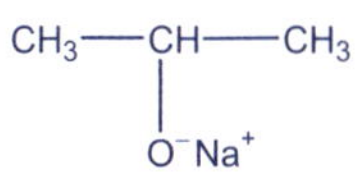

1

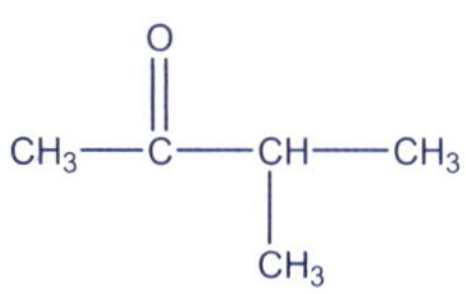

2

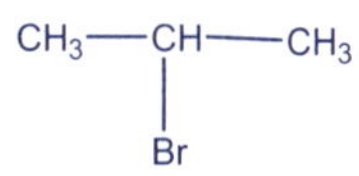

3

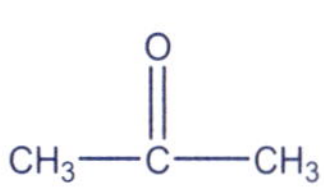

4

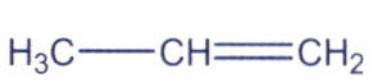

5

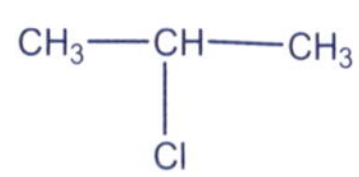

6

Formules semi-développées des composés obtenus.

2 Parmi ces affirmations concernant la déshydratation du 3-méthylpentan-2-ol en milieu acide, selon un mécanisme E_1, lesquelles sont correctes ?

❐ **a.** La réaction est régiosélective.

❐ **b.** La réaction conduit majoritairement au 3-méthylpent-2-ène.

❐ **c.** La réaction est stéréospécifique.

❐ **d.** D'après la règle de Zaïtsev, on forme majoritairement l'alcène le plus hydrogéné.

❐ **e.** Le diastéréoisomère Z, plus stable est formé majoritairement.

3 Par une réaction d'élimination, le composé A donne un mélange de B et C.

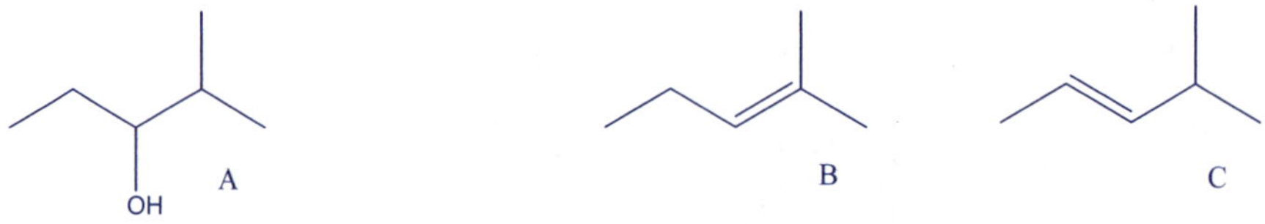

Parmi ces affirmations concernant le composé B, lesquelles sont correctes ?

❐ **a.** B est le composé majoritairement formé.

❐ **b.** B présente une diastéréoisomérie Z/E.

❐ **c.** B est un isomère du benzène.

❐ **d.** L'ozonolyse de B suivie de son hydrolyse (en présence de zinc) produit la propanone et le propanal.

❐ **e.** L'hydrogénation de B produit du 2- méthylpentane.

4 On traite le (1S, 2R)-2-méthylcyclopentanol par l'acide sulfurique concentré à 180 °C, la molécule subit une déshydratation dont le mécanisme s'apparente à une E_1. On fait subir au composés A et B obtenus une ozonolyse en milieu réducteur.

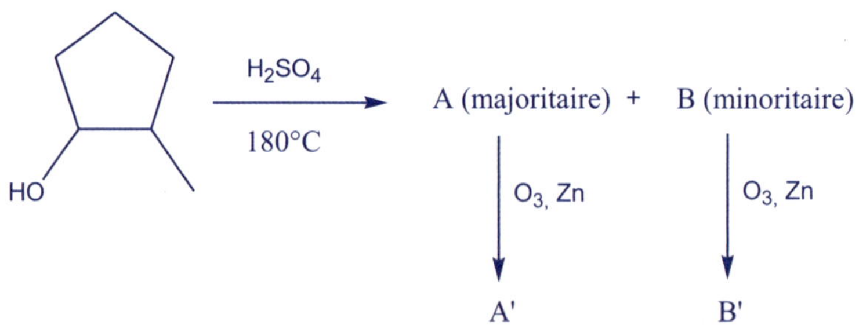

Parmi les affirmations suivantes concernant cette réaction, lesquelles sont correctes :

❒ **a.** Le 2-méthylcyclopentanol existe sous forme de trois stéréoisomères de configuration, une couple d'énantiomère et une molécule méso.

❒ **b.** A et B sont des alcènes.

❒ **c.** D'après la règle de Zaïtsev, on forme majoritairement l'alcène le plus substitué.

❒ **d.** A et B sont des diastéréoisomères.

❒ **e.** A et B sont optiquement actifs.

❒ **f.** A' est le 5-oxohexanal.

❒ **g.** B' est optiquement actif.

5 On considère les deux alcools suivants :

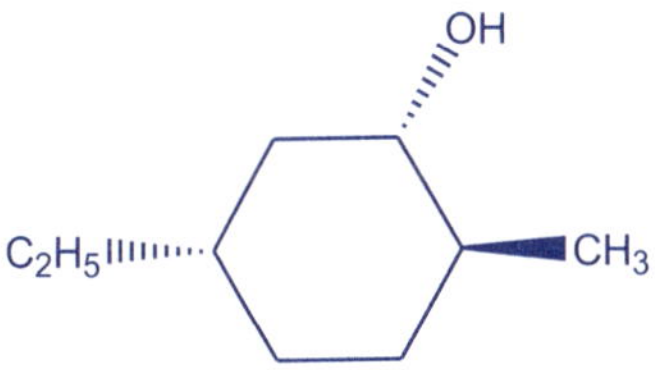

A

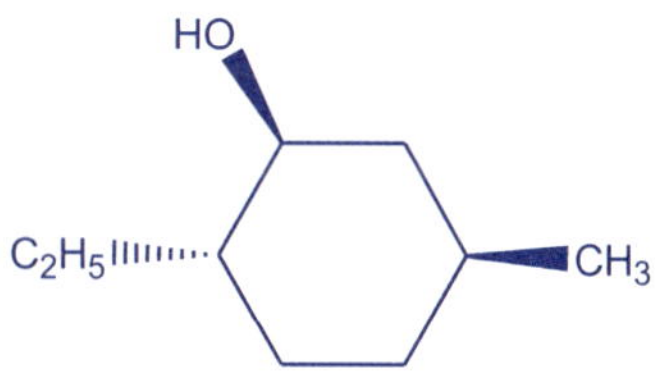

B

On les place ensemble en milieu acide, on obtient un mélange de composés de formule brute C_9H_{16}.

Soient les affirmations suivantes :

a. Le mélange obtenu est constitué de quatre composés.

b. La réaction s'effectue en une étape.

c. Chacun des composés obtenus est optiquement actif.

d. Le mélange obtenu est optiquement inactif.

e. Il y a un intermédiaire réactionnel.

f. Le mélange obtenu est constitué au plus de trois composés.

g. Le mécanisme de cette réaction passe par la formation d'un carbocation.

Choisissez parmi les combinaisons suivantes, celle regroupant toutes les affirmations exactes.

❒ **A = a + b + d + g**

❒ **B = c + e + f + g**

❒ **C = b + c + d + f**

❒ **D = c + d + e + g**

❒ **E = b + c + e + f**

Corrigés

1 ❒ a. 1 ❒ b. 6 ❒ c. 3 ❒ d. 5 ❒ e. 4 ❒ f. 2

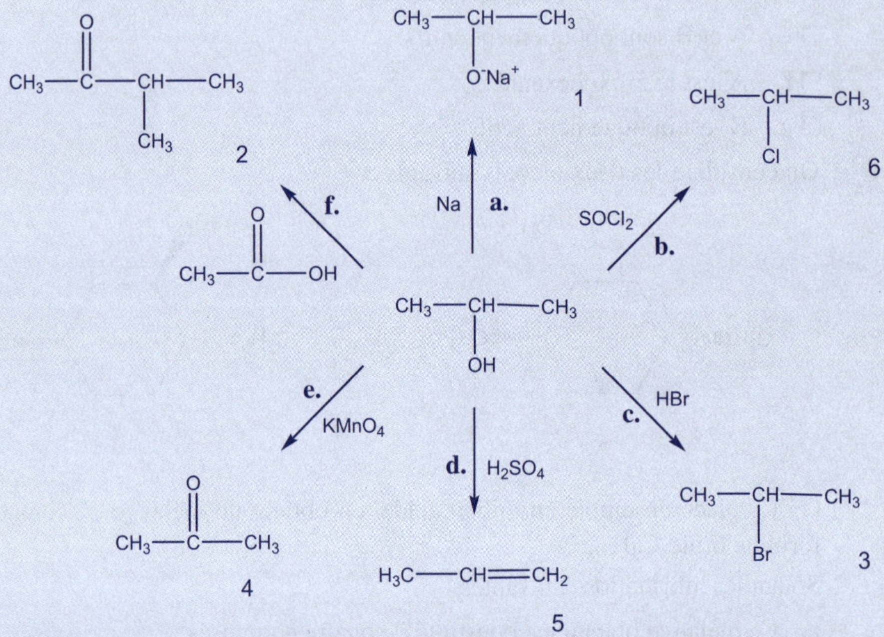

2 ☒ a. ☒ b. ❒ c. ❒ d. ❒ e.

Le mécanisme de l'élimination d'un alcool secondaire selon un mécanisme E_1 est rappelé ci-dessous :

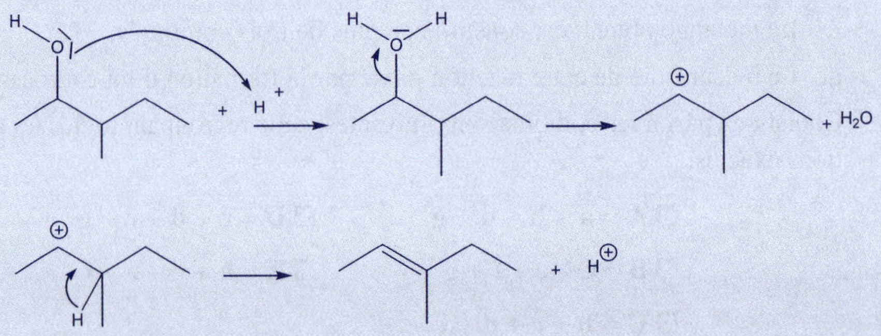

La réaction peut conduire à deux isomères de position : le 3-méthylpent-1-ène et le 3-méthylpent-2-ène : d'après la règle de Zaitsev, on forme majoritairement l'alcène le plus substitué, 3-méthylpent-2-ène : la réaction est régiosélective. La réaction est sous contrôle thermodynamique : on forme le dérivé éthylénique le plus stable : l'alcène E, plus dégagé que l'alcène Z, et donc plus stable, est formé majoritairement.

La réaction n'est pas stéréospécifique, le passage par un carbocation plan autorise les rotations des liaisons carbone-carbone avant le départ du H^+.

3

☒ **a.** Il s'agit de la déshydratation d'un alcool secondaire, elle conduit à un alcène, d'après la règle de Zaytsev, l'alcène le plus substitué est formé majoritairement.

❒ **b.** Le carbone n° 2 de B porte deux groupements $-CH_3$, B ne présente pas de diastéréoisomérie Z/E.

❒ **c.** Deux isomères ont même formule brute. La formule brute de B est C_6H_{12}, celle du benzène C_6H_6.

☒ **d.**

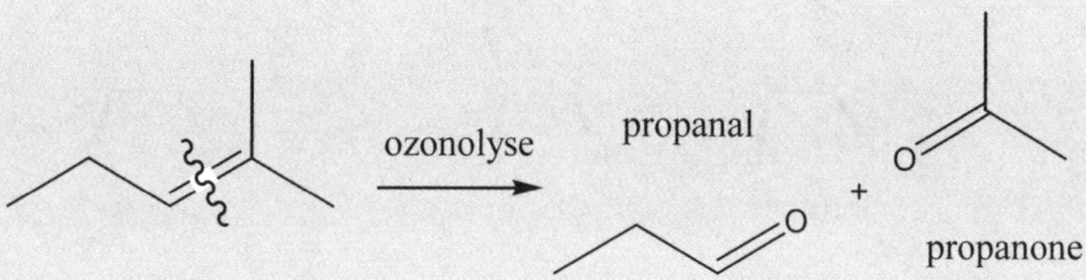

☒ **e.**

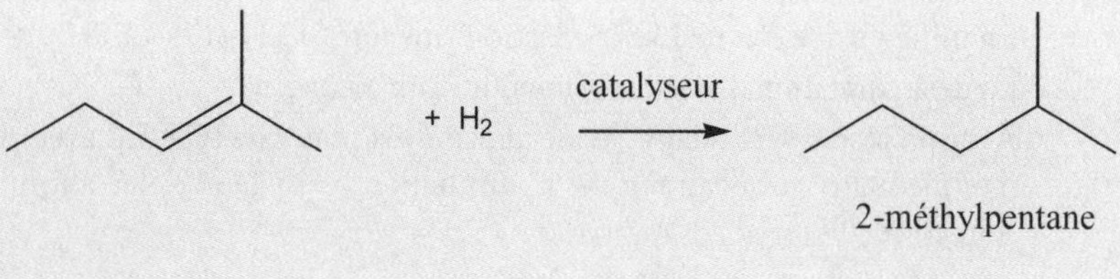

4 Les réactions considérées sont les suivantes :

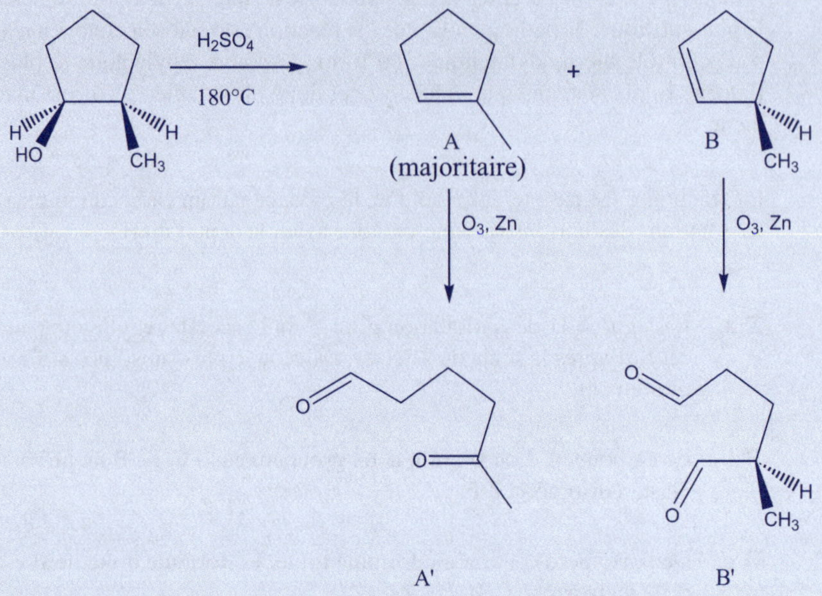

❐ **a.** Le 2-méthylcyclopentanol possède deux carbones asymétriques, il existe sous forme de quatre stéréoisomères de configuration, deux couples d'énantiomère.

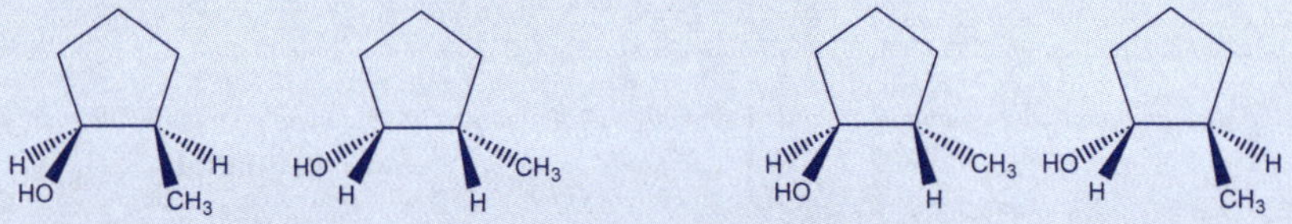

(1S, 2R) (1R, 2S) (1S, 2S) (1R, 2R)

☒ **b.** La déshydratation d'un alcool en milieu acide conduit à un alcène.

☒ **c.** La réaction est sous contrôle thermodynamique, on forme majoritairement l'alcène le plus stable, c'est-à-dire le plus substitué.

❐ **d.** A et B n'ont pas la même formule semi-développée, ce sont des isomères de position.

❐ **e.** Seul B est optiquement actif.

☒ **f.** A′ est le 5-oxohexanal.

☒ **g.** B′ possède un et un seul carbone asymétrique, il est optiquement actif.

5 ❐ **A.** ☒ **B.** ❐ **C.** ❐ **D.** ❐ **E.**

En milieu acide, on réalise la réaction suivante : $C_9H_{18}O \rightarrow C_9H_{16} + H_2O$.

La déshydratation d'un alcool conduit à un alcène.

Avec un alcool secondaire, le mécanisme est plutôt de type E_1, avec passage par un intermédiaire carbocationique. L'affirmation b. est fausse, les affirmations e. et g. sont correctes.

Il faut ensuite représenter les composés susceptibles de se former :

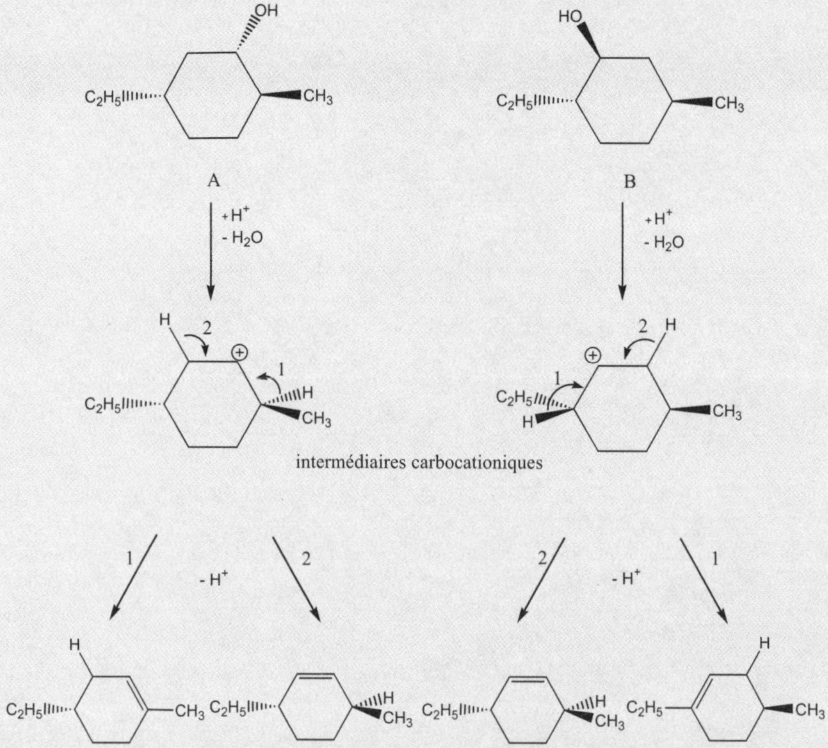

Pour les deux alcools, une fois que le carbocation est formé, deux hydrogènes différents sont susceptibles de partir, deux alcènes peuvent donc se former, mais les deux voies « 2 » conduisent au même composé, seuls trois alcènes différents sont donc susceptibles de se former : l'affirmation a. est fausse, la f. est correcte.

En observant les trois molécules obtenues, on constate que ce sont trois molécules chirales donc optiquement actives. Il s'agit d'isomères différents, il n'y a donc pas de relation entre leurs pouvoirs rotatoires spécifiques, il n'y a aucune raisons pour que le mélange soit optiquement inactif.

Parmi les combinaisons, certaines sont aberrantes :

Si la réaction passe par un carbocation, il y a forcément un intermédiaire réactionnel (un carbocation est un intermédiaire réactionnel), la combinaison A qui propose l'affirmation g. sans l'affirmation e. est à éliminer.

Si la réaction se fait en une étape, par définition, il n'y a pas d'intermédiaire réactionnel, la combinaison E qui propose l'affirmation b. et simultanément l'affirmation e. est à éliminer.

Enfin, pour que les affirmations c. et d. soient simultanément correctes (combinaisons C et D), il faut former des couples d'énantiomères dans les mêmes proportions (mélange racémique).

Amines 16

1 On considère les espèces suivantes :

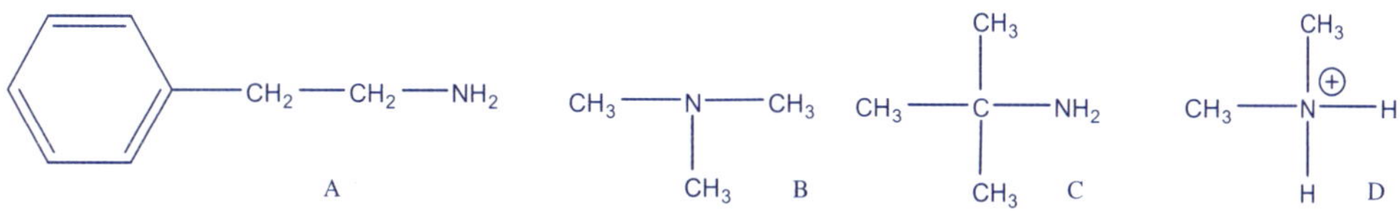

Parmi ces affirmations, lesquelles sont correctes ?

❒ **a.** A est une amine primaire.

❒ **b.** B est une amine secondaire.

❒ **c.** C est une amine tertiaire.

❒ **d.** A est une amine aromatique.

❒ **e.** D est un ion ammonium quaternaire.

2 On considère les réactions ci-dessous mettant en jeu la méthanamine. Associer à chaque réaction la formule semi-développée du composé majoritairement formé.

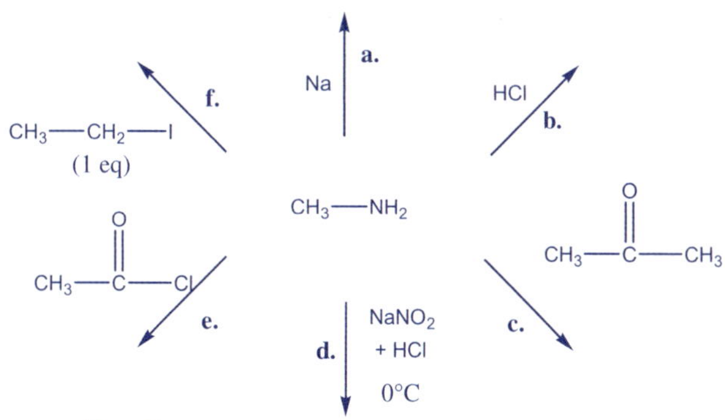

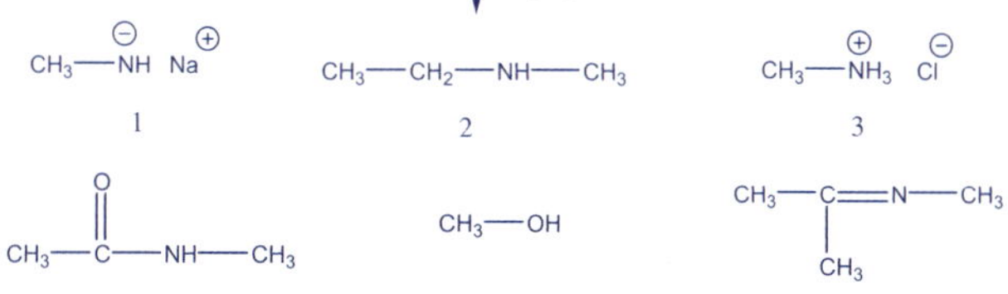

3 Parmi les réactions suivantes, lesquelles mettent en jeu le caractère nucléophile des amines ?

❒ **a.** $CH_3{-}NH_2 + HBr \longrightarrow CH_3{-}\overset{\oplus}{N}H_3 + \overset{\ominus}{Br}$

❒ **b.** $CH_3{-}Br + CH_3{-}NH_2 \longrightarrow CH_3{-}NH{-}CH_3 + HBr$

❒ **c.** $CH_3{-}NH_2 + Na \longrightarrow CH_3{-}\overset{\ominus}{N}H\ \overset{\oplus}{Na} + {}^1/_2\ H_2$

❒ **d.**

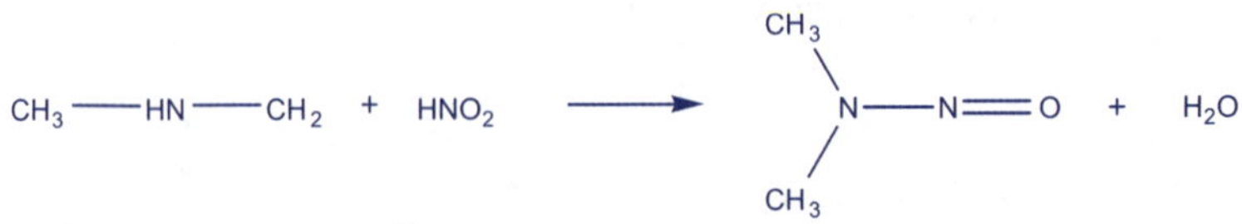

4 Quel(s) composé(s) obtient-on après action de l'acide nitreux sur la diméthylamine ?

❒ **a.** le propan-2-ol.

❒ **b.** un alcool.

❒ **c.** un dérivé nitrosé.

❒ **d.** aucun composé n'est obtenu.

❒ **e.** un dégagement gazeux d'azote.

5 Soient les amines suivantes :

a $CH_3{-}CH_2{-}NH_2$

b $CH_3{-}NH{-}CH_2{-}CH_3$

c $CH_3{-}CH_2{-}NH{-}CH_2{-}CH_3$

d

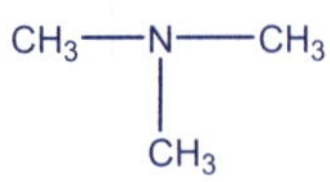

e

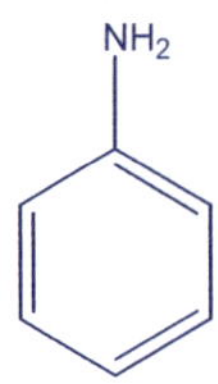

5.1. Parmi ces composés, le(s)quel(s) donne(nt) une N-nitrosamine après action de l'acide nitreux ?

❒ **a.**

❒ **b.**

❒ **c.**

❒ **d.**

❒ **e.**

5.2. Parmi ces composés, le(s)quel(s) donne(nt) un ion diazonium stable après action de l'acide nitreux ?

❒ **a.**

❒ **b.**

❒ **c.**

❒ **d.**

❒ **e.**

5.3. Parmi ces composés, le(s)quel(s) donne(nt) un sel de N-nitrosammonium stable à basse température après action de l'acide nitreux ?

❒ **a.**

❒ **b.**

❒ **c.**

❒ **d.**

❒ **e.**

6 On considère les amines suivantes :

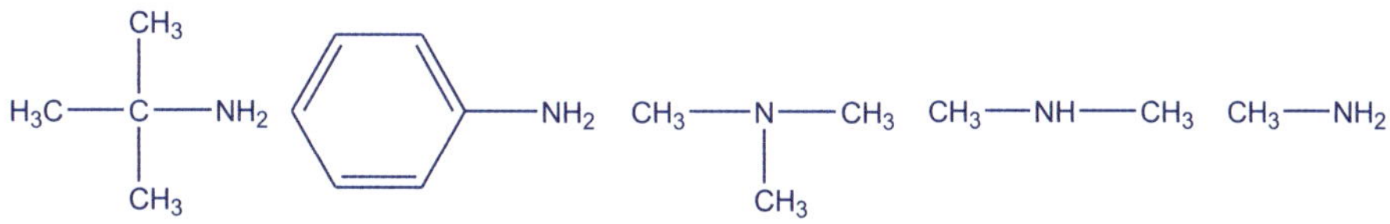

I II III IV V

Parmi ces affirmations concernant les amines de la figure ci-dessus, lesquelles sont correctes ?

❒ **a.** II et V sont des amines primaires.

❒ **b.** IV est une amine secondaire.

❒ **c.** I et III sont des amines tertiaires.

❒ **d.** IV est plus basique que V.

❒ **e.** II est plus basique que V.

❒ **f.** III est plus basique que IV.

Corrigés

1 La classe de l'amine est définie en fonction du degré de substitution de l'azote.

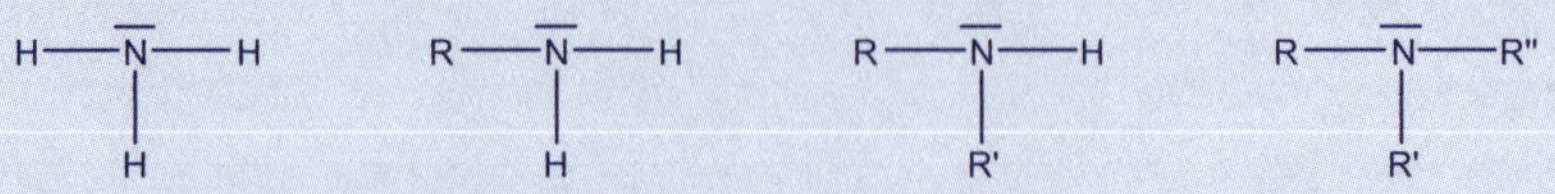

ammoniac — amine primaire — amine secondaire — amine tertiaire

☒ **a.** A est une amine primaire.
☐ **b.** B est une amine tertiaire.
☐ **c.** C est une amine primaire.
☐ **d.** A possède un noyau aromatique mais le doublet de l'azote n'est pas engagé dans la délocalisation.
☐ **e.** D est un ion ammonium mais pas quaternaire.

2 Combinaisons correctes

☐ **a. 1** ☐ **b. 3** ☐ **c. 6** ☐ **d. 5** ☐ **e. 4** ☐ **f. 2**

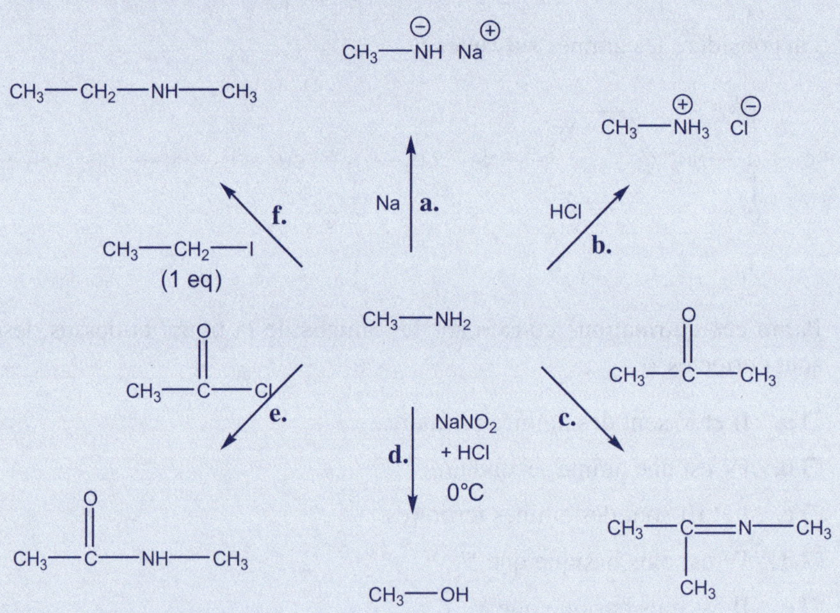

3 ☐ **a.** ☒ **b.** ☐ **c.** ☒ **d.**

L'atome d'azote, électronégatif et porteur d'un doublet non liant, est un site nucléophile, susceptible de réagir avec les sites électrophiles. Ce caractère nucléophile intervient dans de nombreuses réactions mettant en jeu les amines.

L'alkylation des amines consiste en la fixation d'un groupe alkyle sur l'atome d'azote par action de l'amine sur un dérivé monohalogéné. La réaction conduit à la formation d'une amine de classe supérieure.

$$NH_2-CH_3 + CH_3-CH_2-Cl \longrightarrow CH_3-HN-CH_2-CH_3 + H-Cl$$

Il s'agit d'une réaction de substitution nucléophile, où le nucléophile est l'amine. Le mécanisme est une SN_1 ou une SN_2 selon la classe du dérivé monohalogéné. L'amine obtenue étant encore nucléophile, elle peut, à son tour, réagir avec le dérivé monohalogéné et subir une nouvelle alkylation, on obtient donc généralement un mélange d'amines de différentes classes et le sel d'ammonium quaternaire. Pour limiter ces phénomènes de polyalkylation, on introduit l'amine en large excès par rapport au dérivé monohalogéné. La nitrosation est la réaction entre une amine et l'acide nitreux HNO_2. Instable, celui-ci est préparé in situ par action de l'acide chlorhydrique à froid sur le nitrite de sodium selon $NO_2^- + H^+ = HNO_2$. L'acide nitreux libère l'électrophile NO^+.

4 **❒ a. ❒ b. ☒ c. ❒ d. ❒ e.**

La diméthylamine est une amine secondaire, sa réaction avec l'acide nitreux conduit à un composé nitrosé.

$$CH_3-NH-CH_3 + HNO_2 \longrightarrow H_3C-N(CH_3)-N=O + H_2O$$

N-nitrosoamine

5 **5.1.**

❒ a.
☒ b.
☒ c.
❒ d.
❒ e.

5.2.

❒ a.
❒ b.
❒ c.
❒ d.
☒ e.

5.3.

❒ a.
❒ b.
❒ c.
☒ d.
❒ e.

Il s'agit là encore de discuter du composé obtenu par diazotation d'une amine, c'est-à-dire lors de la réaction entre l'amine et l'acide nitreux généré in situ à partir de nitrite de sodium et d'acide chlorhydrique :

$$NaNO_2 + HCl \longrightarrow HNO_2 + NaCl$$

En milieu acide, l'acide nitreux se décompose pour donner l'électrophile NO^+ :

$$HNO_2 + H^+ \longrightarrow H_2O + NO^+$$

Il s'agit ensuite d'une attaque nucléophile de l'amine sur NO^+ :

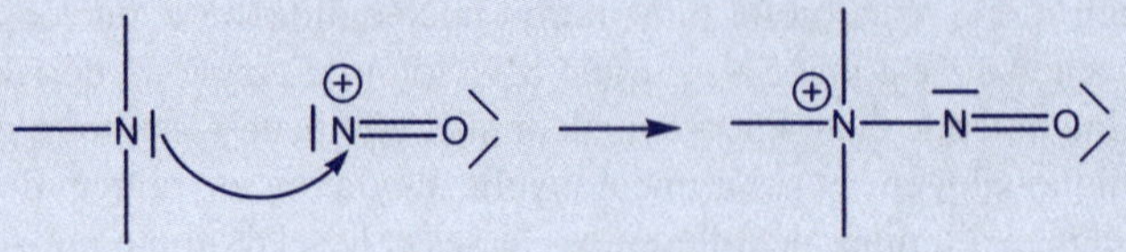

sel de N-nitrosammonium

L'évolution de ce composé dépend de la classe de l'amine.

Si l'amine est tertiaire, le sel de N-nitrosammonium est stable à base température, il n'y a pas de manifestation visible.

Avec une amine secondaire, la déprotonation du sel de N-nitrosammonium conduit à la formation d'une N-nitrosamine, relativement stable et généralement jaune. On observe la formation d'une deuxième phase.

Avec une amine primaire, à la suite d'une série de migration d'hydrogène, un ion diazonium est formé, généralement très instable, qui se décompose en formant du diazote : on observe un dégagement gazeux.

Le cas des amines primaires aromatiques est un peu particulier : on obtient un ion diazonium stable : l'ion arènediazonium est en effet stabilisé par mésomèrie :

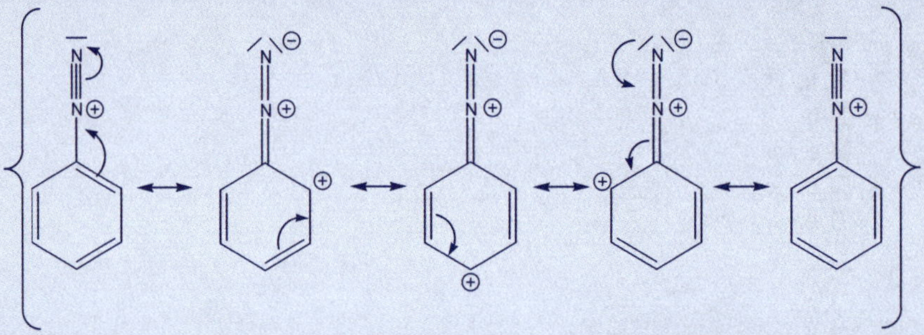

Le phénomène de délocalisation électronique stabilise l'ion formé.

6 **☒ a.** **☒ b.** **❒ c.** La classe de l'amine est définie en fonction du degré de substitution de l'azote et non du carbone portant l'azote.

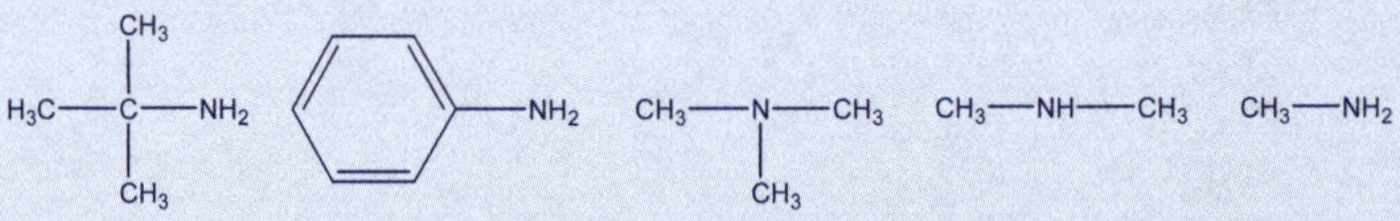

I	II	III	IV	V
primaire	primaire	tertiaire	secondaire	primaire

☒ d. **❒ e.** **❒ f.** Le doublet de l'azote est susceptible de capter un proton : une amine est une base. La base est d'autant plus forte que le doublet de l'azote est disponible : plus le doublet de l'azote est disponible, plus la densité électronique sur cet atome est grande, plus il capte facilement un proton, plus le caractère basique est fort.

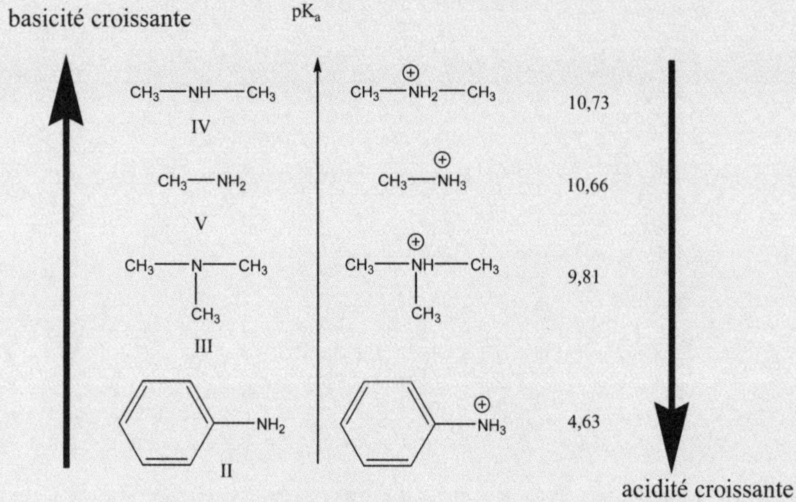

La très faible basicité de l'aniline peut s'expliquer par le fait que le doublet de l'azote participe à la délocalisation du noyau aromatique :

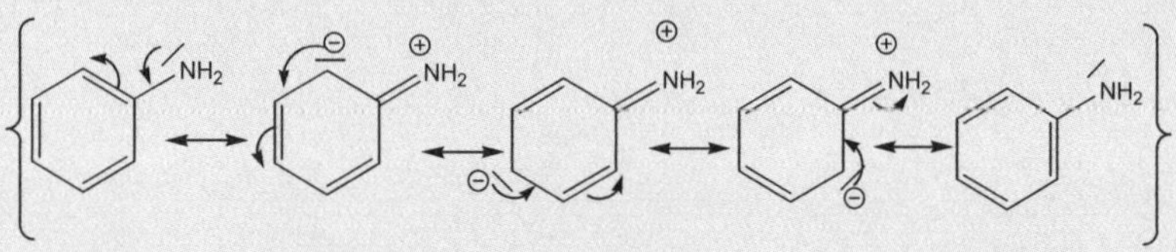

Ce doublet, situé dans une orbitale p pure et engagé dans la délocalisation est moins disponible pour capter un proton.

II est moins basique que V

Pour comparer la basicité de $(CH_3)_2NH$ et CH_3-NH_3, on évoque l'effet inductif donneur des groupements méthyles qui enrichissent l'azote en électrons, rendant ainsi l'amine secondaire plus basique que l'amine primaire.

IV est plus basique que V.

Pour justifier, le pK_a du couple $(CH_3)_3NH^+/(CH_3)_3N$, il est nécessaire de considérer plusieurs paramètres, notamment l'encombrement : le fort encombrement stérique autour de l'atome d'azote rend le doublet moins accessible, la capture d'un proton est alors plus difficile.

III est moins basique que IV.

Dérivés carbonylés 17

1 On considère les réactions ci-dessous mettant en jeu la propanone. Associer à chaque réaction la formule semi-développée du composé majoraiterement formé

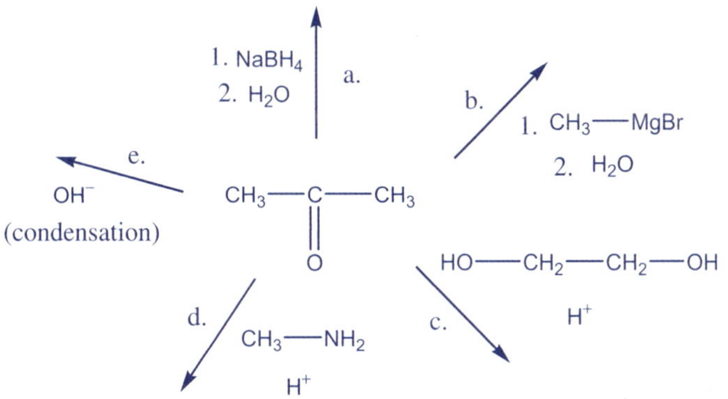

Réactions

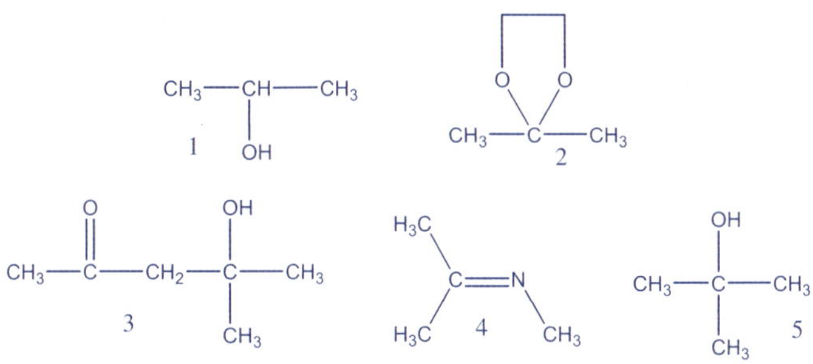

Composés formés

2 Parmi ces affirmations concernant la réactivité des aldéhydes et des cétones, lesquelles sont correctes :

❒ **a.** Le carbone de la fonction carbonyle est électrophile.

❒ **b.** L'effet inductif + I des deux groupements alkyles de la cétone accentue le caractère électrophile du carbone du carbonyle (par rapport à l'aldéhyde).

❒ **c.** Un aldéhyde est plus réactif qu'une cétone vis à vis d'un nucléophile.

❒ **d.** Les aldéhydes et les cétones s'oxydent en acide carboxylique en présence de dichromate de potassium.

❒ **e.** Le test à la 2,4-DNPH est caractéristique des aldéhydes et des cétones.

❒ **f.** Le test de Tollens (test au miroir d'argent) est caractéristique des aldéhydes et des cétones.

❒ **g.** Le test à la liqueur de Fehling est caractéristique des aldéhydes et des cétones.

3 On considère l'hémiacétalisation intramoléculaire du 5-hydroxypentanal en milieu acide. Soient les affirmations suivantes concernant cette réaction :

a. Il s'agit d'une addition nucléophile sur la fonction aldéhyde.

b. On forme un hémiacétal cyclique.

c. On forme le pentan-1,5-diol.

d. Lors de la réaction, un centre asymétrique est créé.

e. Le mélange obtenu est optiquement actif.

f. On forme majoritairement le composé possédant un carbone asymétrique de configuration absolue R.

Choisissez parmi les combinaisons suivantes, celle regroupant toutes les affirmations exactes.

❒ **A = a + b + d**

❒ **B = c**

❒ **C = d + e + f**

❒ **D = a + b + d + e**

❒ **E = b + d + e + f**

4 Quel composé obtient-on après action du bromure de methylmagnésium sur la butan-2-one (en milieu anhydre suivi d'une hydrolyse) ?

❒ **a.** 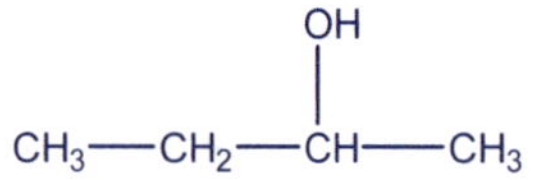

❒ **b.** 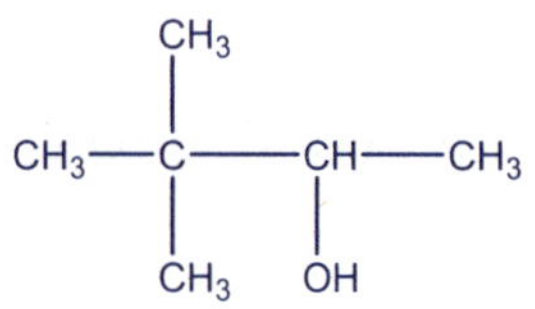

❐ **c.** 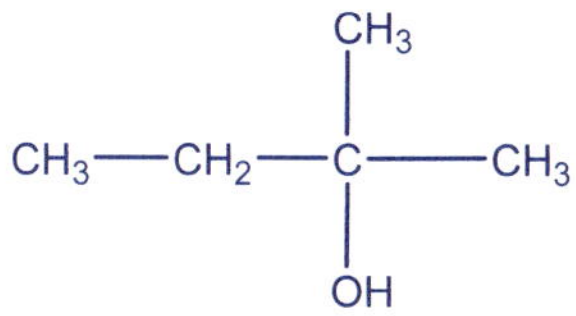

❐ **d.** $CH_3—CH_2—CH_2—OH$

❐ **e.** 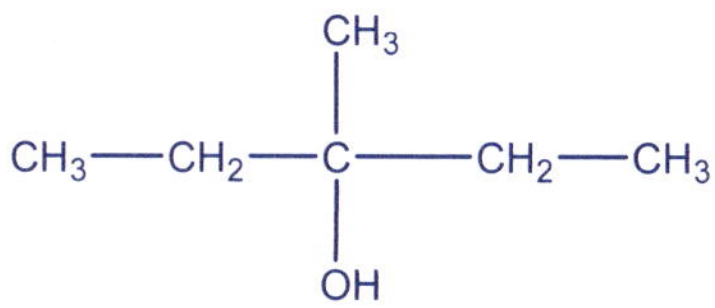

5 Quel composé obtient-on après aldolisation du butanal en milieu basique ?

❐ **a.** 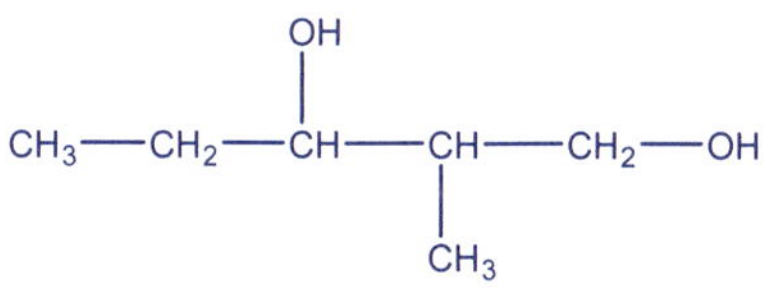

❐ **b.** 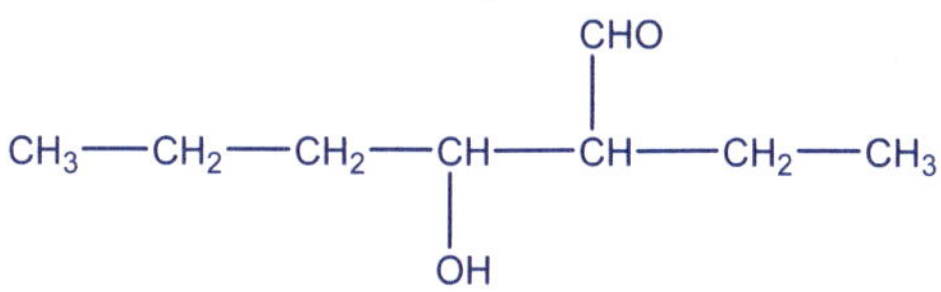

❐ **c.** 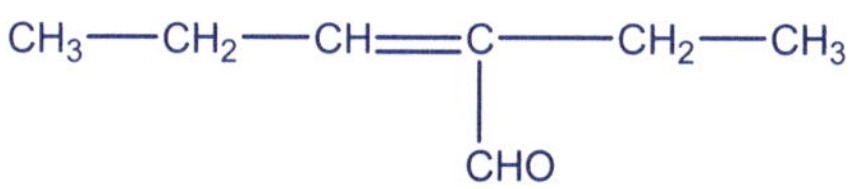

❐ **d.** 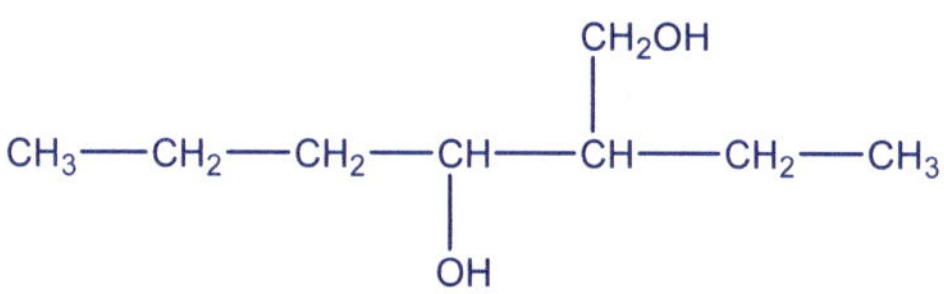

❐ **e.** 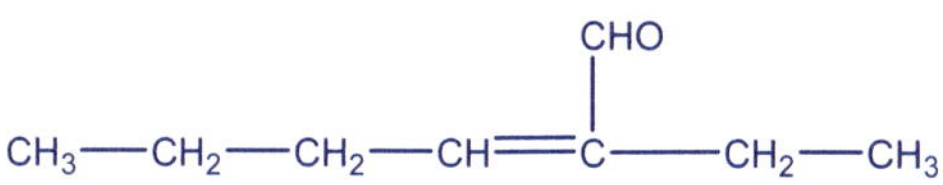

6 Soit le composé suivant :

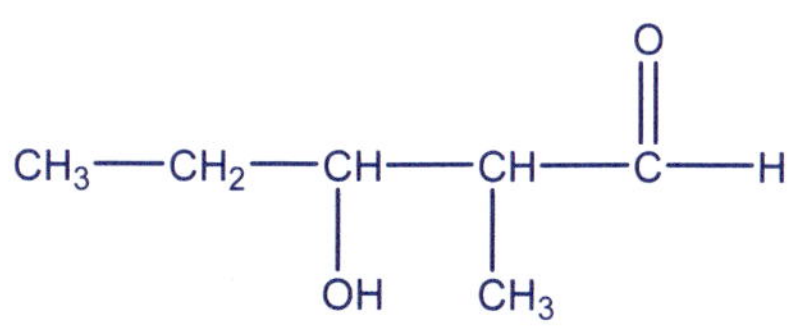

6.1. Parmi les affirmations suivantes concernant ce composé, lesquelles sont correctes :

❒ **a.** C'est un cétol.

❒ **b.** Il est obtenu par aldolisation entre 2 molécules d'éthanal.

❒ **c.** Il est obtenu par aldolisation entre 2 molécules de propanal.

❒ **d.** Il est obtenu par cetolisation entre 2 molécules d'acétone.

❒ **e.** Il se déshydrate en milieu acide pour donner un aldéhyde insaturé.

6.2. Quel molécule obtient-on préférentiellement après crotonisation de ce composé ?

❒ **a.** 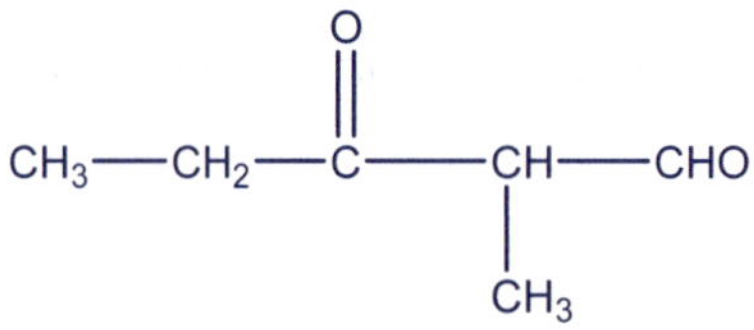

❒ **b.** $CH_3—CH_2—CHO$

❒ **c.** 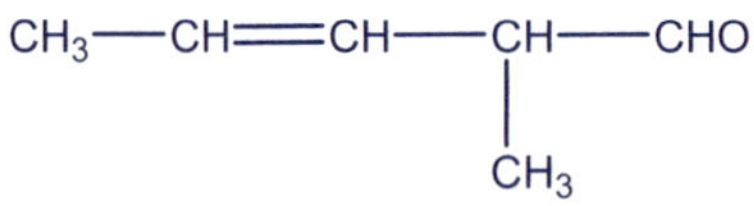

❒ **d.** 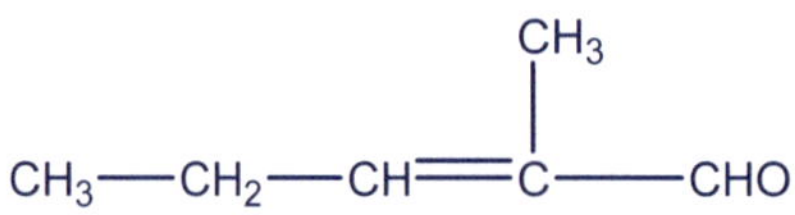

❒ **e.** 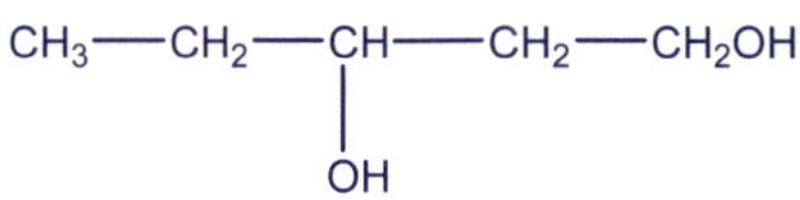

7 Soit la séquence réactionnelle suivante.

$$\text{propan-2-ol} \xrightarrow{KMnO_4} A \xrightarrow{NaOH} B \xrightarrow{\text{déshydratation}} C$$

Parmi les affirmations suivantes, lesquelles sont correctes :

a. A est la propanone.

b. A est l'acide propanoïque.

c. B est un carboxylate de sodium.

d. C est la 4-méthylpent-4-ène-2-one.

e. C est la 4-méthylpent-3-ène-2-one.

f. C est l'acide propanoïque.

g. Aucune des propositions a. à e. n'est correcte.

8 Soit les molécules suivantes :

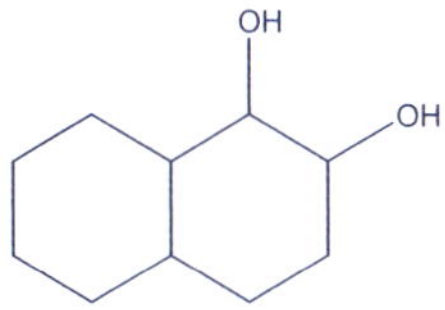

a

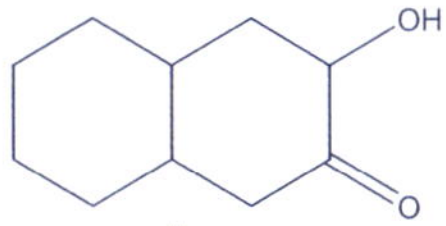

b

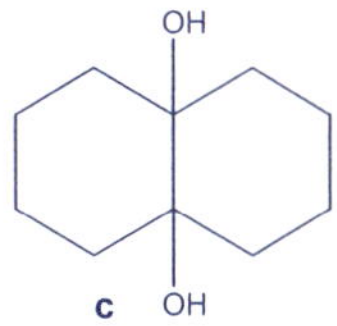

c

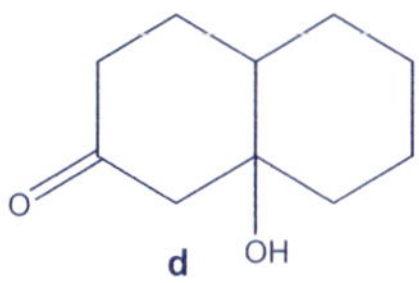

d

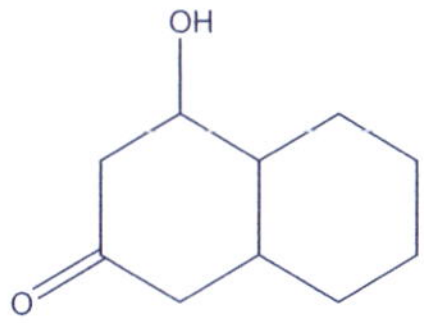

e

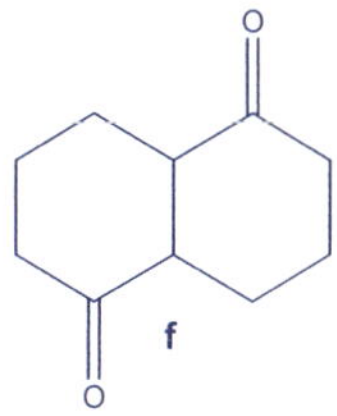

f

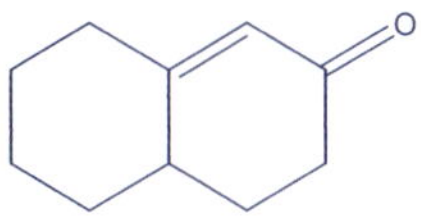

g

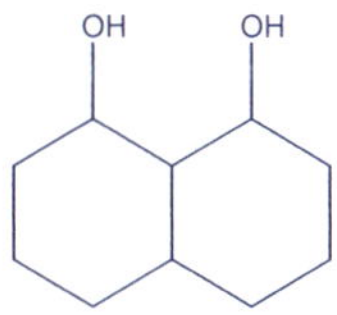

h

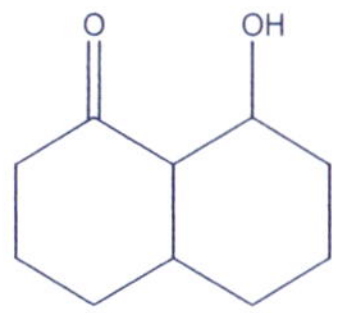

i

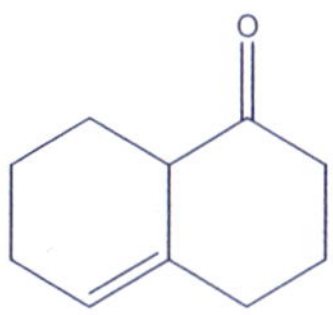

j

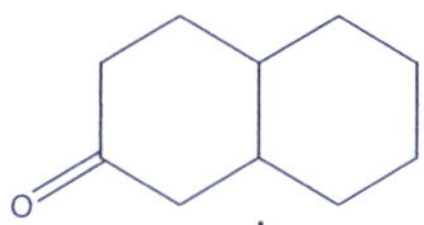

k

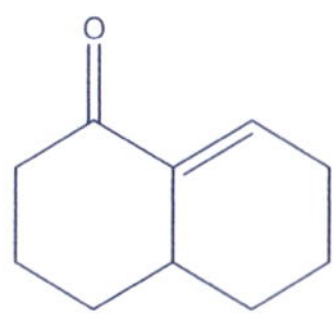

l

8.1. Parmi les combinaisons suivantes, laquelle regroupe toutes les molécules pouvant être obtenues par une réaction d'aldolisation ou de cétolisation ?

❒ **A = b + e + h**

❒ **B = a + c + d**

❒ **C = b + g + i**

❒ **D = d + e + i**

❒ **E = c + j + k**

8.2. Parmi les combinaisons suivantes, laquelle regroupe toutes les molécules pouvant être obtenues par une réaction de crotonisation ?

❒ **A = f + g**

❒ **B = j + k**

❒ **C = g + l**

❒ **D = c + k**

❒ **E = f + j**

Corrigés

1 Les combinaisons correctes sont :

❒ a. 1 ❒ b. 5 ❒ c. 2 ❒ d. 4 ❒ e. 3

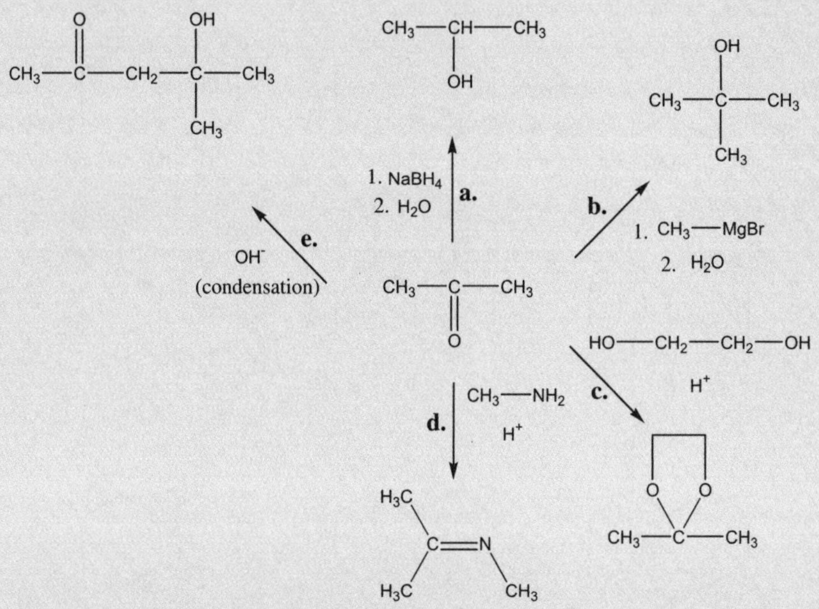

2 **☒ a. ❒ b. ☒ c. ❒ d. ☒ e. ❒ f. ❒ g.**

L'oxygène est plus électronégatif que le carbone : la liaison C=O est polaire : le carbone est électrophile.

L'effet inductif donneur des groupements alkyles atténue la charge positive sur le carbone : le carbone d'un aldéhyde est plus électrophile que le carbone d'une cétone, l'aldéhyde est donc plus réactif que la cétone vis à vis d'un nucléophile.

La 2,4-dinitrophénylhydrazine (2,4 DNPH) est un composé azoté, qui donne avec les aldéhydes et les cétones une réaction d'addition nucléophile : on forme un précipité jaune caractéristique des composés carbonylés.

Les aldéhydes peuvent, en présence d'un oxydant puissant, être oxydées en acides carboxyliques, les cétones ne sont pas oxydables. Le réactif de Tollens et la liqueur de Fehling sont des oxydants, ils réagissent avec les aldéhydes mais pas avec les cétones.

3 **☒ A. ❒ B. ❒ C. ❒ D. ❒ E.**

Le mécanisme de l'hémiacétalisation est rappelé ci-dessous :

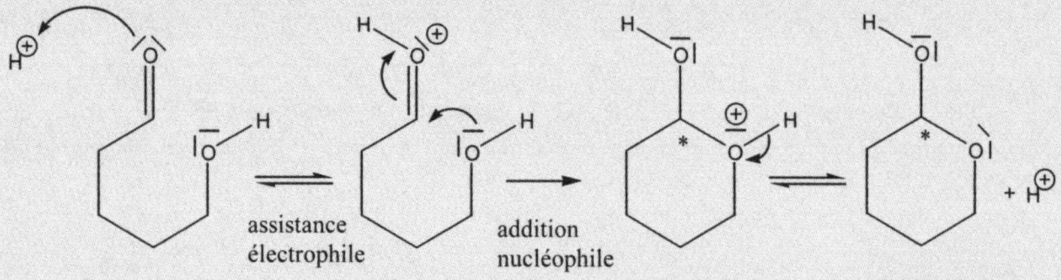

Lors de l'attaque nucléophile de l'oxygène sur la fonction aldéhyde, un stéréocentre est crée. Le dérivé carbonylé est plan, l'attaque du doublet de l'oxygène de la fonction alcool s'effectue avec la même probabilité au dessus et au dessous du plan du carbonyle. On forme donc un mélange racémique :

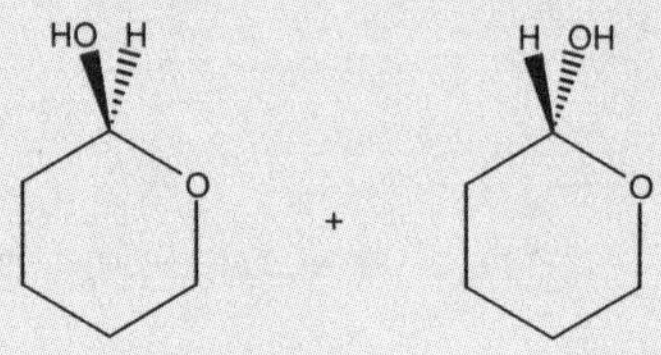

50 % S   50 % R

Un mélange racémique est optiquement inactif.

4 **❒ a. ❒ b. ☒ c. ❒ d. ❒ e.**

L'addition d'un organométallique sur une cétone conduit à un alcool tertiaire :

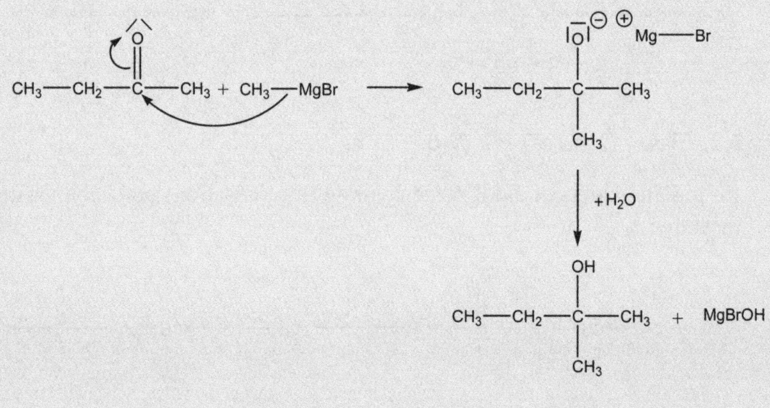

5 ☐ a. ☒ b. ☐ c. ☐ d. ☐ e.

On rappelle le mécanisme de l'aldolisation en milieu basique :

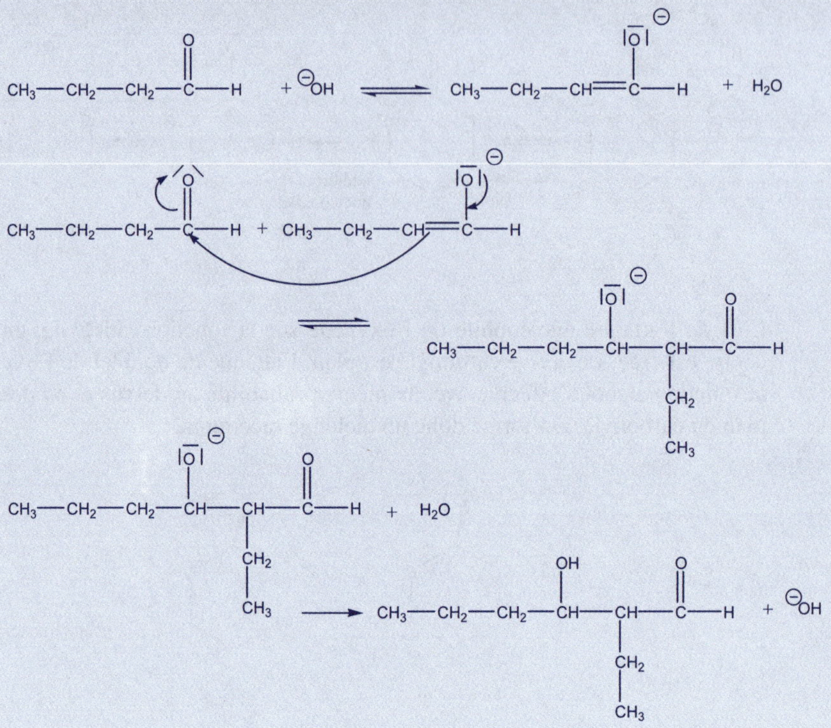

6 **6.1.** ☐ a. ☐ b. ☒ c. ☐ d. ☒ e.

L'aldolisation du propanal en milieu basique conduit à cet aldol :

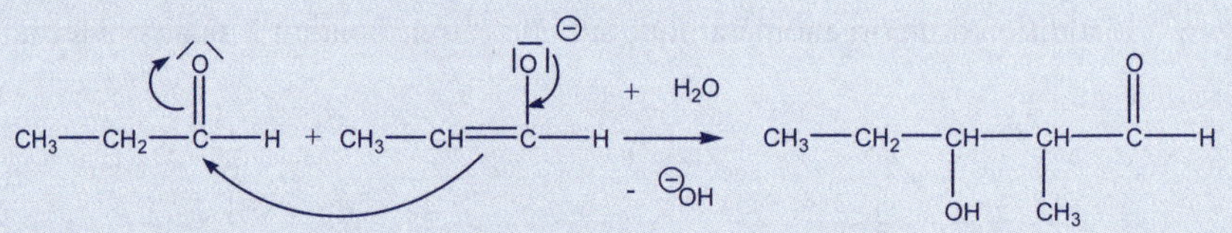

6.2. ☐ a. ☐ b. ☐ c. ☒ d. ☐ e.

En milieu acide, cet aldol se déshydrate (crotonisation) pour donner un aldéhyde insaturé :

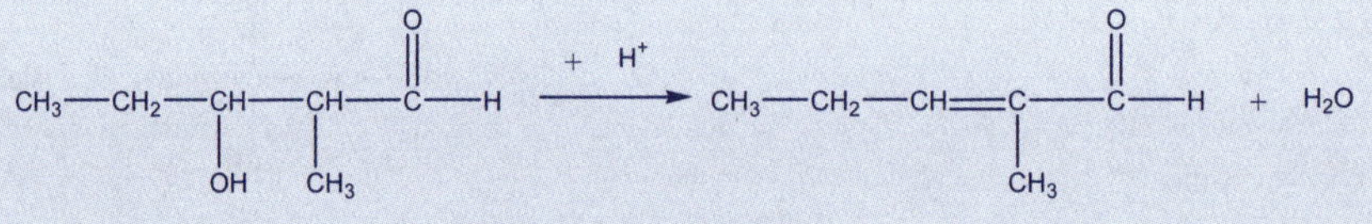

7 **☒ a. ❒ b. ❒ c. ❒ d. ☒ e. ❒ f. ❒ g.**

La séquence réactionnelle est la suivante :

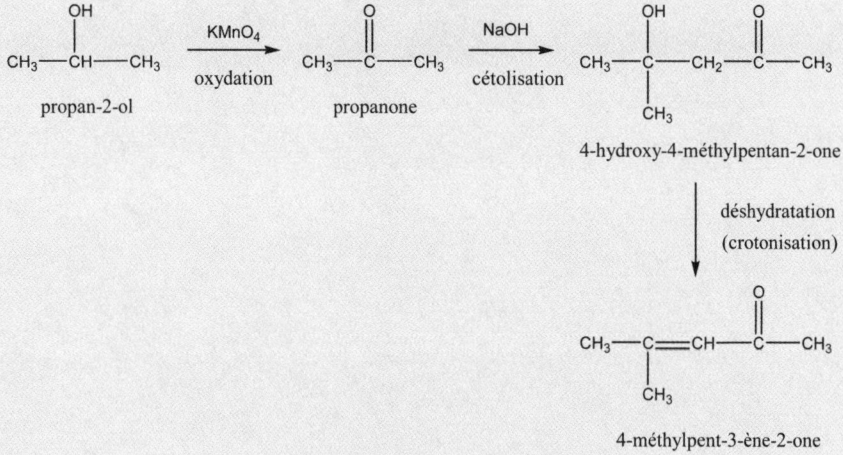

8 **8.1. ❒ A. ❒ B. ❒ C. ☒ D. ❒ E.**

Une réaction d'aldolisation conduit à un β-aldol, une réaction de cétolisation à un β-cétol : les molécules formées par ces réactions ont donc une fonction carbonyle et une fonction alcool en β :

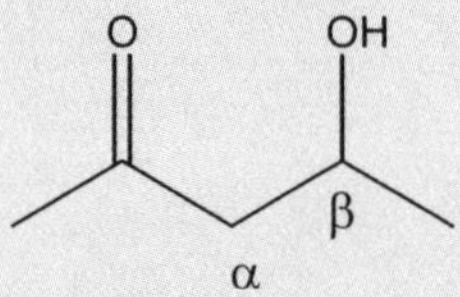

Les composé pouvant se former sont donc :

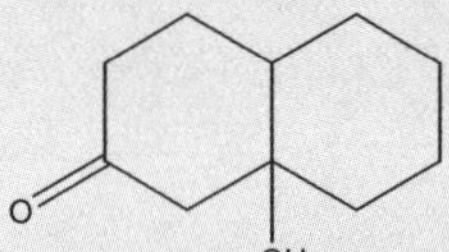

d

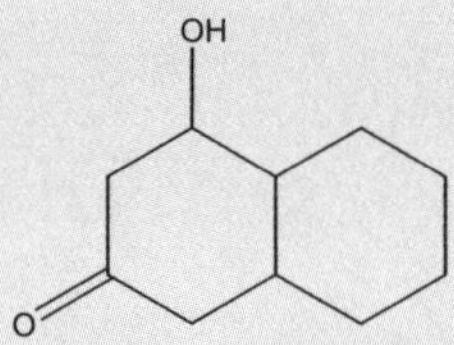

e

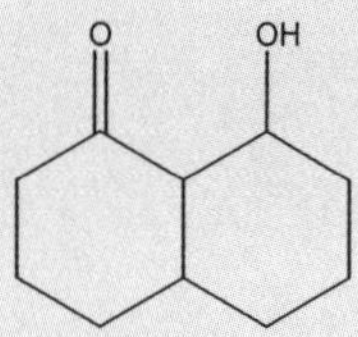

i

8.2. ❒ A. ❒ B. ☒ C. ❒ D. ❒ E.

La crotonisation est une condensation aldolique suivie d'une perte d'eau, une double liaison est formée. On obtient une énone conjuguée :

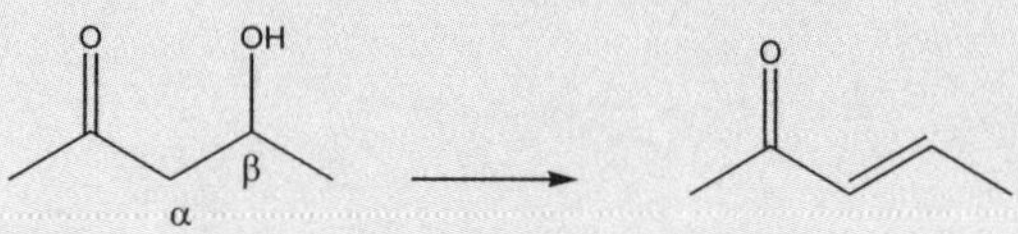

Les composés pouvant se former sont donc :

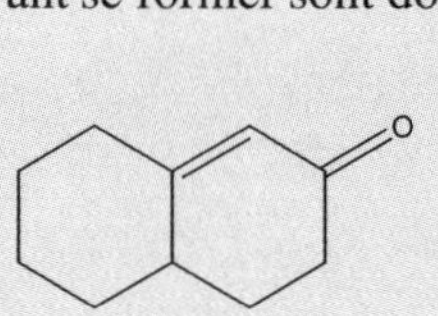

g

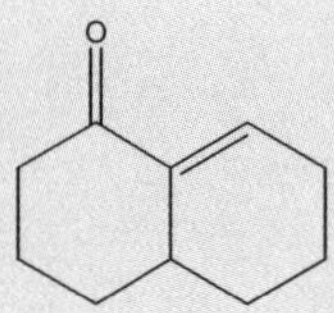

l

Acides et dérivés d'acides 18

1 Parmi ces affirmations concernant la synthèse d'acides carboxyliques ou de dérivés d'acides, lesquelles sont correctes ?

- ❒ **a.** Les acides carboxyliques peuvent être obtenus par oxydation d'un alcool primaire par le dichromate de potassium.
- ❒ **b.** Les acides carboxyliques peuvent être obtenus par oxydation d'une cétone par le permanganate de potassium.
- ❒ **c.** Les acides carboxyliques peuvent être obtenus par coupure oxydante sur un alcène par le permanganate de potassium concentré.
- ❒ **d.** Les esters peuvent être obtenus par hydrolyse d'un chlorure d'acyle ou d'un anhydride d'acide.
- ❒ **e.** Les amides peuvent être obtenus par action d'une amine sur un chlorure d'acyle.

2 Quel(s) composés obtient–on après la réaction suivante :

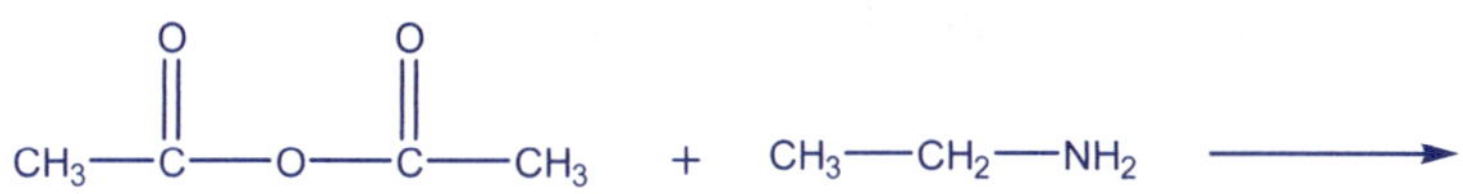

❒ **a.** 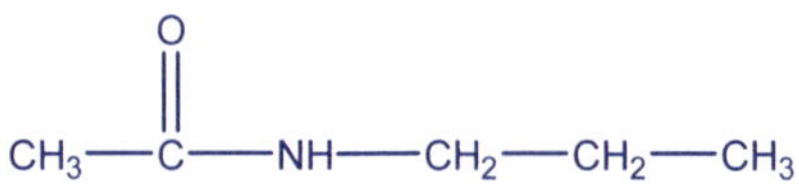

❒ **b.** 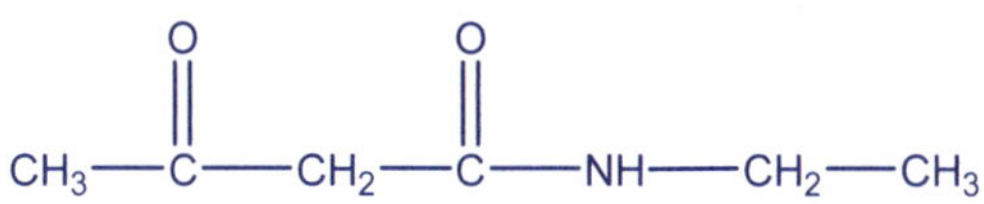

❒ **c.** 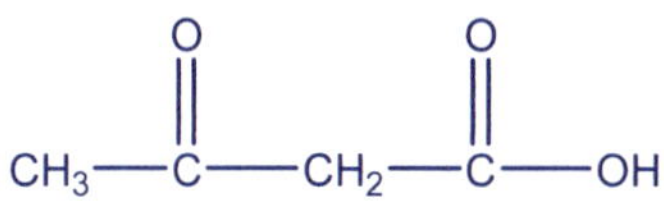

❒ **d.** 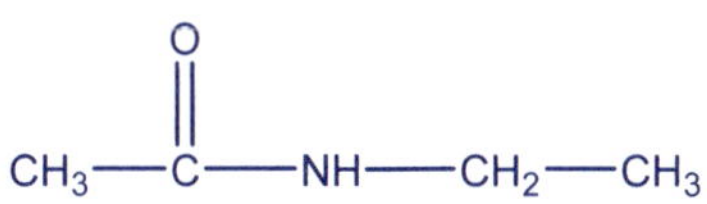

❒ **e.** 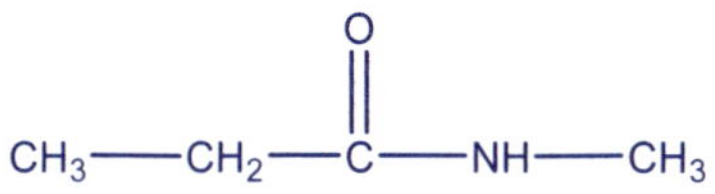

3 On considère la réaction suivante :

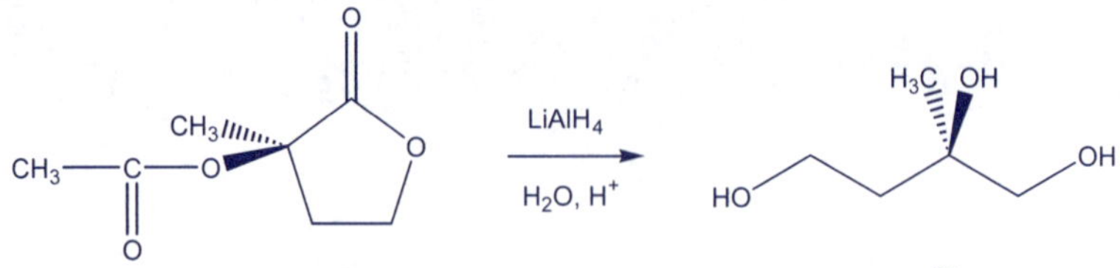

I II

Soient les propositions suivantes :

a. I possède une fonction cétone.

b. I est un hémiacétal cyclique.

c. I possède une fonction ester.

d. II est un triol.

e. La fonction cétone de I à été oxydée par $LiAlH_4$.

f. La fonction ester de I à été réduite par $LiAlH_4$.

g. $LiAlH_4$ a provoqué l'ouverture du cycle.

h. La réaction libère de l'acide acétique.

i. La réaction libère de l'éthanol.

j. Le carbone asymétrique de I est de configuration absolue R.

k. Le carbone asymétrique de II est de configuration absolue S.

Choisissez parmi les combinaisons suivantes, celle regroupant toutes les affirmations exactes.

❒ **A = a + b + c + d + e + j**

❒ **B = b + c + d + f + h + k**

❒ **C = a + f + g + h + j + k**

❒ **D = a + b + e + g + h + j**

❒ **E = c + d + f + g + i + j**

4 On considère la séquence réactionnelle suivante :

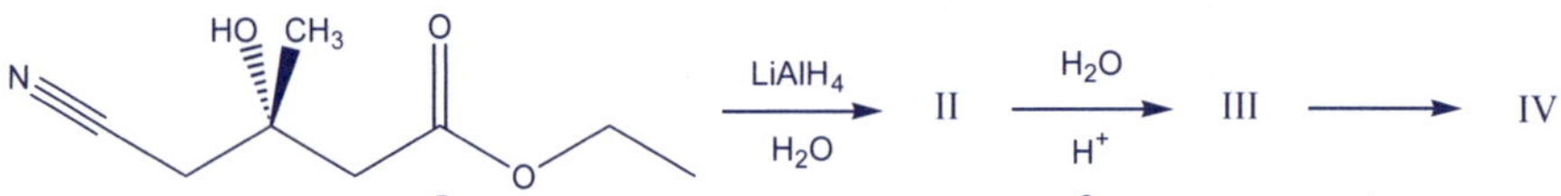

I 1 2 3

On donne les informations suivantes :

Étape 1 : seule la fonction ester est affectée.

Étape 2 : la fonction nitrile est hydrolysée.

Étape 3 : III se cyclise spontanément pour donner une lactone.

Parmi les affirmations suivantes, lesquelles sont correctes ?

❒ **a.** Le composé II possède 2 fonctions alcool.

❒ **b.** Le composé II possède 1 carbone asymétrique de configuration absolue R.

❒ **c.** Le composé III possède une fonction acide carboxylique.

❒ **d.** Le composé IV possède un carbone asymétrique de configuration absolue S.

5 Soit le dipeptide suivant :

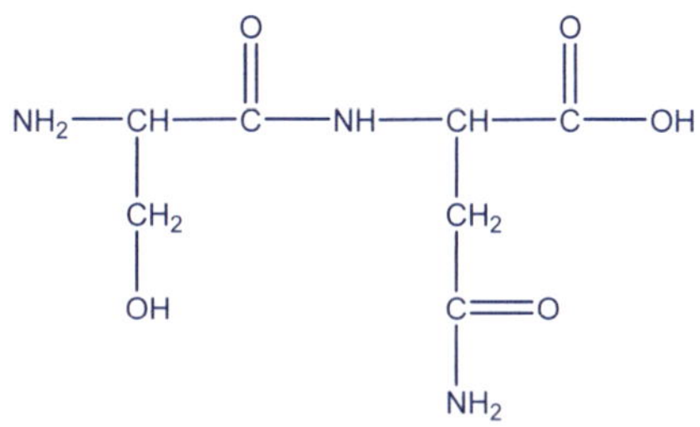

Parmi les affirmations suivantes, concernant les composés obtenus après hydrolyse de la liaison peptidique de ce dipeptide, lesquelles sont correctes ?

❒ **a.** Les composés sont deux acides α-aminés.

❒ **b.** Un des composés ne présente pas de stéréoisomère.

❒ **c.** Un des composés possède 2 carbones asymétriques.

❒ **d.** Un des composés est la glutamine.

❒ **e.** Un des composés est la sérine.

6 Quel(s) acide(s) aminé(s) renferme ce peptide ?

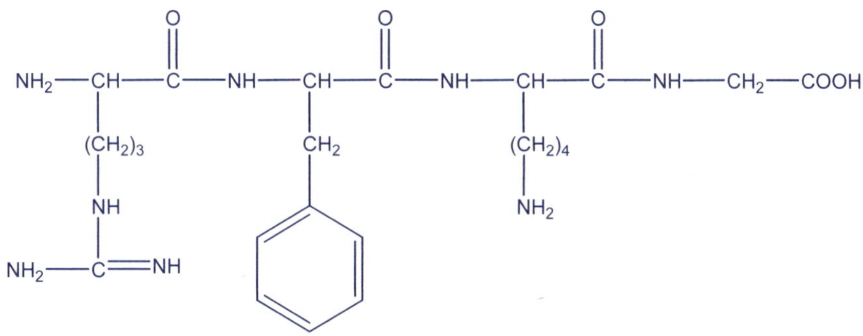

❒ **a.** Tyrosine

❒ **b.** Arginine

❒ **c.** Cystéine

❒ **d.** Glycine

❒ **e.** Histidine

Corrigés

1

☒ **a.** Traité par le dichromate de potassium, un alcool primaire est oxydé en aldéhyde, qui se suroxyde en acide carboxylique.

❒ **b.** Les cétones ne sont pas oxydables.

☒ **c.** Traité par le permanganate de potassium concentré, un alcène subit une coupure oxydante conduisant à deux acides carboxyliques.

❒ **d.** L'hydrolyse d'un chlorure d'acyle ou d'un anhydride d'acide conduit à un acide carboxylique.

☒ **e.** Les amides peuvent être obtenus par action d'une amine sur un acide carboxylique ou plus facilement sur un dérivé d'acide carboxylique en particulier un chlorure d'acyle.

2

❒ **a.** ❒ **b.** ❒ **c.** ☒ **d.** ❒ **e.**

L'action d'une amine primaire sur un anhydride d'acide conduit à la formation d'un amide N-substitué et d'un acide carboxylique. Le bilan est le suivant :

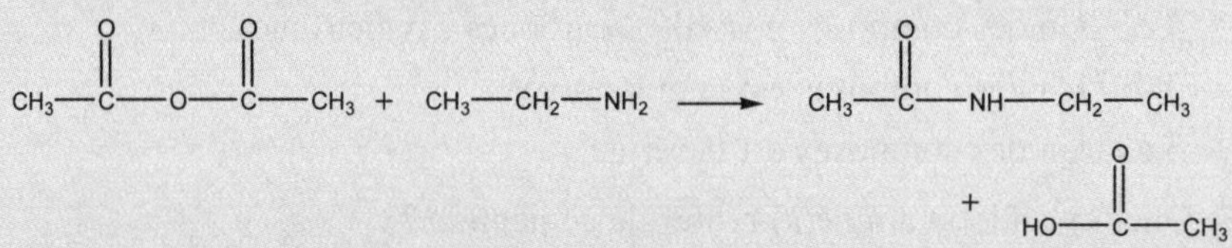

3

❒ **A.** ❒ **B.** ❒ **C.** ❒ **D.** ☒ **E.**

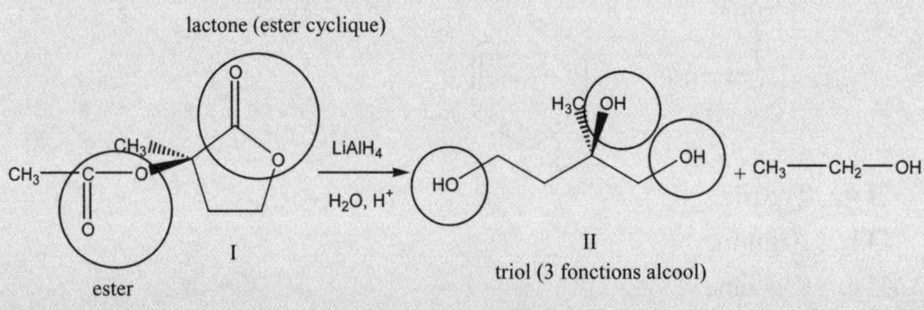

I possède une fonction ester et une fonction lactone, chacune des deux fonctions est réduite par $LiAlH_4$. La réduction de la lactone provoque l'ouverture du cycle. La réduction de l'ester libère de l'éthanol.

Le carbone asymétrique de chaque molécule est de configuration absolue R.

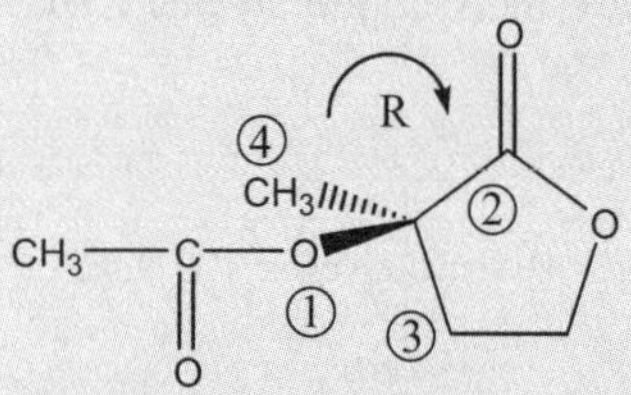

I

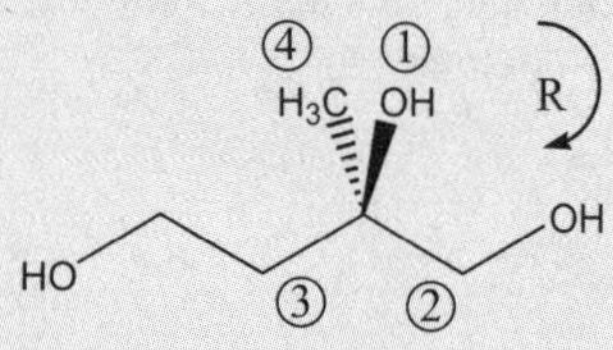

II

4 **☒ a. ❐ b. ☒ c. ❐ d.**

La séquence réactionnelle est la suivante :

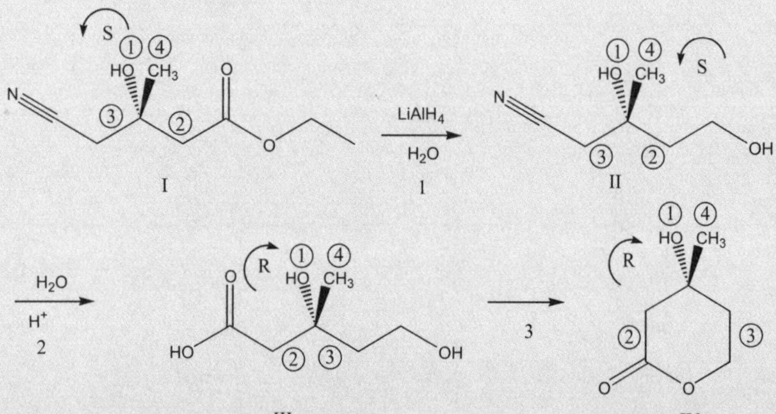

> Attention, pour la lecture de la configuration absolue :
> - le groupement $-CH_2-CH_2-OH$ l'emporte sur le groupement $-CH_2-CN$ mais le groupement $-CH_2-COOH$ l'emporte sur le groupement $-CH_2-CH_2-OH$.
> - le plus petit substituant ($-CH_3$) est à chaque fois en avant du plan.

5 ☒ **a.** ❒ **b.** ❒ **c.** ❒ **d.** ☒ **e.**

Les acides α-aminés sont des acides carboxyliques possédant une fonction amine en α c'est-à-dire sur le carbone 2. Il existe 20 acides α-aminés appartenant tous à la série L, à partir desquels sont construites l'essentielles des protéines de l'organisme. Ces acides aminés, à connaître dans la plupart des CHU, sont rappelés ci-dessous.

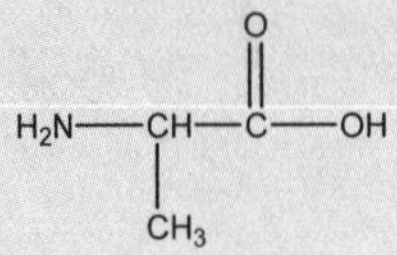

Alanine

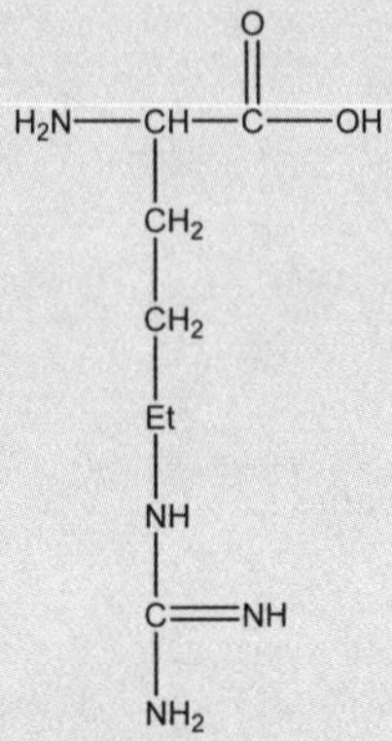

Arginine

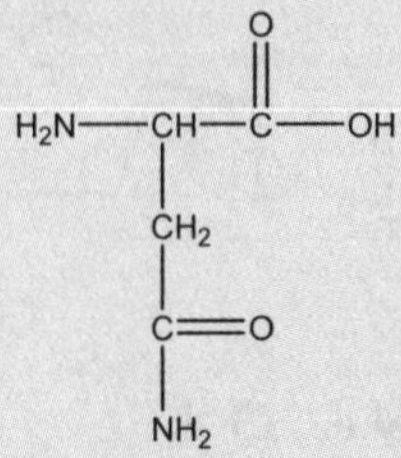

Asparagine

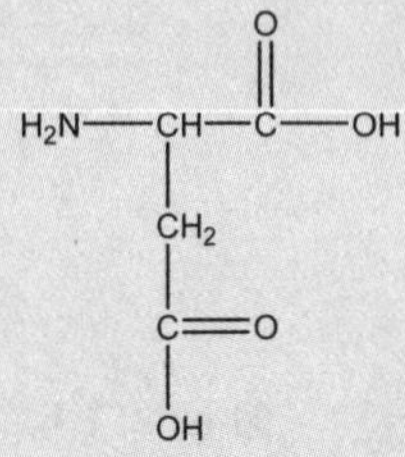

Acide aspartique

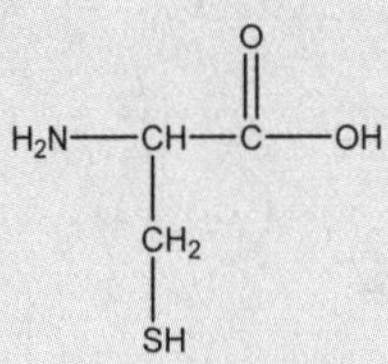

cystéine

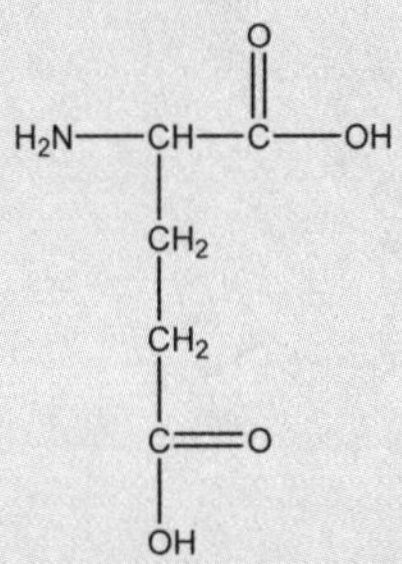

Acide glutamique

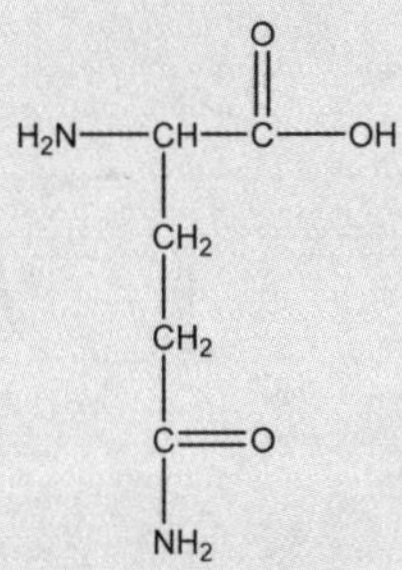

Glutamine

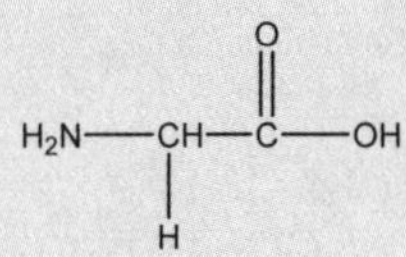

Glycine

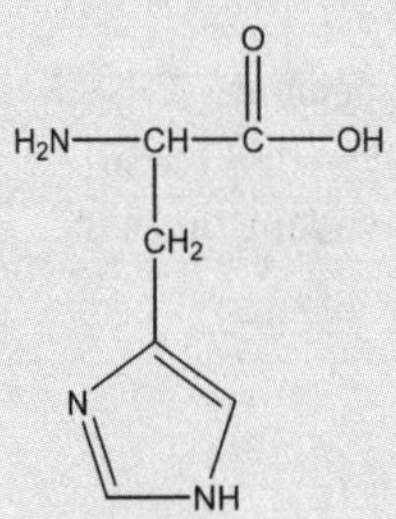

Histidine

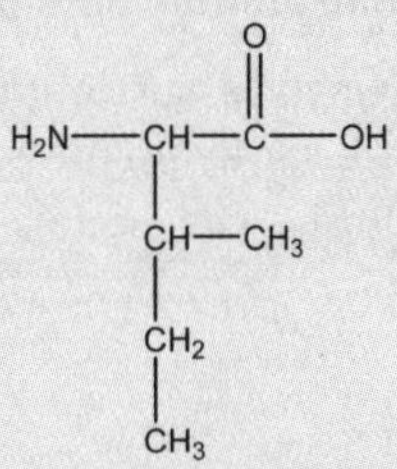

Isoleucine

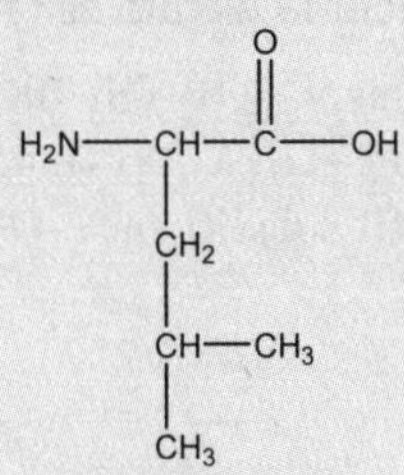

Leucine

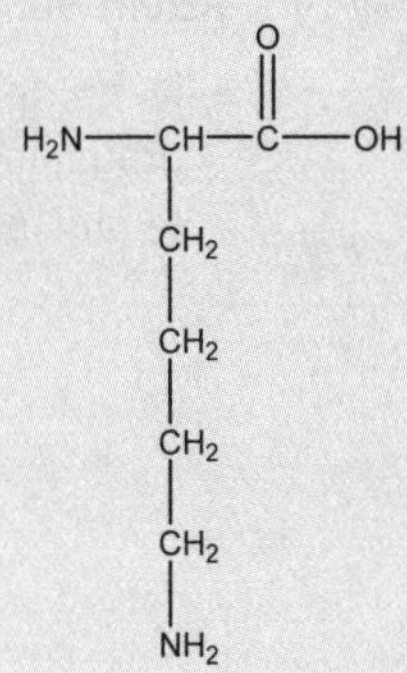

Lysine

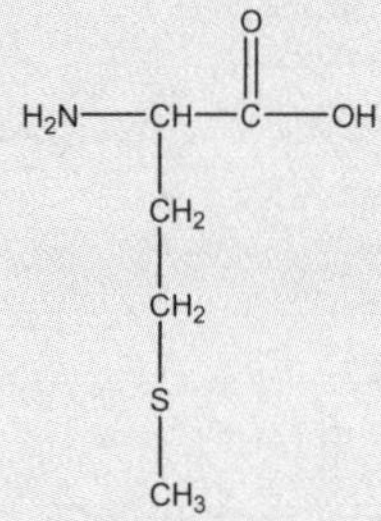
Methionine

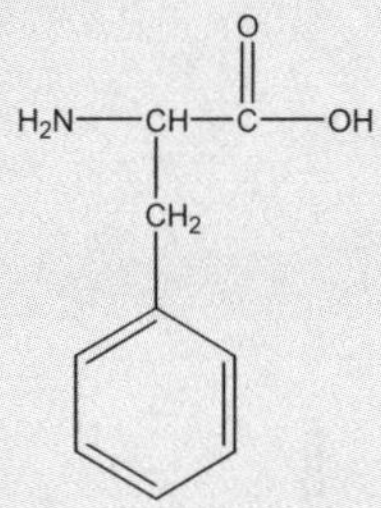
Phénylalanine

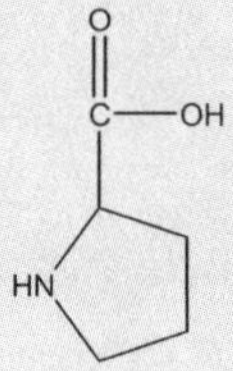
Proline

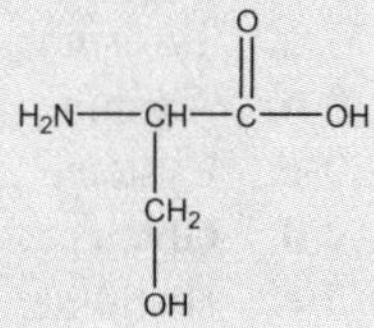
Sérine

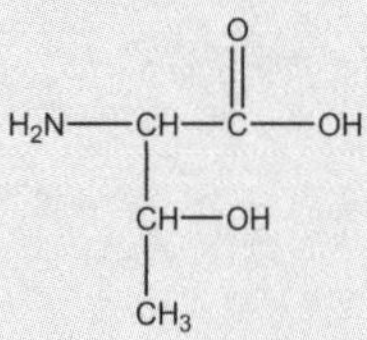
Thréonine

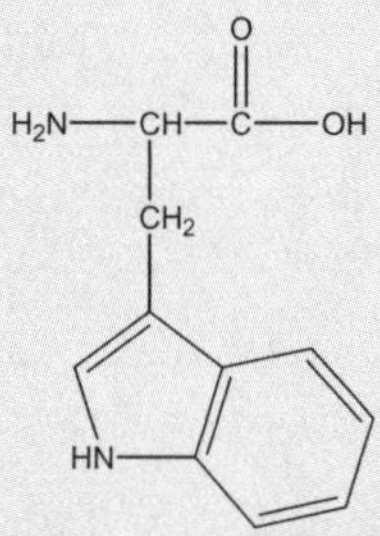
Tryptophane

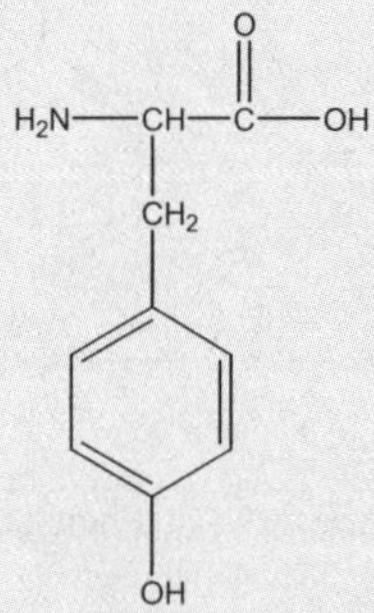
Tyrosine

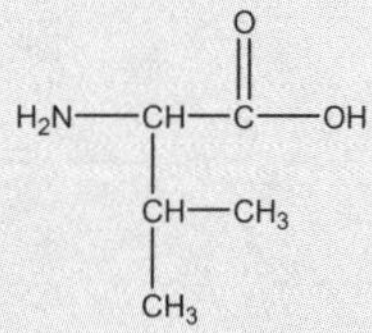
Valine

La fonction acide carboxylique étant plus acide que le groupe $-NH_2$, en milieu aqueux, les acides aminés sont sous forme zwitterionique (dichargé) :

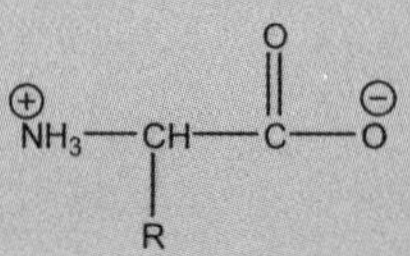

L'hydrolyse d'un dipeptide libère 2 acides aminés. Pour le dipeptide considéré, le bilan est le suivant :

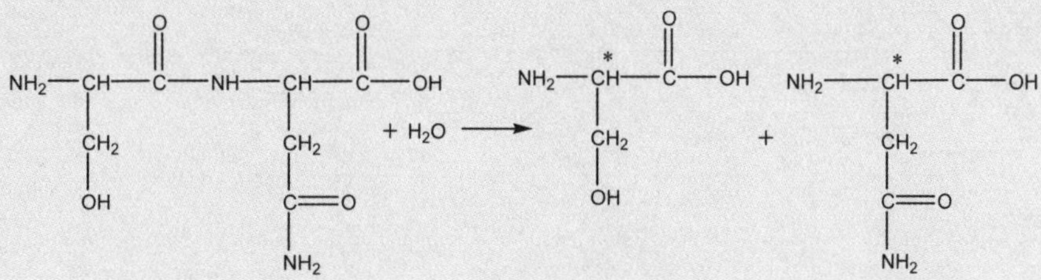
Sérine Asparagine

L'hydrolyse libère la sérine et l'asparagine.

Ces 2 acides aminés possèdent un carbone asymétrique, ils peuvent donc chacun exister sous forme de 2 énantiomères.

6

- ❒ **a.** Tyrosine
- ☒ **b.** Arginine
- ❒ **c.** Cystéine
- ☒ **d.** Glycine
- ❒ **e.** Histidine

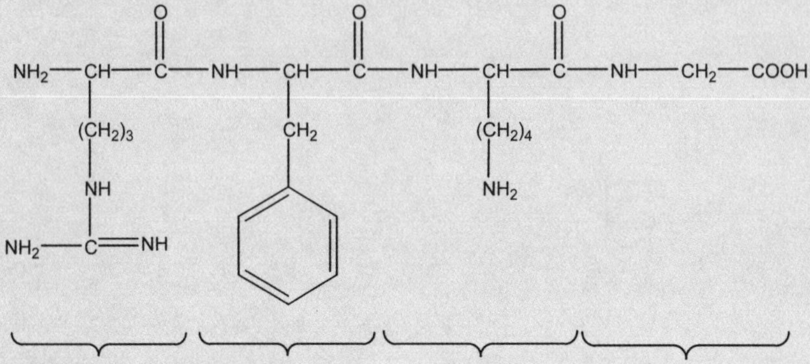

Arginine Phénylalanine Lysine Glycine

Partie 3

QCM thématiques : Biochimie

Acides aminés et dérivés 19

1 Parmi les propositions suivantes, laquelle (ou lesquelles) est (sont) exacte(s) ?

❒ **a.** L'alanine est un acide aminé polaire.

❒ **b.** La sérine possède une fonction thiol.

❒ **c.** La glutamine est un transporteur efficace d'azote dans le sang.

❒ **d.** La proline possède une fonction amine primaire.

❒ **e.** La sérotonine est un neurotransmetteur contrôlant l'alternance veille/sommeil.

2 Parmi les propositions suivantes, laquelle (ou lesquelles) est (sont) exacte(s) ?

❒ **a.** L'histamine est un vasodilatateur.

❒ **b.** La dopamine est un neurotransmetteur.

❒ **c.** L'absorbance à 280 nm permet de doser les protéines.

❒ **d.** Au point isoélectrique, un acide aminé possède deux charges électriques.

❒ **e.** Au pH physiologique (7,40), la lysine possède une charge nette positive.

3 Parmi les propositions suivantes, laquelle (ou lesquelles) est (sont) exacte(s) ?

❒ **a.** Les acides aminés standards diffèrent les uns des autres par la structure de leur chaîne latérale.

❒ **b.** Tous les acides aminés standards ont un carbone asymétrique excepté la glycine.

❒ **c.** Chez l'homme, les acides aminés des protéines sont des L-stéréoisomères.

❒ **d.** La glycine possède une chaîne latérale R aliphatique non polaire.

❒ **e.** Les acides aminés standards possèdent tous une fonction carboxyle et une fonction amine portées par le même atome de carbone.

4 Parmi les propositions suivantes, laquelle (ou lesquelles) est (sont) exacte(s) ?

❒ **a.** L'électrophorèse est une méthode permettant de séparer les acides aminés selon leur masse.

❒ **b.** Les acides aminés hydrophobes peuvent être séparés des acides aminés hydrophiles par chromatographie échangeuse d'ions.

❒ **c.** La lysine possède un pHi plus élevé que celui de l'acide glutamique.

❒ **d.** L'urée est le déchet ultime du catabolisme des protéines.

❒ **e.** L'acide glutamique possède deux fonctions acides.

5 Parmi les propositions suivantes, laquelle (ou lesquelles) est (sont) exacte(s) ?

❒ **a.** On ne trouve aucun acide aminé de la série D dans la nature.

❒ **b.** L'alanine est un acide aminé hydrophobe.

❒ **c.** La cystéine permet l'établissement de pont disulfure dans certaines protéines.

❒ **d.** La méthionine ne possède pas d'atome de soufre dans sa structure.

❒ **e.** L'histidine possède un cycle aromatique.

6 Parmi les propositions suivantes, laquelle (ou lesquelles) est (sont) exacte(s) ?

❒ **a.** L'adrénaline contrôle le métabolisme des glucides et celui des lipides.

❒ **b.** L'acide glutamique est un inhibiteur du système nerveux central.

❒ **c.** Certains dérivés d'acides aminés interviennent dans la digestion des lipides au niveau de l'intestin.

❒ **d.** Il existe un 21e AA naturel, la sélénocystéine. Dans cette molécule, un atome de sélénium substitue un atome d'hydrogène de la fonction thiol.

❒ **e.** La masse molaire moyenne d'un résidu d'acide aminé est de l'ordre de 110 Daltons.

7 lequel ou lesquels des acides aminés suivants sont susceptibles de porter 4 charges électriques ?

❒ **a.** L'acide aspartique.

❒ **b.** L'acide gamma-carboxy-glutamique.

❒ **c.** L'histidine.

❒ **d.** La 4-hydroxyproline.

❒ **e.** La lysine.

8 Parmi les propositions suivantes, laquelle (ou lesquelles) est (sont) exacte(s) ?

❒ **a.** La courbe de titration d'une solution de glycine 0,1 M à 25 °C comporte deux étapes distinctes, chacune correspondant à l'élimination d'un proton de la glycine.

❒ **b.** Au pH isoélectrique, la glycine en solution 0,1 M à 25 °C est présente sous forme d'un zwitterion totalement ionisé H_3N^+-CH_2-COO^-.

❒ **c.** Le pH isoélectrique de l'acide glutamique est plus élevé que celui de la glycine.

❒ **d.** Lorsqu'une proline est présente dans une protéine, la flexibilité structurale de la protéine est réduite à son niveau.

❒ **e.** Si l'on verse une solution d'acides aminés à pH 3 sur une colonne de résine échangeuse de cations, les acides aminés ayant la charge la plus positive migrent le plus rapidement.

9 Parmi les propositions suivantes, relevez-la (ou les) propositions exacte(s)

❒ **a.** La tyrosine est plus soluble dans l'eau que la phénylalanine.

❒ **b.** Le tryptophane est l'acide aminé absorbant le plus dans l'UV.

❒ **c.** La chromatographie de partage permet de séparer les acides aminés selon leur charge.

❒ **d.** L'Urée est une molécule très hydrophile et très toxique.

❒ **e.** La mélatonine provient d'une désamination du 5-hydroxytryptophane.

10 Parmi les propositions suivantes, relevez la (ou les) propositions exacte(s)

❒ **a.** Les récepteurs de l'acétylcholine sont des cibles en chirurgie.

❒ **b.** La 4-hydroxyproline n'est pas un acide aminé.

❒ **c.** L'acide gamma carboxy glutamique est impliqué dans le métabolisme du calcium.

❒ **d.** L'acide taurique est un dérivé de la méthionine.

❒ **e.** Le GABA est impliqué dans les convulsions épileptiques.

Corrigés

1 ❐ **a.** ❐ **b.** ❐ **d.** Concernant la structure des acides aminés, il suffit d'apprendre les formules. Il ne faut cependant pas oublier de connaître le nom des fonctions chimiques présentes, ainsi que leur classe éventuelle.

☒ **c.** La glutamine est transportée dans le sang jusqu'au rein, où elle permet la production d'ammoniaque et de glutamate. L'ammoniaque sera alors éliminée dans les urines. D'autre part, la glutamine permet au niveau du foie la synthèse de l'urée, produit majeur de l'élimination de l'azote chez l'homme.

La glutamine représente donc une voie de transport non toxique de l'azote dans le sang.

☒ **e.** La sérotonine, provenant du tryptophane par hydroxylation puis décarboxylation, et un neurotransmetteur majeur du système nerveux central. Il intervient dans un grand nombre de contrôles, dont celui de l'alternance veille/sommeil.

2 ☒ **a.** L'histamine dérive de l'histidine par une réaction de décarboxylation. C'est une molécule impliquée notamment dans les réactions allergiques, qui entraîne des rougeurs et inflammations. Ceci s'explique par le caractère vasodilatateur de l'histamine. Il existe d'ailleurs des médicaments dénommés antihistaminiques luttant contre les réactions allergiques agissant sur les mêmes récepteurs que l'histamine.

☒ **b.** La dopamine dérive de la phénylalanine, et peut elle-même évoluer en noradrénaline, puis en adrénaline. Son rôle de neurotransmetteur lui permet de réguler les mouvements. Une dérégulation dans sa production explique d'ailleurs certains des symptômes de la maladie de Parkinson.

☒ **c.** Les protéines contiennent statistiquement un certain nombre d'acides aminés aromatiques (phénylalanine, tryptophane et tyrosine). Leur noyau aromatique a la propriété d'absorber la lumière ultraviolette, dont font partie les radiations de longueur d'onde 280 nm. Les protéines vont donc également présenter cette propriété, ce qui permet après étalonnage, de doser la quantité de protéines par proportionnalité avec l'absorbance à 280 nm.

❐ **d.** Pour un acide aminé « standard », c'est-à-dire ne possédant qu'une fonction acide COOH et une fonction basique NH_2, chacune de ces fonctions sera chargée. Il y a donc bien deux charges électriques au total, l'une négative (COO^-), et l'autre positive (NH_3^+). Mais un certain nombre d'acides aminés possèdent dans leur chaîne latérale une autre fonction ionisable, ce qui peut donc donner une charge électrique supplémentaire.

☒ **e.** Ce que nous venons de dire correspond parfaitement au cas de la lysine, qui possède dans sa chaîne latérale une fonction basique supplémentaire. Au pH physiologique, elle possède donc une charge négative et deux charges positives, soit une charge nette totale positive.

3

☒ **a.** Les acides aminés ont tous une structure commune de base comprenant la fonction acide carboxylique, le carbone alpha et la fonction amine. Ils ne diffèrent les uns des autres que par la structure de la chaîne latérale, ce qui leur confère donc des propriétés physico-chimiques différentes.

☒ **b.** Le carbone en alpha est porteur de quatre groupements différents, ce qui lui apporte son caractère asymétrique. Mais la glycine est le seul acide aminé dont la chaîne latérale n'est constituée que d'un seul atome d'hydrogène. Le carbone alpha étant déjà porteur d'un atome d'hydrogène, les quatre groupements ne sont plus différents, et ce carbone n'est donc pas asymétrique.

☒ **c.** Contrairement aux sucres, la série naturelle des acides aminés est la série L. Une hypothèse en vogue ces dernières années expliquerait ce « choix » naturel par l'apport sous forme de météorites venues s'écraser sur terre d'acides aminés L. Ces derniers auraient alors servi de briques pour la construction de nos protéines.

☒ **d.** Nous avons déjà expliqué que la glycine ne possède dans sa chaîne latérale qu'un seul atome d'hydrogène. Il est évident que cet atome n'est pas ionisable, quel que soit le pH auquel on place la glycine.

☒ **e.** Le carbone qui porte ces deux fonctions est le carbone alpha, celui qui est asymétrique (sauf pour la glycine).

4

❒ **a.** L'électrophorèse consiste à faire migrer les acides aminés sous l'effet d'un champ électrique. En effet, les acides aminés étant tous porteurs d'au moins deux charges électriques, ils pourront migrer vers la cathode ou vers l'anode, suivant le pH auquel on réalise l'expérience. L'électrophorèse permet donc de séparer les acides aminés suivant leur charge, qui est indépendante de leur masse.

❒ **b.** Dans cette technique de séparation, les acides aminés sont placés à un pH très acide, ce qui les transforme en cations. Les acides aminés peuvent donc être retenus par la résine porteuse de charges négatives. On fait alors couler en haut de la colonne des solutions dont le pH augmente régulièrement. Lorsque le pH correspond au pHi de l'acide aminé, ce dernier devient neutre électriquement et se décroche donc de la résine. On récupère ainsi en premier les acides aminés acides, puis les neutres et enfin les basiques. La séparation se fait donc en fonction du pHi, et non en fonction du caractère hydrophile ou hydrophobe.

☒ **c.** Il n'est pas nécessaire de connaître par cœur les valeurs des pHi pour répondre cette question. La lysine étant un acide aminé basique, elle possède nécessairement un pHi basique. L'acide glutamique étant au contraire un acide aminé acide, il possède un pHi acide. Il est donc logique que la lysine ait un pHi plus élevé que celui de l'acide glutamique.

☒ **d.** Dans le cycle d'élimination de l'azote, la forme prépondérante chez l'homme est l'urée produite au niveau du foie. Elle est ensuite véhiculée dans le sang, puis filtrée par les reins pour être éliminée dans les urines.

☒ **e.** L'acide glutamique fait partie des acides aminés acides, au même titre que l'acide aspartique. Il possède donc dans sa chaîne latérale une fonction acide carboxylique supplémentaire, en plus de celle commune à tous les acides aminés. Il y a donc bien au total deux fonctions acides dans cet acide aminé.

5

❒ **a.** Bien que la plupart des acides aminés appartiennent à la série L, il existe des acides aminés de la série D. On en trouve par exemple chez certaines levures ou bactéries.

☒ **b.** La chaîne latérale de l'alanine est un groupement méthyl CH_3. Ce groupement n'est pas polarisé, et ne présente donc aucune charge, même partielle. Il ne peut donc pas interagir avec l'eau, solvant polaire, et fait donc partie des groupements hydrophobes.

☒ **c.** La cystéine possède dans sa chaîne latérale une fonction thiol SH. Si les conditions sont réunies, il est possible à deux résidus de cystéine d'interagir par leur fonction thiol respective pour former une liaison Soufre-Soufre appelée pont disulfure.

❒ **d.** La méthionine possède un atome de soufre dans sa chaîne latérale. Par contre, au contraire de la cystéine, il ne s'agit pas d'une fonction thiol, mais d'une fonction thio éther R-S-R.

❒ **e.** L'histidine possède bien un cycle dans sa chaîne latérale, mais ce cycle ne présente pas les caractéristiques d'un noyau aromatique. L'histidine ne fait d'ailleurs pas partie des acides aminés aromatiques, mais des acides aminés basiques.

6

☒ **a.** L'un des effets de l'adrénaline est de permettre un apport d'énergie massif pour l'organisme en cas de stress, de combat ou de fuite. L'un des moyens d'obtenir cette énergie est de stimuler la lipolyse et la glycogénolyse. L'adrénaline influe donc sur le métabolisme des glucides et des lipides avec libération respectivement d'acides gras et de glucose.

❒ **b.** L'acide glutamique agit bien sur le système nerveux central, mais avec un rôle excitateur.

☒ **c.** Les sels biliaires primaires peuvent être conjugués dans le foie soit à la glycine (acide aminé), soit à la taurine (dérivé de la cystéine). Ces sels biliaires sont alors transportés vers la vésicule biliaire pour pouvoir être sécrétés dans l'intestin lors de la digestion des lipides.

❒ **d.** La sélénocystéine est bien considérée comme le 21e acide aminé, puisqu'elle est transportée par un ARNt lors de la synthèse des protéines. Elle existe donc avant la synthèse de la protéine, et ne correspond donc pas simplement à une modification post-traductionnelle. C'est ce qui la différencie d'autres dérivés d'acides aminés, qui ne peuvent donc pas être considérés comme des acides aminés *stricto sensus*. Par contre, dans sa structure, la sélénocystéine correspond à la substitution d'un atome de soufre de la fonction thiol de la cystéine, et non pas à la substitution d'un atome d'hydrogène de cette fonction.

☒ **e.** La masse des acides aminés est très différente en allant de la glycine au tryptophane (les deux extrêmes). Cependant, d'après la composition moyenne statistique des protéines, on remarque que la masse molaire moyenne d'un acide aminé engagé dans une protéine est de l'ordre de 110 Daltons. Cette valeur communément admise permet ainsi grâce à la masse d'une protéine d'avoir une idée approximative du nombre d'acides aminés qui la constituent.

7 ❒ **a.** ☒ **b.** ❒ **c.** ❒ **d.** ❒ **e.**

Nous savons que les fonctions acides carboxyliques et amine sont respectivement de nature acide et basique. Elles interviennent donc chacune dans un équilibre acide base avec leur base et leur acide conjugué respectif. L'acide gamma carboxy glutamique est la seule molécule à porter trois fonctions acide carboxylique et une fonction amine. Les trois fonctions COOH seront donc sous la forme de leur base conjuguée COO^-, et la fonction NH_2 sous la forme de son acide conjugué NH_3^+. Cette molécule porte donc au total trois charges négatives et une charge positive, soit quatre charges électriques.

8

☒ **a.** La glycine ne possède qu'une fonction acide et une fonction basique. Lors d'un titrage de cet acide aminé, on observera deux sauts de pH correspondant à chacune de ces deux fonctions. La fonction COOH perdra d'abord un proton pour passer sous forme COO^-, puis la fonction NH_3^+perdra également un proton pour passer sous la forme NH_2.

☒ **b.** Lorsque les deux fonctions d'un acide aminé standard sont ionisées, ce qui est le cas au pH physiologique, on dit que l'acide aminé est sous la forme d'un zwitterion (de l'allemand *zwitter* qui signifie hermaphrodite, donc porteur de deux caractères simultanément). Ceci se produit lorsque l'acide aminé est placé à un pH qui correspond à son pHi.

❒ **c.** L'acide glutamique possède deux fonctions acides carboxyliques, alors que la glutamine n'en possède qu'une seule. Le pHi de l'acide glutamique sera donc situé vers les pH plus acides que celui de la glutamine, donc un pHi plus faible.

☒ **d.** La proline est un acide aminé très particulier qui possède dans sa chaîne latérale un cycle important. Lors de l'intégration de la proline dans une protéine, ce cycle va gêner le repliement de la chaîne d'acide aminé à son niveau.

❒ **e.** Nous savons qu'à pH 3 les acides aminés sont des cations. Leur charge positive va donc leur permettre d'être retenu par les charges négatives de la résine. Les acides aminés les plus fortement chargés positivement seront donc les plus retenus par la résine, et migreront donc le plus lentement.

9

☒ **a.** La tyrosine possède un groupement hydroxyle OH que ne possède pas la phénylalanine. Ce groupement polaire apporte une solubilité plus importante dans l'eau car la tyrosine devient plus hydrophile.

☒ **b.** Les trois acides aminés aromatiques ont la propriété d'absorber les radiations ultraviolettes. Mais parmi ces trois, le tryptophane est celui qui absorbe le plus intensément ces radiations.

❒ **c.** La chromatographie de partage est basée sur la séparation des acides aminés en fonction de leur degré d'hydrophilie entre une phase stationnaire (le support) et une phase mobile (l'éluant). Suivant la nature de la phase mobile et stationnaire, les acides aminés migreront plus ou moins loin en fonction de leur solubilité.

❒ **d.** La molécule d'urée est effectivement une molécule très polaire de par la présence des atomes d'azote et de l'atome d'oxygène. C'est donc une molécule très hydrophile qui peut donc être très facilement éliminée dans les urines. Par contre, cette molécule n'est pas considérée comme toxique.

❒ **e.** La mélatonine dérive de la sérotonine, dérivant elle-même du tryptophane. Il y a donc eu une décarboxylation et une hydroxylation du tryptophane pour aboutir à la sérotonine, puis une méthylation et une acétylation afin de former la mélatonine.

10

☒ **a.** Les récepteurs de l'acétylcholine sont situés au niveau des muscles pour le contrôle des mouvements. L'utilisation de dérivés du curare en chirurgie lors des anesthésies permet de paralyser les muscles pendant l'opération.

☒ **b.** Les acides aminés sont des molécules qui existent structurellement avant leur incorporation dans des protéines. En bref, ils existent transportés par les ARNt lors de la traduction des protéines. Si la modification chimique qu'ils subissent a lieu après leur incorporation (modification post traductionnelle), on ne parle pas d'acide aminé mais de dérivé d'acide aminé ou d'acide aminé modifié.

☒ **c.** L'acide gamma carboxy glutamique possède deux fonctions acides carboxyliques dans sa chaîne latérale, qui sont sous forme ionisée COO^-. Grâce à ces deux charges négatives, ce dérivé d'acide aminé va pouvoir réagir avec les deux charges positives des ions calcium Ca^{2+}. On retrouve ainsi ce dérivé d'acide aminé dans la prothrombine, protéine impliquée dans la coagulation sanguine, mais aussi dans l'ostéocalcine, protéine impliquée dans la cristallisation du calcium et du phosphore dans les os.

☐ **d.** La taurine provient de la cystéine par une réaction d'oxydation puis de décarboxylation. Ce dérivé d'acide aminé est impliqué dans le cycle entérohépathique puisqu'il est combiné aux sels biliaires, comme par exemple pour la synthèse de l'acide taurocholique.

☒ **e.** La GABA est un dérivé de l'acide glutamique par une simple réaction de décarboxylation. Une diminution du taux de GABA peut entraîner des convulsions épileptiques. Un des traitements possible consiste à utiliser des molécules qui renforcent l'action de ce GABA, donc diminue les crises, tel que le valium.

Peptides et protéines 20

1 Parmi les propositions suivantes, laquelle (ou lesquelles) est (sont) exacte(s) ?

❒ **a.** Les protéines sont des polymères non ramifiés d'acides aminés.

❒ **b.** La liaison peptidique est toujours engagée entre la fonction amine de l'acide aminé « n » et la fonction carboxyle de l'acide aminé « n+1 ».

❒ **c.** La structure primaire d'une protéine correspond à l'ordre d'enchaînement successif des acides aminés de l'extrémité C-terminale vers l'extrémité N-terminale.

❒ **d.** La liaison peptidique est plane et rigide.

❒ **e.** Les liaisons peptidiques sont très souvent sous la conformation « *trans* ».

2 Parmi les propositions suivantes, laquelle (ou lesquelles) est (sont) exacte(s) ?

❒ **a.** Dans une chaîne peptidique, les liaisons N-Cα et Cα-C ne sont pas libres de tourner.

❒ **b.** Les liaisons peptidiques peuvent être hydrolysées par des enzymes appelées protéases.

❒ **c.** Il existe quatre grands niveaux de complexité structurale dans les protéines. Ils correspondent à leur structure primaire, secondaire, tertiaire et quaternaire.

❒ **d.** Le repliement des protéines peut être favorisé par d'autres protéines.

❒ **e.** La structure tridimensionnelle d'une protéine « native » définit sa conformation fonctionnelle et thermodynamiquement la plus stable.

3 Parmi les propositions suivantes, laquelle (ou lesquelles) est (sont) exacte(s) ?

❒ **a.** La structure tertiaire d'une protéine est toujours stabilisée par de nombreuses liaisons faibles.

❒ **b.** La structure quaternaire définit une protéine organisée en plusieurs domaines. .

❒ **c.** La conformation en pelote statistique définit une chaîne polypeptidique qui ne possède pas de structure secondaire ordonnée.

❒ **d.** L'hélice alpha et le feuillet plissé bêta sont des exemples de structure secondaire ordonnée.

❒ **e.** La structure primaire d'une protéine peut être déduite par des méthodes chimiques.

4 Parmi les propositions suivantes concernant l'hélice α, laquelle (ou lesquelles) est (sont) exacte(s) ?

❒ **a.** Elle oriente les chaînes latérales des acides aminés vers l'extérieur.

❒ **b.** Dans l'hélice α, les liaisons hydrogènes sont parallèles à l'axe de l'hélice.

❒ **c.** Le pas d'une hélice α s'étend sur environ 54 nm et comprend 3,6 acides aminés

❒ **d.** C'est une hélice gauche.

❒ **e.** Elle n'est jamais rencontrée dans la structure des protéines membranaires.

5 Parmi les propositions suivantes concernant les structures secondaires, laquelle (ou lesquelles) est (sont) exacte(s) ?

❒ **a.** Les chaînes latérales des résidus d'acides aminés hydrophobes sont préférentiellement enfouies à l'intérieur des protéines globulaires.

❒ **b.** l'hélice α ne contient pratiquement jamais de proline.

❒ **c.** l'hélice α est très abondante dans la kératine alpha.

❒ **d.** La différence de stabilité entre les feuillets β parallèles et antiparallèles s'explique par des différences d'orientation des liaisons hydrogène.

❒ **e.** Le feuillet β est une structure secondaire plus étirée que l'hélice α.

6 Parmi les propositions suivantes, laquelle (ou lesquelles) est (sont) exacte(s) ?

❒ **a.** Le coude β correspond à une structure en coude serré (d'environ 180°) impliquant quatre acides aminés et trois liaisons peptidiques.

❒ **b.** Le coude β ne contient jamais de proline.

❒ **c.** Il est souvent rencontré entre deux feuillets plissés antiparallèles.

❒ **d.** Le troisième acide aminé du coude est souvent une glycine.

❒ **e.** La conformation des protéines globulaires est entièrement constituée soit de structures hélicoïdales, soit de structures plissées.

7 Parmi les propositions suivantes, laquelle (ou lesquelles) est (sont) exacte(s) ?

❒ **a.** La myoglobine et l'hémoglobine sont des protéines possédant une structure quaternaire.

❒ **b.** Le noyau hème contient un ion fer Fe^{3+}.

❒ **c.** La poche de l'hème est tapissée de résidus d'acides aminés hydrophobes

❒ **d.** L'hème est fixé à la chaîne de globine par plusieurs liaisons de coordination.

❒ **e.** L'oxygène se fixe dans la cavité grâce à une sixième liaison de coordination avec le noyau hème.

8 Parmi les propositions suivantes, laquelle (ou lesquelles) est (sont) exacte(s) ?

❒ **a.** La courbe d'oxygénation de la myoglobine est une hyperbole.

❒ **b.** La myoglobine est une protéine de stockage de l'oxygène au niveau des muscles.

❒ **c.** L'hémoglobine est une protéine allostérique.

❒ **d.** Le 2,3-BPG est un effecteur positif puisqu'il aide au fonctionnement de l'hémoglobine.

❒ **e.** La majorité du dioxyde de carbone est transporté à la place de l'oxygène lorsque ce dernier a été libéré.

Corrigés

1 ☒ **a.** Les protéines sont des assemblages d'acides aminés accrochés les uns aux autres par des liaisons peptidiques. En ce sens, il s'agit donc bien de polymères, dont la taille peut être très importante. De plus, ces polymères possèdent une seule extrémité C-terminale et une seule extrémité N-terminale. Ils ne peuvent donc pas être ramifiés.

❒ **b.** Par convention, les protéines sont orientées de leur extrémité N-terminale vers leur extrémité C-terminale. L'acide aminé « n » utilise donc sa fonction acide carboxylique COOH pour se lier à l'acide aminé « n+1 » qui utilise donc sa fonction amine NH_2.

❒ **c.** Comme nous venons de le dire, l'orientation conventionnelle des protéines est de l'extrémité N-terminale vers l'extrémité C-terminale. C'est uniquement dans ce sens que la lecture des acides aminés correspond à la structure dite primaire de la protéine.

☒ **d.** La liaison peptidique est une liaison simple de covalence. Comme toutes les liaisons de ce type, elle devrait normalement permettre une libre rotation des groupements autour d'elle. Seules les doubles liaisons de covalence empêchent cette libre rotation. Mais lorsque l'on s'intéresse à la structure de cette liaison, nous constatons que sa longueur est intermédiaire entre celle d'une simple liaison et celle d'une double liaison. La liaison peptidique a donc un caractère partiel de liaison double, ce qui explique sa rigidité et sa planéité.

☒ **e.** Puisque la liaison peptidique a un caractère partiel de double liaison, les groupements ne peuvent tourner autour d'elle. Ceci entraîne l'existence de la même isomérie que dans le cas des alcènes, l'isomérie *cis* (lorsque les groupements identiques sont du même coté de la double liaison) et *trans* (lorsque les groupements sont de part et d'autre de la double liaison). Dans le cas de la liaison peptidique, c'est la configuration *trans* qui est largement favorisée car la plus stable.

2 ❒ **a.** Ces liaisons sont très importantes pour les protéines. En effet, ce sont celles situées de part et d'autre de chaque carbone alpha des résidus d'acides aminés engagés dans la liaison peptidique pour former la protéine. Les rotations de ces liaisons sont clairement identifiées et codifiées : la liaison N-Cα tourne d'un angle ϕ, la liaison Cα-C tourne d'un angle ψ. Ce sont d'ailleurs ces rotations qui permettent aux protéines d'adopter des formes tridimensionnelles bien particulières.

☒ **b.** Les liaisons peptidiques, bien que de nature covalente donc très résistantes, peuvent être hydrolysées sous l'action de certaines enzymes. Ce sont d'ailleurs elles qui nous permettent de digérer les protéines issues de notre alimentation. Ces enzymes sont connues sous le nom de protéases ou de peptidases.

☒ **c.** Les protéines possèdent toutes trois grands niveaux d'organisation structurelle, auxquels s'ajoute pour certaines un quatrième niveau éventuel.

La structure primaire indique la séquence des acides aminés constitutifs de la protéine dans le sens conventionnel. La structure secondaire correspond au premier niveau d'organisation tridimensionnel de la protéine. On y trouve des structures ordonnées (hélices, feuillets et coudes) et désordonnées. La structure tertiaire donne la forme spatiale globale de la protéine.

Pour les protéines les plus complexes formées de plusieurs chaînes polypeptidiques (comme l'hémoglobine), on indique alors l'agencement de ces chaînes les unes par rapport aux autres, ce qui correspond alors à la structure quaternaire de la protéine.

☒ **d.** Lorsque l'on synthétise une protéine *in vitro*, elle adopte spontanément sa structure spatiale fonctionnelle. Au contraire, *in vivo*, ce repliement de la protéine s'opère grâce à l'aide d'autres protéines appelées protéines chaperonnes. Ces dernières vont non seulement aider au repliement de la protéine, mais également reconnaître des protéines mal conformées. Dans ce cas, elles permettront à la protéine soit de retrouver la bonne conformation, soit d'être dégradée rapidement pour éviter ce que l'on appelle des agrégats protéiques.

☒ **e.** Si les protéines adoptent une forme tridimensionnelle bien particulière, c'est parce que cette forme est la plus stable pour la protéine. Cette forme est bien évidemment guidée non seulement par les acides aminés qui la constituent, mais également par le milieu dans lequel cette protéine se trouve. C'est uniquement sous cette forme que la protéine sera fonctionnelle.

3

☒ **a.** Pour que la protéine adopte la bonne conformation spatiale, il faut que de très nombreuses liaisons faibles (ou liaisons de Van der Waals) s'établissent entre les chaînes latérales des acides aminés, mais également avec les molécules du milieu dans lequel se trouve la protéine.

❒ **b.** La structure quaternaire éventuelle d'une protéine ne concerne que les protéines formées de plusieurs chaînes peptidiques appelées alors des sous-unités. Il ne faut pas confondre ce terme avec celui de domaine. Le domaine correspond à une région de la protéine ayant un rôle précis dans le fonctionnement (par exemple le domaine de fixation d'un messager, le domaine de liaison à une membrane...). L'organisation en domaine n'est donc pas une organisation structurelle mais une organisation fonctionnelle.

☒ **c.** Les structures secondaires sont parfois ordonnées, parfois désordonnées. Dans ce deuxième cas, on parle de pelote statistique. On remarque alors que les valeurs des angles ϕ et ψ ne sont pas répétitives, et qu'aucune liaison hydrogène ne vient les stabiliser.

☒ **d.** Lorsque la structure secondaire est ordonnée, elle peut prendre trois grandes conformations : l'hélice α, le feuillet plissé β et le coude β. Nous allons décrire ces structures dans les prochains QCM.

☒ **e.** Il existe plusieurs dizaines de techniques différentes permettant de déterminer la séquence en acides aminés d'une protéine. Les méthodes chimiques reposent en général sur deux grandes étapes : hydrolyse des liaisons peptidiques pour séparer les acides aminés, puis identification de ces acides aminés.

4

☒ **a.** L'hélice alpha est la structure secondaire la plus fréquente. Lorsque cette hélice s'établit, l'axe de l'hélice est formé par les liaisons peptidiques et les carbones alpha des résidus d'acides aminés. Ces mêmes carbones alpha rejettent alors les chaînes latérales des acides aminés vers l'extérieur de l'hélice. Ces groupements chimiques sont donc très exposés au milieu extérieur.

☒ **b.** Pour stabiliser l'hélice α, il s'établit des liaisons hydrogènes qui ont la caractéristique d'être parallèles à l'axe de l'hélice. Cela confère à cette structure non seulement une certaine solidité, mais également un caractère extensible et élastique. Les protéines riches en hélices α sont donc souvent des protéines contractiles et déformables.

❒ **c.** Les dimensions de l'hélice α sont clairement connues. Son pas (distance entre chaque tour d'hélice) est de 0,54 nm et compte statistiquement 3,6 résidus d'acides aminés.

❒ **d.** L'enroulement d'une hélice peut être réalisé de deux manières : soit par un enroulement dans le sens des aiguilles d'une montre (pas à droite), soit dans le sens inverse des aiguilles d'une montre (pas à gauche). Dans le cas des hélices α des protéines, cet enroulement se fait toujours avec un pas à droite.

❒ **e.** Comme nous l'avons déjà indiqué, l'hélice α rejette les chaînes latérales des acides aminés qui la constituent vers l'extérieur. Or l'hélice α est constituée majoritairement par des acides aminés hydrophobes. Cette structure ne peut donc pas exister au contact d'un milieu aqueux. On va donc la trouver dans des milieux hydrophobes, comme par exemple la bicouche lipidique constituant les membranes cellulaires. On trouve donc beaucoup d'hélice α dans les domaines des protéines membranaires pour leur permettre de s'enchâsser dans la membrane.

5

☒ **a.** Puisque des acides aminés hydrophobes constituent l'hélice α, l'un des moyens pour les « protéger » du milieu aqueux environnant est de les enfouir au sein des protéines globulaires. Ainsi, ces acides aminés ne seront pas au contact de l'eau, et la structure de la protéine sera viable. Il est donc évident que de telles protéines devront au contraire présenter à leur surface des structures riches en acides aminés hydrophiles.

☒ **b.** Nous avons déjà évoqué le cas particulier de la proline qui, de par la présence d'un cycle volumineux, entraîne une certaine rigidité de la structure protéique à son niveau. La présence de proline dans la chaîne peptidique ne permet donc pas à cette dernière d'adopter une structure secondaire en hélice α. De plus, l'établissement de liaisons hydrogènes indispensables à la stabilisation de l'hélice α n'est pas possible au niveau d'une proline.

☒ **c.** Comme son nom l'indique, la kératine α est formée exclusivement d'hélices α. La résistance de cette protéine est due en partie à un superenroulement de deux hélices α droites en une super-hélice gauche. Il se produit alors encore toute une série d'enroulements successifs, un peu à la manière d'une corde tressée. L'autre explication de cette extrême résistance de la kératine vient de l'existence d'un très grand nombre de ponts disulfures s'établissant entre des résidus de cystéine.

☒ **d.** Il existe deux types de feuillets β : les feuillets parallèles et les feuillets antiparallèles. Dans les deux cas, des liaisons hydrogènes s'établissent perpendiculairement aux feuillets. Mais dans le cas des feuillets parallèles, ces liaisons hydrogènes sont déformées, donc beaucoup moins stables, ce qui n'est pas le cas pour les feuillets antiparallèles.

☒ **e.** La distance entre deux acides aminés dans le feuillet β est près du double de celle que l'on trouve dans une hélice α (3,5 A° contre 1,5 A°). De ce fait, les feuillets β sont des structures beaucoup plus étirées que les hélices α.

6

☒ **a.** Le coude β permet à la chaîne peptidique d'effectuer un demi-tour sur elle-même. Pour que cette structure soit stable, il faut qu'elle se produise sur un total de quatre acides aminés consécutifs, ce qui permet à une liaison hydrogène de s'établir entre le premier et le dernier de ces acides aminés.

❒ **b.** Pour que le repliement puisse s'opérer, il faut obligatoirement la présence d'une proline en deuxième position. En effet, grâce à la proline, il est possible d'avoir une liaison peptidique en configuration *cis* alors qu'elles sont habituellement sous la configuration *trans*.

☒ **c.** Dans les feuillets β antiparallèles, la chaîne peptidique se replie alternativement en sens opposé. Ce sont donc des coudes β qui vont permettre à la chaîne de se courber sur elle-même.

☒ **d.** Pour que le repliement soit possible, il faut comme nous l'avons déjà dit une proline en seconde position. Mais l'encombrement dû au cycle nécessite que l'acide aminé qui le suit soit d'un encombrement minime. C'est évidemment le cas de la glycine qui ne possède dans sa chaîne latérale qu'un seul atome d'hydrogène.

❒ **e.** Les protéines globulaires sont des protéines circulantes, donc qui se trouvent dans des milieux aqueux. Elles sont majoritairement constituées d'hélices α qui sont enfouies au cœur de la structure pour les protéger de l'eau. Pour rendre cette structure possible, il faut donc que des coudes β permettent à la chaîne de se replier sur elle-même. Ces coudes vont donc naturellement se retrouver à la surface de la protéine globulaire, mais on n'y trouve pas de feuillets plissés.

7

❒ **a.** L'hémoglobine est constituée de quatre chaînes peptidiques, donc de quatre sous-unités, et d'un noyau hème. Elle possède donc bien une structure quaternaire. En revanche, la myoglobine ne possédant qu'une seule chaîne peptidique (et également un noyau hème) n'a pas de structure quaternaire.

❒ **b.** Pour être fonctionnelles, les hémoprotéines doivent posséder dans le noyau hème un ion fer Fe^{2+}. Si cet ion fer s'oxyde en ion Fe^{3+}, les molécules ne parviennent plus à fixer l'oxygène. L'hémoglobine se transforme alors en méthémoglobine incapable d'assurer correctement son rôle. L'oxygénation du sang est alors difficile, ce qui se traduit chez le nourrisson par une pâleur de la peau (maladie dite du bébé bleu).

☒ **c.** L'une des causes de l'oxydation de l'ion Fe^{2+} en ion Fe^{3+} pourrait être la présence d'eau dans la cavité de l'hémoglobine, puisque le sang est essentiellement un milieu aqueux. Pour éviter l'entrée d'eau dans cette cavité, la protéine présente vers l'intérieur de cette poche des résidus d'acides aminés hydrophobes.

❒ **d.** L'ion fer présent dans le noyau de l'hème est lié à ce noyau par quatre liaisons de coordination. Une cinquième liaison de coordination lie ensuite cet ensemble à une histidine présente dans la cavité (l'histidine F8 ou histidine proximale). Il n'y a donc qu'une seule liaison de coordination qui relie le noyau hème à la partie protéique.

☒ **e.** L'oxygène qui pénètre dans la cavité établit une sixième (et dernière) liaison de coordination avec l'ion fer du noyau hème. Il établit également une liaison hydrogène avec une seconde histidine présente dans la cavité (histidine E7 ou histidine distale), ce qui finit de le stabiliser.

8

☒ **a.** La courbe d'oxygénation de la myoglobine a une allure d'hyperbole, ce qui traduit une très forte affinité de cette molécule pour l'oxygène. Au contraire, la courbe d'oxygénation de l'hémoglobine est une sigmoïde. Ceci indique que l'hémoglobine est elle aussi capable de très bien fixer l'oxygène, mais qu'elle est également capable de bien le libérer, ce qui n'est pas le cas de la myoglobine.

☒ **b.** Puisque la myoglobine a une très forte affinité pour l'oxygène, son rôle est un rôle de stockage. Elle n'est en effet capable de libérer l'oxygène qu'a une très faible pression d'oxygène, c'est-à-dire lorsque le muscle est en fonctionnement intense. Elle prend alors le relais de l'hémoglobine circulante du sang.

☒ **c.** Grâce à la présence de ses quatre sous-unités, l'hémoglobine a un fonctionnement très particulier vis-à-vis de l'oxygène. Ce fonctionnement se traduit par cette courbe d'oxygénation sigmoïdale qui indique un fonctionnement allostérique. En effet, les sous-unités ne sont pas indépendantes les unes des autres, même si chacune peut fixer une molécule d'oxygène. Lorsque l'une des sous-unités fixe une molécule d'oxygène, sa conformation se modifie, ce qui se répercute sur les autres sous-unités. Ce phénomène est connu sous le nom de coopérativité positive : l'affinité de l'hémoglobine pour l'oxygène augmente avec la fixation de cet oxygène.

❒ **d.** Le 2,3-BPG est indispensable au bon fonctionnement de l'hémoglobine. En effet, cette molécule issue du métabolisme des sucres vient se placer au centre des quatre sous-unités est les maintient dans un état dit tendu, moins affine pour l'oxygène. En résumé, la présence de 2,3-BPG aide l'hémoglobine à libérer son oxygène au niveau des tissus périphériques. On dit donc que c'est un effecteur négatif puisqu'il abaisse l'affinité de la protéine pour l'oxygène.

Nous pouvons rappeler que le taux de 2,3-BPG est amélioré lorsque le sujet vit en altitude : il y a moins d'oxygène dans l'air, donc il faut que l'hémoglobine soit plus efficace pour le transporter et le libérer.

❒ **e.** Au niveau des tissus périphériques, les cellules libèrent du dioxyde de carbone qui se transforme immédiatement en ion hydrogénocarbonate HCO_3^-. Ces ions hydrogénocarbonates seront alors véhiculés dans le sang jusqu'aux poumons, où la réaction inverse va les transformer en dioxyde de carbone qui sera expiré. Le dioxyde de carbone ne prend donc pas la place de l'oxygène dans la cavité de l'hémoglobine.

Enzymes 21

1 Parmi les propositions suivantes, laquelle (ou lesquelles) est (sont) exacte(s) ?

- ❒ **a.** Les enzymes augmentent la vitesse des réactions qu'elles catalysent.
- ❒ **b.** Les enzymes diminuent l'énergie d'activation des réactions qu'elles catalysent.
- ❒ **c.** Le site actif d'une enzyme caractérise une région de sa structure tertiaire capable de lier le substrat.
- ❒ **d.** Dans la majorité des cas, le substrat se lie à l'enzyme par des liaisons chimiques covalentes.
- ❒ **e.** Les AA qui constituent le site actif de l'enzyme sont des AA situés dans des régions proches dans la structure primaire de la chaîne protéique de l'enzyme.

2 Parmi les propositions suivantes, laquelle (ou lesquelles) est (sont) exacte(s) ?

- ❒ **a.** Les enzymes augmentent la vitesse des réactions en rapprochant la couronne d'hydratation des réactifs.
- ❒ **b.** Les enzymes augmentent la vitesse des réactions en rapprochant et en orientant les réactifs.
- ❒ **c.** La formation d'un intermédiaire dénommé le « complexe enzyme-substrat » est nécessaire à la catalyse.
- ❒ **d.** La constante de Michaelis est égale à la concentration en substrat pour laquelle la vitesse de la réaction atteint la moitié de sa valeur maximale.
- ❒ **e.** La constante de Michaelis est inversement proportionnelle à l'affinité de l'enzyme pour son substrat.

3 Parmi les propositions suivantes, laquelle (ou lesquelles) est (sont) exacte(s) ?

- ❒ **a.** k_3 chiffre l'efficacité catalytique d'une réaction enzymatique dans les conditions physiologiques.
- ❒ **b.** L'efficacité catalytique d'une enzyme est limitée par la vitesse d'association avec le substrat.
- ❒ **c.** La vitesse maximale est directement proportionnelle à la concentration en enzyme.

❒ **d.** Le Katal correspond à la quantité d'enzyme capable de transformer une mole de substrat par seconde.

❒ **e.** Toutes les enzymes obéissent au modèle de Michaelis-Menten.

4 On compare l'activité catalytique de trois enzymes. On possède les valeurs suivantes :

	K_M (M/L)	k_3	k_3/K_M
Acétylcholinestérase	$9{,}5 \cdot 10^{-5}$	$1{,}5 \cdot 10^{4}$	$1{,}6 \cdot 10^{8}$
Catalase	$2{,}5 \cdot 10^{-2}$	10^{7}	$4{,}0 \cdot 10^{8}$
Uréase	$2{,}4 \cdot 10^{-2}$	$1{,}4 \cdot 10^{4}$	$5{,}8 \cdot 10^{5}$

Dans la liste suivante, retrouvez la (les) proposition(s) vraie(s) ?

❒ **a.** L'acétylcholinestérase possède le turnover le plus élevé.

❒ **b.** L'uréase possède l'affinité la plus élevée.

❒ **c.** La catalase possède le turnover le plus faible.

❒ **d.** La catalase possède l'efficacité catalytique la plus élevée.

❒ **e.** L'uréase possède l'efficacité catalytique la plus élevée.

5 La DOPA décarboxylase (EC 4.1.1.28) catalyse la formation d'amines aromatiques à partir d'acides aminés hydroxylés comme la DOPA ($k_3 = 348\ min^{-1}$) ou le 5-hydroxy L-tryptophane ($k_3 = 120\ min^{-1}$).
Parmi les propositions suivantes, laquelle (ou lesquelles) est (sont) exacte(s) ?

❒ **a.** Cette enzyme appartient à la classe des hydrolases.

❒ **b.** La constante catalytique k_3 est, pour un couple enzyme-substrat donné, un paramètre intrinsèque.

❒ **c.** La DOPA décarboxylase transforme plus efficacement le 5-hydroxy L-tryptophane que la DOPA.

❒ **d.** La valeur k_3 de l'enzyme pour la DOPA est inférieure à $6\ s^{-1}$.

❒ **e.** Avec le 5-hydroxy L-tryptophane comme substrat, la durée d'un événement catalytique est de 0,5 s.

6 Parmi les propositions suivantes concernant les inhibiteurs d'enzymes, laquelle (ou lesquelles) est (sont) exacte(s) ?

❒ **a.** L'inhibiteur compétitif possède une analogie structurale avec le substrat.

❒ **b.** L'inhibiteur compétitif diminue la valeur du K_M de l'enzyme.

❒ **c.** Les inhibiteurs non compétitifs se fixent en dehors du site actif, sur le complexe enzyme substrat.

❒ **d.** Certains inhibiteurs ne se fixent que sur le complexe enzyme substrat.

❒ **e.** Les inhibitions sont toutes réversibles.

7 La glucuronyltransférase UGT1 est impliquée dans la détoxification hépatique de composés endogène comme la bilirubine. La forme sauvage de l'enzyme possède un k_M de 5.10^{-6} m pour la bilirubine. L'ajout d'un inhibiteur réversible I, de k_I= 1 μM en concentrations croissantes ($[I_1] < [I_2]$) conduit aux modifications suivantes du graphe de Lineweaver-Burk :

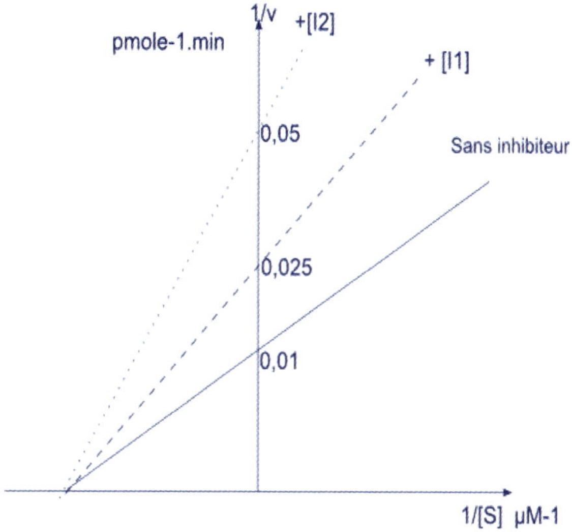

Parmi les propositions suivantes, retrouvez la (ou les) réponse(s) exacte(s) :

❒ **a.** L'inhibiteur I est de type non compétitif.

❒ **b.** En présence de $[I_1]$, la Vmax s'établit à 250 pmoles/min.

❒ **c.** La concentration $[I_1]$ est égale à $1{,}5{\cdot}10^{-6}$ pmoles/min.

❒ **d.** La valeur du k_M de l'enzyme en présence de I n'est pas modifiée.

❒ **e.** En présence de $[I_2]$, la Vmax s'établit à 20 pmoles/min.

8 Parmi les propositions suivantes concernant la régulation des enzymes, laquelle (ou lesquelles) est (sont) exacte(s) ?

❒ **a.** Les isoenzymes correspondent aux différentes formes moléculaires d'une même enzyme.

❒ **b.** Ce sont des protéases qui transforment le zymogène en enzyme active.

❒ **c.** La phosphorylation est un phénomène rapide, irréversible mais contrôlable.

❒ **d.** Les enzymes allostériques subissent l'action d'effecteurs spécifiques.

❒ **e.** Les enzymes allostériques sont très sensibles à de faibles variations de la concentration en substrat autour de la valeur de K_M.

9 Parmi les propositions suivantes concernant les enzymes allostériques, laquelle (ou lesquelles) est (sont) exacte(s) ?

❒ **a.** Dans le modèle concerté, les sous unités de l'enzyme sont toujours sous la forme R.

❒ **b.** Seul le modèle séquentiel rend compte des cas de coopérativité négative.

❒ **c.** Un inhibiteur allostérique présente une homologie structurale avec le substrat de l'enzyme.

❒ **d.** Un coefficient de Hill supérieur à 1 pour une enzyme allostérique signifie qu'elle aura des propriétés de coopérativité positive, par analogie avec ce qui existe pour l'hémoglobine.

❒ **e.** La coopérativité négative permet d'étendre l'amplitude de concentration en substrat pour laquelle une activité enzymatique est mesurable.

10 Parmi les propositions suivantes concernant les coenzymes, laquelle (ou lesquelles) est (sont) exacte(s) ?

❒ **a.** La plupart des coenzymes sont des vitamines.

❒ **b.** Certains coenzymes peuvent quitter leur enzyme sans pour autant en gêner le fonctionnement.

❒ **c.** Le NAD^+ et le FAD participent comme coenzymes des réactions d'oxydoréduction.

❒ **d.** Certains coenzymes sont spécialisés dans le transfert de groupements chimiques.

❒ **e.** Le coenzyme n'est pas indispensable au fonctionnement de l'enzyme.

11 Une préparation purifiée de DPPIV renfermant 18 μg d'enzyme possède une activité enzymatique de 600 mUI. Sachant que la masse moléculaire de la DPPIV est d'environ 90 000 daltons, retrouvez la (ou les) proposition(s) correcte(s).

❒ **a.** Pour cette préparation enzymatique, la constante catalytique k_3 est de $50\ s^{-1}$.

❒ **b.** Cette préparation enzymatique est capable d'hydrolyser 0,6 μmole de substrat/minute.

❒ **c.** La constante catalytique k_3 représente le nombre d'événements catalytiques par unité de temps ou par mole d'enzyme.

❒ **d.** L'activité moléculaire spécifique est un paramètre intrinsèque de l'enzyme.

❒ **e.** Un inhibiteur réversible de type non compétitif est capable d'interagir avec la DPPIV, le complexe DPPIV-Substrat ou les 2 simultanément.

Corrigés

1 ☒ **a.** Les enzymes sont incapables de rendre possible une réaction thermodynamiquement impossible. Par contre, elles sont capables d'en accélérer la vitesse de déroulement d'un facteur variant de 10^6 à 10^{16}. Nous pouvons noter qu'aucun catalyseur « artificiel » n'atteint jamais de telles valeurs de catalyse.

☒ **b.** Pour basculer de l'état réactif à l'état produit, il faut que la réaction passe par un maximum énergétique appelé état de transition. L'énergie nécessaire pour passer de l'état réactif à l'état de transition correspond à l'énergie d'activation de la réaction. Plus elle est élevée, et plus la réaction est difficile et lente. Les enzymes ont la particularité de modifier la façon dont la réaction se déroule en modifiant cet état de transition. Elles permettent de passer par un nouvel état de transition beaucoup moins énergétique, donc dont l'énergie d'activation sera bien inférieure. La réaction catalysée se déroule donc beaucoup plus vite.

☒ **c.** Les enzymes possèdent dans leur structure tertiaire une région dénommée le site actif. C'est là que la réaction catalysée va se produire. Ce site actif est plus ou moins spécifique d'un substrat donné, selon le modèle communément admis appelé clef-serrure.

❒ **d.** Lorsque le substrat pénètre dans le site actif de l'enzyme, il subit des modifications qui le font basculer vers son état de transition. Il s'établit avec certains acides aminés du site actif des interactions faibles qui permettront de basculer vers l'état produit. Seul le bon substrat pourra établir les liaisons nécessaires avec les acides aminés du site actif, ce qui explique la spécificité des enzymes pour leur substrat.

❒ **e.** Nous savons que la structure tertiaire d'une enzyme est due à de nombreux repliements dans la chaîne peptidique. Il est donc normal que des acides aminés proches géographiquement parlant, soient en fait très éloignés dans la séquence peptidique.

2 ❒ **a.** Dans l'organisme, les réactifs sont placés en milieu aqueux, donc sont solvatés. Ils sont donc entourés par des molécules d'eau formant ainsi une couronne d'hydratation. Cette couronne gène le déroulement des réactions chimiques, car elle empêche les réactifs de rentrer en contact les uns avec les autres. Les enzymes permettent entre autre d'ôter cette couronne pour faciliter la réaction, et donc augmenter sa vitesse.

☒ **b.** Pour qu'une réaction ait lieu, il faut non seulement que les réactifs rentrent en contact, mais il faut qu'ils rentrent correctement en contact. C'est-à-dire qu'ils doivent se heurter avec la bonne orientation, ce qui naturellement se produit difficilement. Grâce aux enzymes, les réactifs rentrent non seulement mieux en contact, mais avec la bonne orientation. Là encore se trouve l'une des explications de l'efficacité catalytique des enzymes.

☒ **c.** Dans la théorie de Michaelis-Menten, l'enzyme E qui fixe son substrat S forme un complexe enzyme substrat ES. Ce complexe peut ensuite évoluer soit vers la formation du produit P avec l'enzyme à nouveau disponible, soit revenir vers le substrat S. Cette hypothèse de la formation du complexe enzyme substrat est à la base de la théorie de Michaelis-Menten.

☒ **d.** Dans l'étude cinétique du fonctionnement des enzymes, il apparaît une constante K_M appelée constante de Michaelis. Cette constante a une dimension équivalente à une concentration et se donne donc en $mol \cdot L^{-1}$. Dans l'expression de la vitesse, lorsque la concentration en substrat prend la valeur K_M, alors la vitesse de catalyse de l'enzyme vaut $V_{max}/2$. Ceci constitue d'ailleurs l'une des méthodes expérimentale pour déterminer le K_M d'une enzyme.

☒ **e.** L'analyse de la constante de Michaelis montre qu'elle représente la constante de dissociation apparente du complexe enzyme substrat. Son inverse est donc une bonne approximation de l'affinité de l'enzyme pour son substrat. Les valeurs des enzymes sont comprises entre 10^{-1} et 10^{-7} $mol \cdot L^{-1}$.

3 ❒ **a.** La constante k_3 est associée à la réaction faisant évoluer le complexe enzyme substrat vers le produit. Cette constante va donc chiffrer le nombre de moles de produit libérées par l'enzyme durant une seconde. k_3 chiffre donc l'activité moléculaire catalytique de l'enzyme (appelée également son *turnover*). Plus cette constante est élevée, et plus l'enzyme fonctionne correctement pour former le produit P.

☒ **b.** L'efficacité catalytique d'une enzyme est liée à la fois à sa capacité à fixer correctement le substrat (son affinité) et à son activité moléculaire pour transformer ce substrat en produit. Cette efficacité est donc obtenue par le rapport k_3/K_M qui doit donc être le plus élevé possible. L'analyse de ce rapport montre d'ailleurs qu'il tend vers k_1, constante de la formation du complexe enzyme substrat. En effet, l'enzyme sera à son efficacité maximale si elle est capable de former autant de produit qu'elle fixe de substrat.

☒ **c.** La vitesse maximale de l'enzyme correspond bien évidemment à la vitesse que pourrait atteindre l'enzyme si elle se trouvait en concentration saturante de substrat. Cette condition n'est jamais rencontrée *in vivo*, mais peut être obtenue lors d'études en laboratoire. Cette V_{max} représente donc le nombre de moles de produit qu'une mole d'enzyme est susceptible de former par unité de temps.

L'unité internationale de vitesse enzymatique a été fixée comme correspondant à l'utilisation par l'enzyme d'une μmole de substrat/minute.

☒ **d.** Il existe une autre unité de vitesse encore employée bien que plus ancienne dénommée de Katal. 1 Katal correspond à la quantité d'enzyme capable d'utiliser 1 mole de substrat/seconde.

❒ **e.** Certaines enzymes sont formées de plusieurs sous-unités ayant la particularité de coopérer les unes avec les autres. Ces enzymes sont appelées enzymes allostériques, et n'obéissent pas au modèle de Michaelis-Menten.

4 ❒ **a.** Le *turnover* correspond à la valeur de k_3. Or il s'avère que l'enzyme ayant la valeur de k_3 la plus élevée est la catalase.

❒ **b.** L'affinité d'une enzyme pour son substrat est donnée par l'inverse du K_M. Plus le K_M est faible, et plus l'enzyme est affine pour son substrat. C'est donc l'acétylcholinestérase qui est la plus affine pour son substrat.

❒ **c.** Comme nous l'avons déjà dit, c'est au contraire la catalase qui a le *turnover* le plus élevé.

☒ **d.** ❒ **e.** L'efficacité catalytique est donnée par le rapport k_3/K_M. La catalase a bien la valeur la plus élevée parmi les trois enzymes.

5 ❒ **a.** Le nombre croissant d'enzyme a nécessité une nomenclature officielle mise en place par la commission des enzymes (EC) qui a notamment classé les enzymes en six catégories :

- Oxydoréductases : catalysent les réactions d'oxydoréduction ;
- Transférases : transfèrent des groupements chimiques (les kinases font partie de ce groupe) ;
- Hydrolases : Hydrolysent des liaisons ;
- Lyases : lysent des liaisons par d'autres moyens que des hydrolyses en créant des doubles liaisons ;
- Isomérases : permettent de passer d'un isomère à un autre ;
- Ligases (ou synthétases) : relient des groupements entre eux.

La nomenclature est ensuite suivie de trois autres chiffres qui désignent respectivement le substrat général de l'enzyme, le substrat particulier de l'enzyme et enfin un numéro attribué à l'enzyme.

La DOPA décarboxylases fait ainsi partie de la quatrième catégorie, soit une lyase.

☒ **b.** La valeur de la constante k_3 est une caractéristique intrinsèque de l'enzyme et ne dépend pas des conditions dans laquelle l'enzyme est placée.

❒ **c.** Seul le rapport k_3/K_M permet de chiffrer l'efficacité catalytique d'une enzyme. La seule connaissance de k_3 n'est pas suffisante.

☒ **d.** La valeur de k_3 pour la DOPA est donnée à 348 min^{-1}, soit 5,8 s^{-1}.

☒ **e.** Avec le 5-hydroxy L-tryptophane, la valeur de k_3 est de 120 min^{-1}, ce qui représente donc deux événements chaque seconde. La durée d'un événement est donc bien de 0,5s.

6 ☒ **a.** Les inhibiteurs compétitifs entrent en compétition avec le substrat naturel de l'enzyme. Pour cela, ils doivent occuper le site actif de l'enzyme à la place du substrat. Ce n'est possible que si cet inhibiteur possède une analogie structurelle avec le substrat. Nous pouvons d'ailleurs remarquer que ce type d'inhibition peut être levé par un excès de substrat. Ceci explique d'ailleurs qu'en concentration saturante de substrat, ce dernier lève toute inhibition, et donc que la V_{max} de l'enzyme ne soit pas modifiée.

❒ **b.** Puisqu'il y a compétition entre l'inhibiteur et son substrat, tout se passe comme si l'enzyme était moins affine pour son substrat que dans les conditions normales. La valeur de K_M va donc augmenter. La mesure de cette évolution de K_M est d'ailleurs l'une des méthodes pour identifier un inhibiteur de type compétitif.

❒ **c.** Ces inhibiteurs n'entrent pas en compétition avec le substrat car ils se fixent en dehors du site actif de l'enzyme, laissant ce dernier libre pour le substrat.

Il n'y a donc pas de modification de l'affinité de l'enzyme pour son substrat, donc pas de modification de la valeur de K_M.

La fixation de l'inhibiteur se produit aussi bien sur l'enzyme libre que sur le complexe enzyme substrat. Un excès de substrat ne modifie donc en rien l'action de ce type d'inhibiteur, ce qui explique que la V_{max} de l'enzyme soit diminuée.

☒ **d.** Il existe une catégorie d'inhibiteurs appelés inhibiteurs incompétitifs qui ne se fixent que sur le complexe enzyme substrat, en bloquant alors ce dernier. L'étude cinétique de leur mode d'action montre qu'ils modifient à la fois la V_{max} de l'enzyme en la diminuant, mais également le K_M.

☐ **e.** Les trois types d'inhibiteurs que nous venons de voir sont des inhibiteurs réversibles, c'est-à-dire qu'ils peuvent se dissocier de l'enzyme. Il existe cependant des inhibiteurs irréversibles, qui bloquent donc définitivement l'enzyme à laquelle ils vont se lier. On trouve parmi eux des métaux lourds tels le plomb, mais également des molécules capables de former des liaisons covalentes avec des acides aminés du site actif de l'enzyme.

7 ☒ **a.** La représentation de Lineweaver-Burke est très employée pour comprendre le mode d'action des inhibiteurs. Cette représentation donne 1/V en fonction de 1/[S], et permet par l'analyse des droites de trouver les valeurs de K_M et de V_{max}. En effet, les droites coupent l'axe des ordonnées en $1/V_{max}$, et l'axe des abscisses en $1/K_M$.

Nous voyons donc ici que la valeur de K_M est inchangée, et celle de V_{max} est modifiée. Il s'agit donc bien d'un inhibiteur non compétitif.

☐ **b.** L'inverse de la V_{max} est de 0,025, donc la V_{max} vaut 1/0,025, soit 40 pmol/min.

☒ **c.** Pour les inhibiteurs non compétitifs, la Vmax est diminuée. Sa nouvelle expression est de la forme :

$$V'_{\text{max}} = \frac{V_{\text{max}}}{1 + \frac{I}{k_I}}$$

où le K_I représente la constante d'inhibition.

À partir de cette expression, il est possible d'en déduire la concentration en inhibiteur I :

$$I = \frac{(V_{\text{max}} - V'_{\text{max}})\,k_I}{V'_{\text{max}}} = \frac{(100 - 40)\,1 \cdot 10^{-6}}{40} = 1,5 \cdot 10^{-6}$$

La concentration en inhibiteur vaut donc $1{,}5 \cdot 10^{-6}$ $\text{pmol} \cdot \text{min}^{-1}$.

☒ **d.** La simple observation des droites de Lineweaver-Burke montre qu'elles coupent l'axe des abscisses au même niveau. Donc la valeur de K_M n'a pas été modifiée, ce qui confirme bien un inhibiteur non compétitif.

☒ **e.** L'inverse de la V_{max} étant égal à 0,05, la V_{max} s'établit bien à 20 $\text{pmol} \cdot \text{min}^{-1}$.

8 ☒ **a.** Certaines enzymes existent sous différentes formes appelées isoenzymes dont les constantes catalytiques seront différentes. Par contre, elles catalysent les mêmes réactions en utilisant le même substrat et en formant donc évidemment le même produit. Ces isoenzymes sont souvent produites par des organes différents, ou à des âges différents. Elles permettent par exemple à l'organisme une régulation de la même réaction suivant l'organe où elle se produit.

☒ **b.** Un autre mode de régulation très courant consiste en la production par l'organisme d'une forme inactive de l'enzyme appelée le zymogène. Ce zymogène ne produira une enzyme active qu'après avoir subi un clivage protéolytique par une protéase. Ceci permet à la cellule de produire une enzyme qui ne risque pas de catalyser des réactions dans la propre cellule qui l'a engendrée. L'enzyme active ne sera produite que dans l'organe où elle doit agir. Ce mode de régulation est irréversible.

❒ **c.** Il est possible de contrôler l'activité d'une enzyme par des phénomènes de phosphorylation-déphosphorylation. Suivant les enzymes, la phosphorylation pourra activer ou inactiver son activité, de même pour la déphosphorylation. Il s'agit pour la cellule de greffer (ou d'ôter) un groupement phosphate sur l'enzyme. Ces réactions sont évidemment parfaitement réversibles.

☒ **d.** Nous savons que les enzymes allostériques sont constituées de plusieurs sous-unités qui coopèrent entre elles. Certaines molécules appelées effecteurs allostériques vont en aider le fonctionnement, soit comme inhibiteur, soit comme activateur. Les inhibiteurs vont diminuer l'affinité de l'enzyme pour son substrat en favorisant un état tendu T entre les sous-unités, les activateurs vont au contraire augmenter l'affinité de l'enzyme pour son substrat en favorisant un état relâché R.

☒ **e.** Les enzymes allostériques sont très employées par l'organisme pour réguler les voies de biosynthèse, notamment dans leur première étape appelée l'étape d'engagement. Elles ont en effet la propriété d'être très sensibles à de faibles variations en substrat, surtout si ces concentrations se font autour de leur valeur de K_M. Ces enzymes se comportent donc comme des vannes qui ferment ou qui ouvrent les voies de synthèse de l'organisme.

9 ❒ **a.** Pour expliquer le fonctionnement des enzymes allostériques, il a été utilisé deux modèles : le modèle concerté de Monod-Changeux-Wyman et le modèle séquentiel de Koshland. Dans le premier modèle, les sous-unités sont toutes soit dans leur état relâché R, soit toutes dans leur état tendu T. Ce modèle a pour lui l'avantage de la simplicité, mais il ne permet de rendre compte que des cas de coopérativité positive, c'est-à-dire quand la fixation d'une première molécule de substrat augmente l'affinité pour la suivante.

☒ **b.** Dans le modèle séquentiel, chaque sous-unité peut être dans l'état tendu ou relâché indépendamment de l'état des autres sous-unités. C'est donc un modèle beaucoup plus complexe, mais qui est le seul à prendre en compte la coopérativité négative, c'est-à-dire les cas où la fixation d'une première molécule de substrat abaisse l'affinité pour la suivante.

❒ **c.** Les activateurs allostériques sont bien souvent indispensables au fonctionnement de l'enzyme, qu'ils soient des activateurs ou des inhibiteurs. L'une de leur caractéristique commune est qu'ils ne se fixent jamais dans le site actif de l'enzyme mais sur des sites spécifiques. Ils ne présentent donc pas d'homologie structurelle avec le substrat de l'enzyme.

☒ **d.** Pour étudier les phénomènes de coopérativité, on utilise souvent la représentation de Hill. La pente de la courbe permet d'accéder au coefficient de Hill dont la valeur est une indication de cette coopérativité. Si le coefficient est supérieur à 1, l'enzyme subit une coopérativité positive. Si le coefficient de Hill est inférieur à 1, l'enzyme subit une coopérativité négative.

☒ **e.** Il est remarquable de constater que les enzymes à coopérativité négative sont capables de fonctionner pour des valeurs de concentration plus étendues que si elles n'étaient pas soumises au phénomène de coopérativité. C'est la raison pour laquelle la majorité des enzymes allostériques humaines subissent un phénomène de coopérativité négative. De plus, elles pourront subir des phénomènes de rétrocontrôle négatif, c'est-à-dire qu'elles seront inhibées par leur propre produit de synthèse, ce qui est très intéressant pour réguler les voies de biosynthèse : quand un produit est en grande quantité, il inhibe sa propre synthèse.

10 ☒ **a.** Certaines enzymes nécessitent pour fonctionner correctement une molécule qui n'est pas à proprement parler un effecteur. Ces molécules sont appelées des coenzymes, et sont liées à leur enzyme par des liaisons faibles type Van der Waals. Leur nature est très diverse, mais la plupart sont classées parmi les vitamines.

☒ **b.** Il existe deux grandes catégories de coenzymes : certains font partie du site actif de l'enzyme et doivent donc rester constamment au niveau de l'enzyme, d'autres au contraire sont des coenzymes de transport, et amènent les substrats d'une enzyme à l'autre.

☒ **c.** Les coenzymes des oxydoréductases sont parmi les plus connus et les plus importants. Ils participent en effet aux réactions d'oxydation cellulaire qui permettent de fournir l'énergie de l'organisme. On trouve parmi eux le NAD, le NADP et le FAD.

☒ **d.** Comme nous venons de le dire, certains coenzymes sont des transporteurs : ceux des réactions d'oxydoréductions transportent des protons H^+, mais d'autres vont transporter des groupements chimiques plus volumineux. Le BH_4 transporte les groupes hydroxyles OH, le coenzyme A les groupements acyls, le THF les groupements monocarbonés...

☐ **e.** Bien que certains coenzymes ne fassent pas partie du site actif de l'enzyme, ils n'en restent pas moins indispensables au bon fonctionnement de l'enzyme. Ceci explique le caractère indispensable de la plupart des vitamines.

11 600 mUI correspondent à 600.10^{-3} μmol de substrat/min, soit une activité spécifique de 600.10^{-3} μmol.min^{-1}.18 μg^{-1}, donc 1.10^{-8} mol.s^{-1}.18 μg^{-1}. La masse molaire étant de 9.104 g.mol^{-1}, on obtient une constante $k_3 = (1.10^{-8} \times 9.10)4/18.10^{-6} = 50$ s^{-1}.

☒ **a.**

☒ **b.**

☐ **c.** La constante catalytique est homogène à l'inverse d'un temps et ne dépend pas de la quantité d'enzyme utilisée.

☒ **d.** La valeur de la constante catalytique est une caractéristique de l'enzyme et chiffre le nombre d'événements catalytiques par unité de temps.

☒ **e.** Les inhibiteurs de type non compétitif sont des molécules capables de bloquer l'activité de catalyse en se fixant aussi bien au complexe enzyme-substrat qu'à l'enzyme seule. En effet ils se fixent en dehors du site actif de l'enzyme et non pas d'homologie structurelle avec le substrat naturel de l'enzyme.

Glucides 22

1 Parmi les propositions suivantes concernant les monosaccharides, laquelle (ou lesquelles) est (sont) exacte(s) ?

❒ **a.** La plupart des oses naturels appartiennent à la série D.

❒ **b.** Le glucose est très soluble dans le sang.

❒ **c.** C'est un céto hexose.

❒ **d.** Le glucose et le galactose sont épimères en C2.

❒ **e.** En solution aqueuse, le glucose se cyclise en formant un cycle à six carbones.

2 Parmi les propositions suivantes, laquelle (ou lesquelles) est (sont) exacte(s) ?

❒ **a.** Le fait qu'un sucre se cyclise entraîne la création de deux anomères.

❒ **b.** Le glucose non cyclisé existe sous la forme de 16 stéréoisomères.

❒ **c.** La forme cyclique stable du fructose est le fructofuranose.

❒ **d.** La plupart des sucres sont de la série D, car présentant le caractère dextrogyre.

❒ **e.** La mutarotation des oses est un phénomène naturel.

3 Parmi les propositions suivantes concernant les dérivés des sucres, laquelle (ou lesquelles) est (sont) exacte(s) ?

❒ **a.** L'acide glucuronique participe aux réactions de détoxification hépatiques.

❒ **b.** L'acide gluconique résulte naturellement de l'oxydation de la fonction aldéhyde du glucose.

❒ **c.** Le sorbitol est un dérivé du glucose.

❒ **d.** Les sucres ne contiennent jamais d'atome d'azote.

❒ **e.** Le glucose est phosphorylé lors de son entrée dans la cellule.

4 Parmi les propositions suivantes concernant les disaccharides, laquelle (ou lesquelles) est (sont) exacte(s) ?

- ❒ **a.** Dans un disaccharide, les deux oses constitutifs sont réunis par une liaison O- glycosidique.
- ❒ **b.** Le lactose possède une fonction hémi-acétalique libre.
- ❒ **c.** L'hydrolyse du saccharose libère deux molécules de glucose.
- ❒ **d.** Le maltose peut être hydrolysé par une α glucosidase.
- ❒ **e.** La lactase intestinale est une α-galactosidase.

5 Parmi les propositions suivantes concernant les polysaccharides, laquelle (ou lesquelles) est (sont) exacte(s) ?

- ❒ **a.** Le glycogène n'est hydrolysable que par des β 1-4 glucosidases.
- ❒ **b.** La cellulose présente une structure branchée avec un branchement tous les 30 résidus.
- ❒ **c.** L'homme ne peut pas digérer la cellulose.
- ❒ **d.** L'amidon est constitué de deux polymères associés, l'amylose et l'amylopectine.
- ❒ **e.** Le glycogène possède plusieurs extrémités réductrices dues à la présence des ramifications.

6 Parmi les propositions suivantes, laquelle (ou lesquelles) est (sont) exacte(s) ?

- ❒ **a.** L'acide hyaluronique est un glycosaminoglycanne de structure.
- ❒ **b.** Les protéoglycannes résultent de l'association d'une protéine avec un glycosaminoglycanne.
- ❒ **c.** Cette association se fait par liaison de covalence.
- ❒ **d.** L'héparine est un anticoagulant de synthèse.
- ❒ **e.** Les termes glycoprotéine et protéoglycanne désignent globalement les mêmes structures.

7 Parmi les propositions suivantes, laquelle (ou lesquelles) est (sont) exacte(s) ?

- ❒ **a.** Dans la membrane cellulaire, les chaînes oligosaccharidiques des glycoprotéines sont tournées vers l'intérieur de la cellule.
- ❒ **b.** Les glycannes des glycolipides des globules rouges sont le support des antigènes des groupes sanguins A, B, O.
- ❒ **c.** les chaînes glycanniques des glycoprotéines peuvent être linéaires ou ramifiées.
- ❒ **d.** Les glycannes rentrant dans la constitution d'une glycoprotéine en accroissent la solubilité.
- ❒ **e.** Dans les glycoprotéines, la liaison covalente entre une chaîne glycannique et une protéine est toujours de nature N-glycosidique.

8 Parmi les propositions suivantes laquelle (ou lesquelles) est (sont) exacte(s) ?

❒ **a.** Le D-fructose est un cétohexose isomère du glucose.

❒ **b.** Des sucres sont retrouvés dans les structures des acides nucléiques.

❒ **c.** Le diabète sucré se traduit par l'apparition de glycoprotéines.

❒ **d.** L'agrécanne du cartilage est formé de l'assemblage de différents glycosaminoglycannes et de protéines.

❒ **e.** Les glycoprotéines membranaires ne possèdent pas dans leur partie protéique d'acides aminés hydrophobes.

Corrigés

1

☒ **a.** Les sucres appartiennent à deux séries : la série L ou la série D. L'appartenance à l'une ou l'autre de ces séries dépend de l'orientation de l'hydroxyle OH porté par l'avant dernier atome de carbone du sucre. Contrairement aux acides aminés qui sont pour la plupart de la série L, les sucres sont majoritairement de la série D.

☒ **b.** Tous les sucres sont très riches en fonctions hydroxyles OH. Grâce à la présence d'atomes d'oxygène très électronégatifs, ces molécules sont donc très polaires. Elles sont donc très solubles dans l'eau, et donc dans tous les milieux aqueux de l'organisme comme le sang. De ce fait, les sucres n'ont pas besoin de transporteur.

❒ **c.** Les sucres comportent tous une fonction réductrice qui est soit une fonction aldéhyde, soit une fonction cétone. Dans le premier cas, on les appelle des aldoses, dans le second des cétoses. Le glucose est le représentant majeur des aldoses, le fructose celui des cétoses.

De plus, les sucres possèdent une chaîne carbonée plus ou moins longue de trois à six carbones pour la majorité d'entre eux. Les sucres les plus connus comme de fructose et le glucose possèdent six carbones ($C_6H_{12}O_6$) et sont donc des hexoses. Le glucose est donc un aldo hexose.

❒ **d.** Lorsque des sucres ont la même formule brute mais une formule développée différente, on dit qu'ils sont isomères de constitution. Mais lorsque cette différence ne concerne que la position d'un seul hydroxyle, les biochimistes utilisent le terme d'épimères. Comme le glucose et le galactose ne diffèrent que par la position de l'hydroxyle porté par le carbone 4, on dit qu'ils sont épimères en C4.

❒ **e.** L'une des propriétés les plus remarquables des sucres est qu'ils sont capables de se cycliser. En effet, la fonction réductrice, qu'il s'agisse de la fonction aldéhyde ou de la fonction cétone, est capable de réagir avec une fonction hydroxyle. Cela conduit à la formation respectivement d'une fonction hémi-acétal ou hémi-cétal. Comme le sucre porte à la fois une fonction réductrice et des fonctions hydroxyle, il réagit sur lui-même ce qui entraîne sa cyclisation.

Les cycles formés sont majoritairement des cycles hexagonaux pour les aldoses et des cycles pentagonaux pour les cétoses. Ces cycles sont toujours formés de plusieurs atomes de carbone et d'un seul atome d'oxygène.

Ainsi, dans le cas du glucose, le cycle comporte cinq atomes de carbone et un atome d'oxygène.

2

☒ **a.** Lorsque le sucre se cyclise, la création de la fonction hémi-acétalique ou hémi-cétalique entraîne la création d'un carbone asymétrique supplémentaire. Ce carbone correspond à celui qui portait la fonction réductrice, que l'on nomme alors le carbone anomérique. En effet, les deux nouveaux isomères ainsi créés sont appelés l'anomère α et l'anomère β.

☒ **b.** Les sucres possèdent souvent plusieurs carbones asymétriques. Ces carbones existent donc sous deux configurations différentes correspondant à deux stéréoisomères. Si le sucre contient plusieurs carbones asymétriques, il peut donc au final exister sous 2^n stéréoisomères, où n représente le nombre de carbones asymétriques. Pour un glucose linéaire, il y a quatre carbones asymétriques, soit un total de 16 stéréoisomères. Huit seront de la série D, et huit de la série L.

☒ **c.** La cyclisation des sucres formant soit un cycle pentagonal, soit un cycle hexagonal, il a fallu par dénomination différencier ces deux cycles. Par référence à deux molécules organiques que sont le furanne et le pyranne, les cycles pentagonaux sont appelés des cycles furanniques, les cycles hexagonaux des cycles pyranniques. Comme les cétoses dont fait partie le fructose se cyclisent suivant des cycles pentagonaux, la forme la plus stable du fructose cyclisé est le fructofuranose.

❒ **d.** Toutes les molécules possédant un ou plusieurs carbones asymétriques sont douées d'un pouvoir rotatoire. Elles sont en effet capables de dévier le plan de polarisation de la lumière polarisée. Si cette déviation à lieu vers la droite, on dit que la molécule est dextrogyre, vers la gauche la molécule est lévogyre. Historiquement, les premiers sucres étaient tous par hasard dextrogyres : on a alors parlé de série D. On sait maintenant que les sucres de la série D sont pour certains dextrogyres, pour d'autres lévogyres (de même pour les sucres de la série L). Il n'y a donc pas de rapport entre l'appartenance à une série et le pouvoir rotatoire de la molécule.

☒ **e.** La cyclisation entraîne la création soit d'un anomère α, soit d'un anomère β. Cependant, il est tout à fait possible naturellement de basculer d'un anomère à l'autre en repassant temporairement par la forme linéaire du sucre. Ce phénomène est appelé la mutarotation des oses. En effet, puisque l'un des anomères est dextrogyre, l'autre est obligatoirement lévogyre. Le phénomène de mutarotation peut donc être suivi et observé par la modification apparente du pouvoir rotatoire du sucre en solution aqueuse.

3

☒ **a.** Les sucres peuvent naturellement subir des réactions d'oxydation. Lorsque cette oxydation touche la fonction alcool primaire du carbone 6, on forme alors un acide uronique. Dans le cas du glucose, il s'agit donc de l'acide glucuronique. Son rôle dans l'organisme est de fixer les molécules toxiques telles que les drogues et les médicaments, afin de les rendre encore plus hydrophiles et solubles dans l'eau. Ces toxines seront donc plus facilement éliminées par les urines. Ces réactions de glucurono-conjugaison ont lieu dans le foie.

❒ **b.** L'oxydation d'un sucre comme le glucose peut toucher la fonction réductrice. On forme alors un acide aldonique, dans le cas du glucose l'acide gluconique. Ces oxydations se produisent exclusivement en laboratoire et servent à mettre en évidence la présence de glucose, voire à le doser. Ainsi, le test à la liqueur de Fehling mettant en évidence la présence de glucose est basé sur ce type d'oxydation.

☒ **c.** La fonction réductrice des sucres peut également être réduite en fonction hydroxyle OH. Le sucre ne possède plus que des fonctions hydroxyles et on parle alors de polyol. Dans le cas du glucose, ce polyol s'appelle le sorbitol. De par la présence de ces très nombreux groupes OH, les polyols sont encore plus hydrophiles que les sucres dont ils dérivent. Ils ont donc la propriété de retenir un grand volume d'eau. Ainsi le sorbitol s'accumulant au niveau de l'œil provoque le phénomène de cataracte.

☒ **d.** Il est possible que les sucres subissent la greffe d'une fonction amine sur l'un ou l'autre de leur atome de carbone. On forme alors des osamines. Ces dérivés de sucres sont très nombreux dans les structures complexes telles les glycoprotéines.

☒ **e.** Le glucose est libre dans le sang puisque très hydrophile. Cependant, dès son entrée dans la cellule, il subit des réactions de phosphorylation qui auront deux buts : empêcher une sortie du glucose « spontanée » du glucose, mais également l'activer pour le faire entrer dans les voies métaboliques cellulaires.

4

☒ **a.** Lorsque deux monosaccharides s'assemblent pour former un disaccharide, il faut qu'au moins l'un d'entre eux utilise sa fonction réductrice. L'autre peut utiliser soit également sa fonction réductrice, soit l'une de ses fonctions hydroxyles. Mais quelle que soit la façon dont ils se lient, la liaison est toujours de nature O-glycosidique puisque se faisant par l'intermédiaire d'un atome d'oxygène.

☒ **b.** Suivant le mode de liaison des oses, deux cas peuvent se présenter. Si les deux oses utilisent leur fonction réductrice, alors le disaccharide obtenu ne possède plus de caractère réducteur. Par contre, si un seul des deux sucres utilise sa fonction réductrice, l'autre sucre conserve son caractère réducteur, et le disaccharide également.

Dans le cas du lactose, un galactose est lié par son carbone 1 au carbone 4 d'un glucose. Le galactose a donc perdu sa fonction réductrice, mais pas le glucose qui la conserve. Cette fonction étant une fonction hémi-acétalique puisque le glucose est cyclisé, le lactose résultant de cette association a une fonction hémi-acétalique libre et conserve un caractère réducteur.

☐ **c.** Le saccharose correspond au sucre habituel de notre alimentation, issu de la betterave ou de la canne à sucre. Il est constitué d'un glucose lié par son carbone 1 au carbone 2 d'un fructose. Son hydrolyse libère donc une molécule de glucose et une molécule de fructose.

Nous notons au passage que les deux oses le constituant engagent leur fonction réductrice : le saccharose n'a donc plus de caractère réducteur.

☒ **d.** Le maltose résulte de l'assemblage de deux molécules de glucose liées en α 1-4. L'hydrolyse de cette liaison est donc possible par des enzymes reconnaissant les glucoses en configuration α : les α glucosidases.

☐ **e.** La lactase intestinale est l'enzyme chargée de dégrader le lactose contenu dans le lait. Le lactose contenant une molécule de galactose en configuration β, il ne peut être dégradé que par une β-galactosidase. Cette enzyme est très particulière car sa production varie avec l'âge : très abondante chez le nourrisson, sa production diminue fortement à l'âge adulte.

5

☐ **a.** Le Glycogène représente le polysaccharide de réserve du monde animal. Il est principalement situé dans le foie et les muscles. Il n'est composé que de molécules de glucose liées en α 1-4, mais possède un grand nombre de ramifications placées en α 1-6. Ceci permet un gain de place lors du stockage. L'hydrolyse de ce polysaccharide nécessite donc à la fois des α 1-4 glucosidases, mais également des α 1-6 glucosidases.

❒ **b.** La cellulose n'est pas un polysaccharide de réserve mais de soutien. Elle n'est constituée que de glucose, mais liés en β 1-4. Cette anomérie β permet spatialement à la molécule de cellulose d'être très étirée, mais également permet aux molécules de glucose d'établir entre elles des liaisons hydrogènes. Nous obtenons donc une molécule très résistante. Elle présente comme autre particularité de ne posséder aucune ramification.

☒ **c.** La digestion de la cellulose nécessite des β-glucosidases (appelées parfois des cellulases) absentes de l'organisme humain. Ces enzymes sont par contre présentes chez tous les ruminants, ainsi que chez les termites.

☒ **d.** L'amidon est le polysaccharide de réserve des végétaux, mais également la source principale de glucose de l'alimentation humaine. Il résulte du mélange de deux molécules différentes. L'amylose, molécule non ramifiée, et l'amylopectine présentant des ramifications identiques à celles trouvées dans le glycogène mais beaucoup moins nombreuses cependant. Dans les deux cas, la chaîne principale est constituée de glucoses liés en α 1-4.

❒ **e.** Dans le glycogène, la chaîne principale est constituée de glucoses liés en α 1-4. Seul le dernier glucose n'utilise pas sa fonction réductrice pour se lier, et constitue donc une extrémité réductrice. Le premier glucose représente donc l'extrémité non réductrice. Chaque ramification apporte une nouvelle extrémité, mais qui est non réductrice car elle débute par un glucose lié en α 1-4 au suivant. Dans le glycogène, il y a donc une seule extrémité réductrice et un grand nombre d'extrémités non réductrices.

6 ☒ **a.** L'acide hyaluronique est un constituant des tendons et du cartilage, mais joue également le rôle de lubrifiant pour les articulations. Il est constitué de la répétition d'une unité disaccharidique de base, constituée d'acide glucuronique lié en β 1-3 avec une N-acétylglucosamine. Le groupement acétyl portant une charge négative, l'acide hyaluronique est fortement négatif. Il attire donc les ions sodium Na^+, qui eux-mêmes attireront les molécules d'eau. L'acide hyaluronique est donc une molécule très hydratée.

❒ **b.** Les protéoglycannes contiennent une petite chaîne protéique qui constitue l'axe central de la structure. Sur cette chaîne protéique, sont associés plusieurs dizaines de glycosaminoglycannes différents tels la chondroïtine sulfate, le kératane sulfate...

❒ **c.** Seul l'acide hyaluronique est capable de se lier par une liaison de covalence à une protéine. Les autres glycosaminoglycannes sont associés par des liaisons non covalentes à la protéine.

❒ **d.** Les glycosaminoglycannes sont soit de structure, soit de sécrétion. Parmi ces derniers, on trouve l'héparine qui est produite naturellement pas les mastocytes 0. Elle joue le rôle d'anticoagulant en agissant au niveau de la thrombine.

❒ **e.** Les protéoglycannes sont constitués d'une petite partie protéique et d'un très grand nombre de sucres sous la forme de glycosaminoglycannes. Au contraire, les glycoprotéines sont constituées de peu de sucres et d'une très grosse partie protéique.

7

❒ **a.** Les sucres des glycoprotéines jouent un très grand rôle dans les phénomènes de reconnaissance extracellulaire. En effet, leur très grande diversité de structure et de mode de liaison permet un nombre quasi infini de combinaisons. Ils peuvent donc servir comme marqueur de l'identité d'un individu pour le système immunitaire de défense. Il faut donc obligatoirement que ces chaînes glycanniques soient tournées vers l'extérieur de la cellule.

☒ **b.** Les groupes sanguins correspondent à des glycolipides, c'est-à-dire à des lipides porteurs de chaînes glycanniques. Suivant la terminaison de la chaîne, on obtient les caractéristiques correspondant aux groupes A, B ou O. On y trouve notamment un sucre très rare, le fucose (6-désoxygalactose).

☒ **c.** La très grande variabilité des chaînes glycanniques des glycoprotéines vient non seulement du nombre de combinaison de sucres que l'on peut associer, mais également de la manière dont ils peuvent être reliés les uns aux autres. Les chaînes peuvent de plus être linéaires, ou plus ou moins ramifiées, ce qui augmente encore les combinaisons possibles.

☒ **d.** Toutes les glycoprotéines ne sont pas membranaires. Certaines sont circulantes et se trouvent dans les milieux aqueux de l'organisme. Pour accroître la solubilité de certaines protéines, il est possible de leur greffer des sucres. Ces sucres étant des molécules très hydrophiles, donc très solubles, ils vont accroître la solubilité de la protéine.

❒ **e.** Il existe deux manières pour des sucres de se lier à une protéine. Soit en utilisant un résidu d'asparagine ce qui crée une liaison N-glycosidique, soit en utilisant un résidu de sérine ou de thréonine, ce qui crée une liaison O-glycosidique.

8

☒ **a.** Le fructose est le représentant le plus courant de la famille des cétoses possédant six carbones. Sa formule brute est en $C_6H_{12}O_6$ tout comme le glucose. Ces deux sucres sont donc des isomères de fonction. On le dénommait autrefois lévulose en référence à son pouvoir rotatoire lévogyre. Il est très abondant dans les fruits et les sécrétions séminales.

☒ **b.** Les acides nucléiques sont formés par l'assemblage d'une base azotée, de groupements phosphates et d'un sucre qui peut être soit le ribose pour les ARN, soit le désoxyribose pour les ADN. Dans ces structures, le ribose est sous forme cyclisé de ribofuranose.

❒ **c.** Lorsque la glycémie est trop importante, il se produit entre le glucose et les protéines une réaction dite réaction de Maillard qui aboutit à la formation de protéines glyquées. Il ne faut pas confondre ces protéines glyquées formées de manière pathologique avec les glycoprotéines qui sont parfaitement normales et qui jouent de nombreux rôles dans l'organisme comme celui de reconnaissance. L'une des diagnostics du diabète sucré consiste donc à doser le taux d'hémoglobine glyquée.

☒ **d.** L'agrécanne du cartilage est formé d'une molécule centrale d'acide hyaluronique sur laquelle sont liées de manière non covalente des protéines. Sur ces protéines sont liés de manière covalente cette fois des glycosaminoglycannes suivant une structure dite en goupillon. La structure générale ressemble donc à un sapin de noël dont l'acide hyaluronique serait le « tronc » central, et les protéines porteuses des glycosaminoglycannes les « branches ».

❒ **e.** Les glycoprotéines membranaires doivent s'enchâsser dans la membrane plasmique pour pouvoir présenter vers le milieu extracellulaire leur partie glycannique. La membrane étant de nature lipidique, donc hydrophobe, il faut que la partie protéique enchâssée dans la membrane soit constituée d'acides aminés hydrophobes.

Lipides 23

1 Parmi les propositions suivantes, laquelle (ou lesquelles) est (sont) exacte(s) ?

- ❒ **a.** Les acides gras sont des molécules amphipathiques.
- ❒ **b.** Les acides gras insaturés contiennent une ou plusieurs doubles liaisons conjuguées.
- ❒ **c.** Ceux de la série $\omega 3$ sont indispensables à l'Homme.
- ❒ **d.** Leur point de fusion diminue en fonction de leur richesse en doubles liaisons.
- ❒ **e.** L'acide linolénique possède 3 doubles liaisons *cis*, ce qui induit un repliement de la molécule sur elle-même.

2 Parmi les propositions suivantes, laquelle (ou lesquelles) est (sont) exacte(s) ?

- ❒ **a.** Les acides gras saturés naturels contiennent un nombre pair d'atomes de carbone.
- ❒ **b.** Les acides gras saturés sont sensibles aux oxydations.
- ❒ **c.** Les acides gras peuvent se combiner au glycérol pour former les glycérides.
- ❒ **d.** Les triglycérides jouent un rôle dans la protection mécanique, la protection thermique, la thermorégulation et la réserve énergétique.
- ❒ **e.** Il existe un seul type de tissu adipeux.

3 Parmi les propositions suivantes, laquelle (ou lesquelles) est (sont) exacte(s) ?

- ❒ **a.** Les glycérophospholipides représentent l'un des constituants essentiels des membranes plasmiques.
- ❒ **b.** Ils peuvent être les précurseurs de molécules agissant comme médiateurs chimiques.
- ❒ **c.** Certains glycérophospholipides servent de marqueur de reconnaissance cellulaire.
- ❒ **d.** Les plasmalogènes stabilisent la fluidité membranaire.
- ❒ **e.** Le PAF-acéther possède une action vasoconstrictrice.

4 Parmi les propositions suivantes, laquelle (ou lesquelles) est (sont) exacte(s) ?

❒ **a.** La sphingosine, constituant spécifique des sphingolipides est un alcool azoté.

❒ **b.** Les sphingomyélines sont présentes dans la gaine de myéline des axones des neurones myélinisés.

❒ **c.** Les glycosphingolipides jouent un rôle dans les mécanismes de reconnaissance intercellulaire.

❒ **d.** Le cholestérol est une molécule amphipathique comprenant 26 atomes de carbone.

❒ **e.** Le cholestérol est nocif pour l'organisme.

5 Parmi les propositions suivantes, laquelle (ou lesquelles) est (sont) exacte(s) ?

❒ **a.** Les sels biliaires, synthétisés par les entérocytes, permettent la digestion des lipides par leur pouvoir émulsifiant.

❒ **b.** Les sels biliaires sont une voie d'élimination du cholestérol.

❒ **c.** Le cholestérol est le précurseur des hormones stéroïdiennes.

❒ **d.** Le cholestérol est présent dans le règne animal et végétal.

❒ **e.** La vitamine D dérive du cholestérol.

6 Parmi les propositions suivantes concernant les lipoprotéines plasmatiques, laquelle (ou lesquelles) est (sont) exacte(s) ?

❒ **a.** Elles constituent une forme de transport des lipides dans le plasma.

❒ **b.** Les phospholipides sont au centre et les triglycérides en périphérie.

❒ **c.** Il y a des échanges d'apoprotéines entre lipoprotéines.

❒ **d.** La densité des lipoprotéines varie à l'inverse de leur taille.

❒ **e.** Toutes les lipoprotéines ont le même rôle.

7 Parmi les propositions suivantes concernant les lipoprotéines plasmatiques, laquelle (ou lesquelles) est (sont) exacte(s) ?

❒ **a.** Les chylomicrons sont synthétisés par le foie.

❒ **b.** Les LDL fournissent surtout du cholestérol aux cellules périphériques.

❒ **c.** Les HDL sont impliquées dans l'épuration du cholestérol non estérifié des tissus.

❒ **d.** Les VLDL transportent les triglycérides des tissus périphériques vers le foie.

❒ **e.** La sérum albumine prend en charge les acides gras libres dans le sang.

8 Parmi les propositions suivantes, laquelle (lesquelles) est (sont) exacte(s) ?

❒ **a.** L'acide arachidonique peut être le précurseur de messagers chimiques.

❒ **b.** Les anti-inflammatoires non stéroïdiens (AINS) sont des inhibiteurs de la production des prostaglandines.

❒ **c.** Le phosphatidyl inositol-4,5-bisphosphate ou PIP2 est un messager chimique intracellulaire de nature lipidique.

❒ **d.** La vitamine E est un puissant anti oxydant.

❒ **e.** La vitamine K est impliquée dans la vision.

Corrigés

1 ☒ **a.** Les acides gras contiennent une longue chaîne carbonée hydrophobe, et une fonction acide carboxylique COOH hydrophile. Puisqu'ils possèdent deux pôles, l'un hydrophobe, l'autre hydrophile, ce sont donc des molécules amphipathiques. L'intérêt de cette caractéristique se comprend en analysant la structure de la membrane cellulaire. La chaîne carbonée des corps gras constitue la membrane hydrophobe, tournant vers le milieu aqueux le pôle hydrophile.

☐ **b.** Les acides gras insaturés contiennent une ou plusieurs doubles liaisons. Ces doubles liaisons ne sont jamais conjuguées, C'est-à-dire qu'il n'y a jamais d'alternance liaison simple/liaison double. Ceci explique qu'elles soient toujours séparées par trois atomes de carbone.

☒ **c.** Les acides gras insaturés peuvent être classés en trois grandes catégories appelées séries. Pour trouver l'appartenance à l'une ou l'autre des séries, il faut identifier la position de la première double liaison en numérotant à partir du groupe méthyl CH_3. On obtient ainsi la série des $\omega3$, des $\omega6$ ou des $\omega9$.

Les $\omega3$ et $\omega6$ sont des acides gras essentiels, c'est-à-dire qu'il faut absolument les trouver dans l'alimentation. Au contraire, les $\omega9$ ne sont pas essentiels.

☒ **d.** L'intérêt des acides gras insaturés réside dans leur point de fusion. En effet, la présence d'une ou de plusieurs doubles liaisons abaisse très fortement le point de fusion de l'acide gras. Ces acides gras restent donc liquides même aux basses températures, ce qui permet aux membranes plasmiques de ne pas geler malgré le froid. Une membrane riche en acides gras insaturés est donc particulièrement adaptée pour résister au froid.

☒ **e.** La plupart des acides gras possèdent un nom systématique et un nom trivial qui peut provenir par exemple de la plante dont il est extrait. L'acide linolénique correspond à l'acide 6,9,12-octadécatriènoïque. Les doubles liaisons des acides gras insaturés sont toujours en configuration *cis*, ce qui signifie que la chaîne carbonée est du même coté de la double liaison. Chaque double liaison entraîne donc une angulation de la chaîne carbonée de 120°. Les trois doubles liaisons de l'acide linolénique vont donc courber la chaîne carbonée d'un total de 360°, ce qui implique un repliement complet de la chaîne sur elle-même.

2 ☒ **a.** Les acides gras naturels contiennent tous un nombre pair d'atomes de carbone, les plus courants ayant entre 12 et 22 atomes de carbone. En effet, les voies métaboliques dégradant les acides gras les découpent en fragments de deux carbones, ce qui serait impossible si la chaîne n'avait pas un nombre pair de carbones. Cependant, il faut savoir qu'il existe des cas rares d'acides gras à nombre impair de carbones.

❐ **b.** Alors que les acides gras saturés ne peuvent subir d'oxydation, les acides gras insaturés y sont très sensibles. En effet, les oxydations vont se produire au niveau des doubles liaisons. La conséquence est une perte des propriétés physico-chimiques de l'acide gras, et donc une dégradation des structures qui le contiennent. On parle souvent de rancissement des graisses pour décrire ce phénomène qui se traduit par l'apparition de nouvelles fonctions oxygénées (aldéhyde, cétone et acide carboxylique).

☒ **c.** Les acides gras peuvent réaliser des réactions d'estérification avec une fonction alcool. Le glycérol, ou propan-1,2,3-triol, possède trois fonctions alcool. Il peut donc réaliser une, deux ou trois réactions d'estérification avec un, deux ou trois acides gras. Il y aura alors formation respectivement d'un mono, d'un di ou d'un triglycéride.

☒ **d.** Les triglycérides sont le mode de stockage majoritaire de l'énergie chez l'homme. En effet, ce sont des molécules très énergétiques, qui ont l'avantage d'être stockées sous forme anhydre, d'où un gain de masse et de volume important. Ces triglycérides se trouvent dans le tissu adipeux blanc situé principalement sous la peau. Ceci permet à cette couche de graisse d'assurer également une protection thermique contre le froid. En dernier lieu, cette couche grasse assure une protection mécanique contre les chocs en les amortissant (faces palmaires des pieds et des mains).

❐ **e.** Les adipocytes sont de deux types. Les adipocytes blancs constituent la réserve d'énergie majeure de l'organisme. L'hydrolyse des triglycérides qui les constituent permet à la cellule de synthétiser de l'ATP.

Les adipocytes bruns sont surtout présents chez le fœtus et le nouveau né. Dans ces cellules, la production d'ATP n'est pas possible et l'énergie se retrouve donc dissipée sous forme de chaleur. Ces adipocytes servent donc à réchauffer les organes vitaux tels le cœur, les riens, le foie ou encore les gros vaisseaux sanguins.

3 ☒ **a.** Les glycérophospholipides résultent de l'association d'un glycérol estérifié sur ses deux premiers atomes de carbone par des acides gras, et sur le dernier par un groupe phosphate. Ce groupe est lui-même estérifié par des groupements différents ce qui forme des catégories différentes de glycérophospholipides. La partie constituée par le glycérol estérifié par les deux acides gras est hydrophobe, ce qui permet à la molécule de s'enchâsser dans la membrane plasmique. Le groupe phosphate estérifié constitue au contraire la partie hydrophile qui sera tournée vers le milieu extracellulaire. Les glycérophospholipides représentent ainsi la majorité des lipides membranaires.

☒ **b.** Lorsque le groupe phosphate est estérifié par l'inositol-4,5-bisphosphate, on forme un glycérophospholipide dénommé le PIP2. Dans la membrane, ce PIP2 peut subir l'action d'une phospholipase C qui clive le PIP2 avant le groupe phosphate. On libère ainsi dans le milieu intracellulaire de l'inositol-1,4,5-trisphosphate ou IP3, pendant que le diglycéride obtenu reste dans la membrane.

L'IP3 va alors agir sur le réticulum endoplasmique et entraîner la libération de calcium.

❐ **c.** Il n'existe aucun glycérophospholipide porteur de chaîne glycannique. Ils ne peuvent donc pas assurer de rôle de reconnaissance cellulaire.

☒ **d.** Les plasmalogènes (appelés également alkényls de phospholipides) sont des molécules dérivées des glycérophospholipides. Leur structure est très semblable, à l'exception de la présence d'une fonction éther insaturée portée par le carbone 1. Ces plasmalogènes présents dans les membranes biologiques servent à la fois à les protéger des oxydations, mais également à en stabiliser la fluidité.

❐ **e.** Il existe d'autres dérivés des glycérophospholipides tels les éthers de glycérides (appelés également alkyls de phospholipides) qui possèdent une fonction éther simple sur le carbone1. Le PAF-acéther (*Platelet Activating Factor*) est la première de ces molécules à avoir été découverte. Comme son nom l'indique, elle est impliquée dans la coagulation sanguine, mais est également un médiateur de la réponse inflammatoire. Dans ce deuxième rôle, elle a une activité vasodilatatrice.

4 ☒ **a.** Les sphingolipides dérivent de la sphingosine, qui est un amino dialcool de 18 carbones porteur d'une double liaison sur le carbone 4. La fonction amine est portée par le carbone 2 et les fonctions alcools sur les carbones 1 et 3.

La fonction amine est amidifiée par un acide gras, tandis que la fonction alcool portée par le carbone 1 se voit greffer différentes molécules, ce qui permet d'accéder à différents types de sphingolipides.

☒ **b.** Lorsque la fonction alcool porte une molécule de phosphocholine ou de phosphoéthanolamine, on aboutit à la gamme des sphingomyélines. Ces molécules sont des constituants de la gaine de myéline des axones, gaine qui sert d'isolant pour l'influx nerveux.

☒ **c.** Certains sphingolipides sont porteurs de chaînes glycanniques, tels les cérébrosides et les gangliosides. Ces chaînes glycanniques assureront des phénomènes de reconnaissance cellulaire. Ce sont ces molécules par exemple qui portent la spécificité des groupes sanguins chez l'homme.

❐ **d.** Le cholestérol comporte un noyau polycyclique portant un certain nombre de substituants, comme une fonction alcool. Son nom systématique est le 5-cholestène-3β-ol de formule brute $C_{27}H_{45}OH$. Le noyau polycyclique constitué d'atomes de carbone et d'hydrogène constitue le pôle hydrophobe de la molécule, la fonction alcool constituant le pôle hydrophile. Le cholestérol est donc une molécule amphipathique, ce qui lui permet d'ailleurs de s'enchâsser dans les membranes plasmiques.

❐ **e.** Le cholestérol est un solide dont l'excès entraîne des dépôts dans les artères avec des risques cardiovasculaires. Mais sa présence est pourtant indispensable dans les membranes cellulaires. Sa structure lui permet en effet de réguler la fluidité membranaire indispensable pour assurer les échanges entre les milieux intra et extracellulaires. De plus, le cholestérol est le précurseur de très nombreuses molécules indispensables dans l'organisme.

5 ❐ **a.** Le cholestérol peut être transformé dans les hépatocytes en sels biliaires. Ces derniers seront transportés vers la bile qui les stocke, puis les libère dans l'intestin lors de la digestion. Ces sels biliaires étant des molécules amphipathiques, elles joueront le rôle de « savons » naturels en émulsifiant les graisses pour permettre aux enzymes intestinales de les dégrader.

☒ **b.** Le cholestérol est l'une des rares molécules à ne pas pouvoir être dégradée par l'organisme. Elle doit donc être éliminée dans les selles sous la forme des sels biliaires. Ces derniers constituent donc la seule voie d'élimination du cholestérol.

☒ **c.** Le cholestérol va subir toutes une série de modifications qui vont notamment simplifier sa structure en vue de former des molécules qui permettront la synthèse d'hormones très importantes. De 27 atomes de carbones pour le cholestérol on passe à 21 carbones pour le noyau prégnane (précurseur de la progestérone), puis à 19 carbones pour le noyau androstane (précurseur des androgènes), puis à 18 carbones pour le noyau oestrane (précurseur des œstrogènes).

❒ **d.** Les organismes animaux contiennent du cholestérol, stocké en général sous la forme de cholestérides. Par contre, les graisses végétales en sont totalement dépourvues. Ceci explique que les patients en excès de cholestérol doivent tourner leur régime alimentaire vers ces graisses végétales.

☒ **e.** Il existe plusieurs formes de vitamines D suivant les groupements présents, mais toutes dérivent du cholestérol. Cette transformation nécessite au niveau de la peau l'intervention des rayons ultra-violets du soleil. La vitamine D sert à la régulation du calcium, et donc à la minéralisation des os. L'absence de soleil provoque d'ailleurs chez l'enfant une maladie appelée le rachitisme.

6 ☒ **a.** Les lipides ne peuvent être transportés à l'état libre dans le sang puisqu'il s'agit de molécules totalement hydrophobes ou amphipathiques. Leur présence dans un milieu aqueux entraînerait immédiatement une émulsion. Il faut donc que les lipides soient transportés par des structures spécifiques : les lipoprotéines.

❒ **b.** Pour que la structure d'une lipoprotéine soit viable dans le sang, il faut que les molécules totalement hydrophobes soient au centre, tandis que les molécules amphipathiques sont tournées vers le milieu aqueux extérieur. On trouve donc au centre les triglycérides et les esters de cholestérol, en périphérie les phospholipides et le cholestérol.

☒ **c.** Les lipoprotéines comportent à leur surface des apoprotéines membranaires qui vont servir de signaux de reconnaissance. De cette manière, suivant leur nature, les lipoprotéines seront captées par tel ou tel organe. Ces apoprotéines vont ainsi pouvoir être échangées entre les lipoprotéines.

☒ **d.** Les lipoprotéines sont identifiées en fonction de leur densité : plus elles sont riches en lipides, et plus cette densité est faible. De même, plus la lipoprotéine est petite, et plus sa densité est élevée.

❒ **e.** Suivant leur structure et donc leur composition, les lipoprotéines ont des rôles très différents : transport du cholestérol, transport des triglycérides pour le stockage, élimination du cholestérol...

7 ❒ **a.** Les chylomicrons sont synthétisés au niveau de l'intestin juste après le repas. Ils vont transporter les triglycérides et le cholestérol provenant de l'alimentation vers les tissus périphériques. Il s'agit des lipoprotéines les plus volumineuses et donc les moins denses.

☒ **b.** Les LDL (*Low density lipoprotein*) sont les structures les plus riches en cholestérol. Même si une majorité d'entre elles seront captées par le foie, le reste sera capté par les tissus périphériques. Les LDL sont donc chargés d'amener le cholestérol vers le stockage. Si ces LDL sont trop nombreux, le cholestérol va alors se déposer sur les parois des vaisseaux sanguins avec risque d'athérosclérose et d'infarctus. On dit donc que les LDL transportent le mauvais cholestérol.

☒ **c.** Les HDL (*Hight Density Lipoprotein*) sont issus de la dégradation des chylomicrons. Ils vont se charger en cholestérol dans les tissus périphériques, puis être captés par le foie. Le cholestérol récupéré servira ensuite à la synthèse des sels biliaires. Les HDL contribuent donc à l'élimination du cholestérol des tissus, ce que l'on appelle le bon cholestérol.

❒ **d.** Les VLDL (*Very Low Density Lipoprotein*) contiennent une bonne proportion de triglycérides et de cholestérol. Ils sont synthétisés par le foie et permettent donc d'emmener ces molécules vers les tissus périphériques.

☒ **e.** La sérum albumine est une très grande protéine dont la structure est différente de celle des lipoprotéines plasmatiques. Elle se charge du transport sanguin des acides gras libres issus de l'hydrolyse des triglycérides.

8

☒ **a.** L'acide arachidonique est un acide eicosanoïque puisqu'il posséde une chaîne carbonée de 20 atomes de carbones. Ceci induit un repliement de la chaîne sur elle-même qui permet à des voies métaboliques utilisant des cyclooxygénases de synthétiser des molécules possédant un cycle, les prostaglandines. Ces molécules sont très diffusibles et sont impliquées dans de nombreux processus, comme les processus inflammatoires. Cet acide arachidonique est obtenu soit par l'action du phospholipase A2 sur les triglycérides, soit synthétisé par des élongases et des désaturases.

☒ **b.** Les AINS, tels que l'aspirine ou l'ibuprofène, sont des inhibiteurs spécifiques des cyclooxygénases. Ils bloquent donc la synthèse des prostaglandines et sont donc des anti inflammatoires. Malheureusement ils inhibent également la production du mucus gastrique qui protège la paroi de l'estomac contre les attaques acides, avec pour conséquences des troubles gastriques, voire des ulcères de l'estomac.

❒ **c.** Le PIP2 est une molécule précurseur de deux messagers chimiques, le diacylglycérol DAG et l'inositol-1,4,5-trisphosphate IP3. Le DAG reste enchâssé dans le feuillet interne de la membrane plasmique et va agir sur l'activation de protéines kinases. L'IP3 passe dans le cytoplasme pour se fixer sur le réticulum endoplasmique afin de libérer des ions calcium.

☒ **d.** La vitamine E ou alpha-tocophérol est une vitamine de nature lipidique. Son rôle est de piéger les radicaux libres, produits notamment dans les chaines d'oxydation respiratoires. Cette vitamine E sera ensuite régénérée par l'action de la vitamine C. C'est donc un anti oxydant, le plus puissant de l'organisme.

❒ **e.** La vitamine K prend son nom de l'allemand Koagulation car elle est impliquée dans la coagulation sanguine. Il s'agit d'un cofacteur enzymatique indispensable à la transformation de l'acide glutamique (acide aminé) en acide gamma carboxyglutamique qui intervient dans le métabolisme des ions calcium.

Métabolisme du glucose et cycle de Krebs 24

1 Parmi les propositions suivantes concernant la glycolyse, indiquez laquelle (lesquelles) est (sont) exacte(s).

❒ **a.** Les polysaccharides de l'alimentation constituent des sucres rapides car assimilables rapidement par l'organisme.

❒ **b.** La glycolyse est universelle.

❒ **c.** La glycolyse ne concerne que des sucres à 6 carbones.

❒ **d.** La PFK1 est l'enzyme clef de la glycolyse.

❒ **e.** Le fonctionnement de la PFK1 est soumis à une régulation allostérique.

2 Parmi les propositions suivantes concernant la glycolyse, indiquez laquelle (lesquelles) est (sont) exacte(s).

❒ **a.** Le 1,3-bisphosphoglycérate contient deux liaisons riches en énergie.

❒ **b.** C'est la seule molécule énergétique de la glycolyse.

❒ **c.** Le bilan énergétique de la glycolyse à partir d'une molécule de glucose est la production de deux molécules d'ATP.

❒ **d.** Le pyruvate formé peut entrer dans deux voies métaboliques distinctes.

❒ **e.** La glycolyse est réversible.

3 Parmi les propositions suivantes concernant la néoglucogenèse, indiquez laquelle (lesquelles) est (sont) exacte(s).

❒ **a.** Son but est la synthèse de glucose en cas de déficit alimentaire.

❒ **b.** Seul le pyruvate permet la synthèse de glucose.

❒ **c.** Le cycle de l'acide lactique permet la synthèse de glucose.

❒ **d.** Le glycérol permet la formation de pyruvate, lui-même transformé en glucose.

❒ **e.** Cette voie métabolique est consommatrice d'énergie.

4 Parmi les propositions suivantes, indiquez laquelle (lesquelles) est (sont) exacte(s).

- ❑ **a.** Le stock de glycogène est relativement important chez l'homme.
- ❑ **b.** La synthèse du glycogène nécessite l'activation du glucose.
- ❑ **c.** La synthèse du glycogène est soumise à une régulation par phosphorylation.
- ❑ **d.** Il y a un équilibre entre la glycogénogénèse et la glycogénolyse.
- ❑ **e.** L'ATP régule ces deux réactions.

5 Parmi les propositions suivantes concernant le cycle de Krebs, indiquez laquelle (lesquelles) est (sont) exacte(s).

- ❑ **a.** Le cycle de Krebs correspond à phase terminale uniquement de la glycolyse.
- ❑ **b.** Le cycle de Krebs produit directement un grand nombre de molécules d'ATP.
- ❑ **c.** Certaines enzymes du cycle sont soumises à une régulation par l'ATP.
- ❑ **d.** L'oxaloacétate constitue l'un des intermédiaires les plus importants du cycle.
- ❑ **e.** Seules des molécules de NADH,H^+ sont produites comme coenzyme d'oxydoréduction.

6 Parmi les propositions suivantes, laquelle (lesquelles) est (sont) exacte(s) ?

- ❑ **a.** Le glucose est le seul sucre utilisable lors de la glycolyse.
- ❑ **b.** Le dioxygène est l'une des voies de régulation de la glycolyse.
- ❑ **c.** La formation de fructose-1,6-bisphosphate est l'étape cinétiquement la plus lente de la glycolyse.
- ❑ **d.** L'ATP est l'un des effecteurs de la glycolyse.
- ❑ **e.** Il est possible chez l'homme de former de l'alcool à l'issue de la glycolyse.

7 Parmi les propositions suivantes, laquelle (lesquelles) est (sont) exacte(s) ?

- ❑ **a.** L'alanine est l'un des substrats de la néoglucogénèse.
- ❑ **b.** La glycogénolyse se fait à partir des extrémités réductrices du glycogène.
- ❑ **c.** Le bilan du cycle de Krebs est de 12 ATP par molécule de glucose.
- ❑ **d.** L'acétylCoA provient uniquement de la glycolyse.
- ❑ **e.** La seule molécule énergétique formée par le cycle de Kerbs est l'ATP.

Corrigés

1 ❒ **a.** La plupart des sucres naturels présents dans notre alimentation sont des polysaccharides, issus de la polymérisation de monosaccharides. Le plus abondant d'entre eux est l'amidon, polymère de glucose. Dans l'intestin, ces polysaccharides devront subir l'action d'enzymes spécifiques avant de pouvoir être absorbés par les entérocytes : ils constituent donc des sucres lents.

Au contraire, les monosaccharides présents dans les sucreries ou boissons sucrées sont directement assimilables et se retrouvent très rapidement dans l'organisme : ils constituent les sucres rapides.

☒ **b.** Quelle que soit l'espèce, la première partie de la glycolyse qui transforme le glucose en pyruvate est commune. Cette phase purement anaérobie remonte certainement aux temps où l'atmosphère terrestre était dépourvue d'oxygène.

Cette universalité démontre clairement le rôle crucial du glucose comme fournisseur d'énergie dans le monde du vivant, mais également la filiation de l'ensemble des espèces terrestres.

❒ **c.** La première phase de la glycolyse transforme le glucose en fructose-1,6-bisphosphate, qui reste un sucre à 6 carbones. La deuxième phase commence par la formation du glycéraldéhyde-3-phosphate et se poursuit uniquement avec des sucres à 3 carbones pour aboutir finalement au pyruvate.

☒ **d.** La transformation du fructose-6-phosphate en fructose-1,6-bisphosphate est contrôlée par la phosphofructokinase-1 ou PFK1. Cette dernière étape des sucres à 6 carbones est la plus lente de toute la glycolyse. Elle constitue donc l'étape cinétiquement limitante, appelée aussi l'étape d'engagement de la glycolyse.

☒ **e.** Cette enzyme est une enzyme allostérique, comme c'est souvent le cas pour la régulation des étapes d'engagement des voies métaboliques. Elle est soumise à l'action principale de deux effecteurs allostériques que sont l'ATP et l'AMP. Le but de la glycolyse étant la production d'énergie sous forme d'ATP, ce dernier sera un inhibiteur allostérique de la PFK1. Il s'agit d'un rétrocontrôle négatif. Au contraire, l'AMP sera un activateur allostérique de cette enzyme. En résumé, lorsque la cellule a besoin d'énergie, la glycolyse est activée.

2 ❒ **a.** Le 1,3-bisphosphoglycérate contient deux groupes phosphates, mais un seul de ces groupes fait partie d'une liaison acyl-phosphate. Cette molécule ne contient donc qu'une seule liaison riche en énergie. Sa formation est cruciale pour la glycolyse car c'est à partir de cette liaison que la cellule va pouvoir former la première molécule d'ATP de cette voie métabolique.

❒ **b.** Au cours de la glycolyse, deux molécules énergétiques seront produites : le 1,3-bisphosphoglycérate et le phosphoénolpyruvate. Ces deux molécules seront les seules de la glycolyse à permettre la production d'ATP.

☒ **c.** La transformation du glucose en fructose-1,6-bisphosphate consomme deux molécules d'ATP. Le fructose-1,6-bisphosphate forme alors deux molécules de glycéraldéhyde-3-phosphate. Ces deux molécules transformées en pyruvate produiront chacune deux molécules d'ATP, soit quatre au total. Le bilan final est donc de deux molécules d'ATP consommées pour quatre produites, soit une production nette de deux molécules d'ATP.

☒ **d.** Le pyruvate peut entrer soit dans la voie anaérobie, soit dans la voie aérobie.

Dans la première, il subira la fermentation lactique (ou la fermentation alcoolique chez certains microorganismes) qui n'est pas intéressante sur le plan énergétique car ne permettant pas la production de nouvelles molécules d'ATP.

Dans la seconde, le pyruvate pénètre dans le cycle de Krebs avec la production de 15 molécules d'ATP par molécule de pyruvate. L'intérêt énergétique de cette voie aérobie est indéniable.

❐ **e.** Il existe dans toute la glycolyse trois étapes qui sont irréversibles : la formation du glucose-6-phosphate, celle du fructose-1,6-bisphosphate et celle du pyruvate. Au sens strict, la glycolyse n'est pas réversible, même si la cellule possède des voies « détournées » pour pouvoir synthétiser du glucose à partir du pyruvate.

3

☒ **a.** Si la fourniture alimentaire en glucose est insuffisante, l'organisme a la possibilité de synthétiser du glucose à partir du pyruvate, mais également à partir de molécules non glucidiques. Ce pyruvate pourra lui-même provenir de molécules très différentes comme les acides aminés.

❐ **b.** Le pyruvate est la molécule essentielle permettant la synthèse du glucose. Il provient essentiellement soit de l'alanine, soit du lactate. Une autre molécule permet cependant la synthèse du glucose : le glycérol.

☒ **c.** Le lactate est produit notamment au niveau des muscles lors de la fermentation lactique. Par la circulation sanguine, il arrive au foie où la lactate déshydrogénase va le transformer en pyruvate. Ce pyruvate pourra ensuite être transformé par la néoglucogenèse en glucose.

❐ **d.** Contrairement à l'alanine ou au lactate, le glycérol intègre la néoglucogenèse au niveau des trioses phosphates. Il sera transformé en glycérol-3-phosphate, puis en dihydroxyacétone phosphate, et enfin en fructose-1,6-bisphosphate.

☒ **e.** Pour pouvoir « remonter » la glycolyse, il faut bien évidemment apporter de l'énergie, et donc consommer de l'ATP. La synthèse de glucose n'est donc utilisée par l'organisme que lorsque les autres fournitures de glucose, notamment alimentaire, seront insuffisantes.

4

❐ **a.** Le glycogène représente la réserve énergétique de glucose chez l'animal. Il est situé dans le foie et les muscles, mais il ne représente énergétiquement que 1 000 à 2 000 kcal, c'est-à-dire les besoins pour à peine une journée.

☒ **b.** La synthèse du glycogène nécessite du glucose-1-phosphate. Ce dernier va ensuite être activé sous la forme d'UDP-glucose.

☒ **c.** La synthèse du glycogène est contrôlée par la glycogène synthase. Cette enzyme est active sous forme déphosphorylée, et inactive sous forme phosphorylée.

☒ **d.** La synthèse et l'utilisation du glyogène sont bien évidemment des systèmes équilibrés : lorsque la synthèse du glycogène est active, il faut que sa dégradation soit inactive, et inversement. Les enzymes contrôlant ces deux réactions sont donc toutes les deux soumises à une régulation par phosphorylation-déphosphorylation. La glycogène synthase est active déphosphorylée, alors que la glycogène phosphorylase est active phosphorylée (et inversement).

❒ **e.** L'AMPc régule l'ensemble de ces deux réactions. Il active la glycogénolyse pour libérer le glucose en vue d'obtenir de l'énergie, et il inactive la glycogénogénèse. Cet AMPc est fortement produit pas la libération de l'adrénaline, ce qui justifie l'action hyperglycémiante de cette hormone.

5 ❒ **a.** Tous les métabolismes, que ce soit celui des glucides, des lipides ou des protides, aboutissent à la formation d'acétyl-CoA. Or cet acétyl-CoA est l'une des principales voie d'entrée dans le cycle de Krebs. C'est donc une voie métabolique primordiale dans l'organisme.

❒ **b.** Chaque tour du cycle de Krebs ne produit qu'une seule molécule d'ATP. Ce sont les coenzymes d'oxydoréduction produits qui permettront la synthèse d'ATP dans les chaînes d'oxydation cellulaire.

☒ **c.** Le but du cycle de Krebs est la production d'énergie. Ce cycle doit donc être activé en cas de déficit énergétique de l'organisme. Il existe trois enzymes clefs qui sont soumises à cette régulation : l'isocitrate déshydrogénase, la citrate synthase et l'α-cétoglutarate déshydrogénase. Elles sont notamment soumises à une inhibition par l'ATP et à une activation par l'ADP.

☒ **d.** L'oxaloacétate est très important car sa synthèse permet de régénérer la capacité d'oxydation du cycle de Krebs. En effet, c'est lui qui va réagir avec l'acétyl-CoA afin de produire le citrate. Nous pouvons donc considérer que cette réaction constitue la réaction d'amorçage du cycle de Krebs.

❒ **e.** Le cycle produit à chaque tour trois molécules de NADH,H^+. Mais la transformation du succinate en fumarate produit également une molécule de $FADH_2$.

6 ❒ **a.** Le glucose est évidemment le substrat essentiel de la glycolyse. Cependant d'autres sucres peuvent être utilisés, comme le fructose puisque l'une des voies d'entrée dans la glycolyse est le fructose-6-phosphate. De plus, il existe des voies d'interconversion dans le métabolisme qui permettent de transformer des sucres en glucose afin de les utiliser finalement dans la glycolyse.

☒ **b.** En fonction de la disponibilité en dioxygène, la glycolyse à lieu soit en mode aérobie, soit en mode anaérobie. Ce dernier se produira notamment en cas de fonctionnement musculaire intense. Dans un fonctionnement normal, c'est évidemment la glycolyse aérobie qui l'emporte, plus intéressante d'un point de vue énergétique, ce qui inhibe la glycolyse anaérobie (effet Pasteur).

☒ **c.** La phosphofructokinase-1 est une enzyme allostérique qui est l'enzyme clef de toute la glycolyse, puisqu'elle contrôle l'étape cinétiquement limitante. Cette enzyme est d'ailleurs soumise à plusieurs types de régulation afin de contrôler cette voie métabolique majeure.

☒ **d.** Le but principal de la glycolyse étant la production d'énergie, il est évident que cette voie métabolique est soumise à un contrôle ATP/AMP. En cas de niveau élevé d'ATP, la glycolyse est ralentie, alors qu'elle est accélérée lorsque le niveau d'AMP est élevé.

❒ **e.** La formation d'alcool par fermentation alcoolique correspond à une glycolyse en voie anaérobie réalisée par des microorganismes tels les levures. Il y a formation d'éthanol et de dioxyde de carbone à partir du pyruvate.

7

☒ **a.** L'alanine peut être prise en charge par le foie pour y être désaminée par l'alanine aminotransférase en pyruvate. Le pyruvate ainsi formé peut donner du glucose.

❒ **b.** La dégradation du glycogène se fait à partir des extrémités non réductrices avec libération de glucose-1-phosphate. Cette réaction est catalysée par la glycogène phosphorylase soumise à une régulation par phosphorylation, la forme phosphorylée étant active.

❒ **c.** Une molécule de glucose rentre d'abord dans la glycolyse dont le bilan est la production de deux molécules d'acétylCoA ce qui produit donc 14 ATP au total. Chaque molécule d'acétylCoA rentrant dans le cycle de Krebs produit 12 ATP. Le bilan total est donc de 38 ATP par molécule de glucose.

❒ **d.** L'origine principale de l'acétylCoA reste la glycolyse des sucres, mais sa provenance est multiple. Nous pouvons citer l'oxydation des acides gras, ainsi que le métabolisme de certains acides aminés.

❒ **e.** Le cycle de Krebs fournit en plus de l'ATP du $NADH,H^+$ et du $FADH_2$ qui seront utilisés dans les voies d'oxydation cellulaire. Ainsi chaque molécule de $NADH,H^+$ permet la production de 3 ATP, et chaque molécule de $FADH_2$ la production de 2 ATP.

Métabolisme des lipides et des acides aminés

25

1 Parmi les propositions suivantes, indiquez laquelle (lesquelles) est (sont) exacte(s).

❒ **a.** Les acides gras sont dégradés en petites molécules de deux atomes de carbone.

❒ **b.** Les acides gras doivent être activés grâce au coenzyme A.

❒ **c.** Tout le métabolisme des acides gras se déroule dans la mitochondrie.

❒ **d.** Le stockage énergétique sous forme de lipides est plus intéressant que sous forme de glucides.

❒ **e.** La β-oxydation des acides gras se déroule en trois étapes.

2 Parmi les propositions suivantes, indiquez laquelle (lesquelles) est (sont) exacte(s).

❒ **a.** La synthèse des acides gras débute par l'acétyl-CoA.

❒ **b.** La synthèse des acides gras catalysée par l'acide gras synthase s'arrête au stade 18 carbones.

❒ **c.** La synthèse peut être vue comme l'inverse de l'hélice de Lynen.

❒ **d.** Des élongases permettent la synthèse des acides gras à longue chaîne.

❒ **e.** La synthèse des lipides est directement connectée au métabolisme des glucides.

3 Parmi les propositions suivantes, indiquez laquelle (lesquelles) est (sont) exacte(s).

❒ **a.** Les désaturases permettent la synthèse de tous les acides gras insaturés.

❒ **b.** La cétogénèse se déroule essentiellement dans le cerveau.

❒ **c.** Les corps cétoniques sont toxiques pour l'homme.

❒ **d.** À taux élevé, les corps cétoniques sont sécrétés hors de l'organisme.

❒ **e.** Leur présence peut être le signe de pathologies.

4 Parmi les propositions suivantes concernant les acides aminés, indiquez laquelle (lesquelles) est (sont) exacte(s).

❒ **a.** Les acides aminés de l'organisme proviennent des protéines alimentaires qui ont été absorbées au niveau de l'intestin, puis dégradées.

❒ **b.** Tous les acides aminés proviennent de sources exogènes.

❒ **c.** Seuls quelques acides aminés sont indispensables à l'homme.

❒ **d.** Les acides aminés subissent trois grands types de réactions chimiques dans leur métabolisme.

❒ **e.** Dans leur catabolisme, les acides aminés sont tous glucoformateurs car permettant au final la synthèse de glucose.

5 Parmi les propositions suivantes concernant le cycle de l'urée, indiquez laquelle (lesquelles) est (sont) exacte(s).

❒ **a.** L'homme élimine l'azote uniquement sous forme d'urée.

❒ **b.** L'urée est produite au niveau des reins.

❒ **c.** Le cycle de l'urée se produit uniquement dans les mitochondries.

❒ **d.** L'arginine est un des deux acides aminés importants dans ce cycle.

❒ **e.** L'élimination de l'azote dans les urines peut éviter les cas d'acidose.

6 Parmi les propositions suivantes, laquelle (lesquelles) est (sont) exacte(s) ?

❒ **a.** Les acylsCoA contiennent une liaison riche en énergie.

❒ **b.** Lors de l'oxydation des acides gras, il se produit une seule déshydrogénation.

❒ **c.** Les acides gras sont très oxydables car très réduits.

❒ **d.** Chaque fragment d'acétylCoA permet la production de 12ATP.

❒ **e.** Les protéines peuvent être dégradées dans la cellule par deux grandes voies métaboliques.

7 Parmi les propositions suivantes, laquelle (lesquelles) est (sont) exacte(s) ?

❒ **a.** Il existe des acides aminés à la fois glucoformateurs et cétoformateurs.

❒ **b.** La glutamine est la voie d'élimination de l'azote chez l'homme.

❒ **c.** La méthionine peut être formée à partir de la cystéine.

❒ **d.** L'ornithine est un métabolite important du cycle de l'urée.

❒ **e.** De nombreux acides aminés permettent la production d'acétylCoA.

Corrigés

1

☒ **a.** Les acides gras sont découpés en petits fragments d'acétyl-CoA de deux atomes de carbone. Ces molécules d'acétyl-CoA rejoignent ensuite le cycle de Krebs pour permettre la production d'énergie.

☒ **b.** Pour pouvoir être oxydés, les acides gras doivent être activés sous la forme d'acyls-CoA. Ce sont des acyls-CoA thiokinases qui catalysent cette réaction en utilisant de l'ATP comme fournisseur d'énergie et un coenzyme A. Grâce à cette activation, les acides gras peuvent être soit oxydé si la demande en énergie est importante, soit au contraire permettre la synthèse des triglycérides si la demande en énergie est faible.

❒ **c.** L'activation des acides gras se déroule dans le cytoplasme alors que leur oxydation se déroule dans la mitochondrie. Il faut donc un système de transport élaboré qui assure l'entrée des acyls-CoA dans la mitochondrie. Le système de transport à la particularité d'utiliser la cartinine comme coenzyme.

☒ **d.** L'oxydation des acides gras provenant de l'hydrolyse des triglycérides fournit beaucoup plus d'énergie que dans le cas du glucose. A nombre de carbone équivalent, l'oxydation d'un acide gras permet la synthèse de 45 ATP contre 38 pour le glucose. De plus, les glucides sont stockés sous forme hydratée, ce qui augmente la masse et le volume. Ce n'est pas le cas des lipides stockés sous forme anhydre.

❒ **e.** La β-oxydation des acides gras se déroule en quatre grandes étapes :

- Une déshydrogénation qui génère une double liaison entre les carbones α et β ;
- Une hydratation sur cette double liaison ;
- Une nouvelle déshydrogénation ;
- Rupture de la liaison avec intervention du coenzyme A.

2

☒ **a.** Lorsque la cellule dispose d'un stock important d'acétyl-CoA, ce dernier peut servir à la synthèse d'acides gras. Ce sera notamment le cas si le cycle de Krebs fonctionne au ralenti, c'est-à-dire si la demande énergétique est faible.

❒ **b.** L'acide gras synthase débute sa synthèse par l'acétyl-CoA qui est transformé en malonyl-CoA. Ensuite, l'enzyme ajoute successivement deux atomes de carbones à la fois, pour s'arrêter au stade palmitoyl-CoA, c'est-à-dire une chaîne de 16 atomes de carbones. C'est cet acide palmitique qui permettra par la suite de donner les autres acides gras, saturés ou non.

☒ **c.** L'hélice de Lynen permettait la dégradation des acides gras en enlevant successivement à chaque tour d'hélice un fragment de deux atomes de carbone. La synthèse se déroule en ajoutant à chaque tour de cycle un fragment de deux atomes de carbone. Cet ajout se fait en quatre grandes étapes décrites ci-dessous pour le premier tour de cycle :

- Une condensation entre le groupe acétyl et le groupe malonyl ;

- Une première réduction qui forme un hydroxybutiryl ;
- Une déshydratation qui forme une double liaison ;
- Une deuxième réduction qui forme un butiryl.

Le bilan est donc bien un gain de deux atomes de carbone à chaque tour de cycle.

☒ **d.** Une fois l'acide palmitique formé, des élongases cytoplasmiques ou mitochondriales peuvent ajouter de nouveau des chaînons bicarbonés afin de former des acides gras à longue chaîne. De même, des désaturases pourront générer à des endroits précis dans la chaîne des doubles liaisons afin de former certains acides gras insaturés.

☒ **e.** La synthèse débute par l'acétyl-CoA, produit final de la glycolyse. Un excès de sucres alimentaires couplé à une demande énergétique faible va donc orienter directement l'acétyl-CoA vers la synthèse des lipides.

De plus, l'insuline en faisant pénétrer le glucose dans la cellule augmente la production d'acétyl-CoA est donc la synthèse des lipides. Au contraire, l'adrénaline et le glucagon favorisent la lipolyse.

3

❐ **a.** Les désaturases ne peuvent créer des doubles liaisons qu'à partir du carboxyle en position 4, 5, 6 et 9. Il ne leur est donc pas possible de générer tous les acides gras, comme ceux de la série $\omega 3$ qui sont donc indispensables.

❐ **b.** Les mitochondries sont capables d'utiliser l'acétyl-CoA pour former de l'acétoacétate, de l'acétone ou du β-hydroxybutarate. Ces corps cétoniques vont pouvoir être utilisés par le cœur ou le cerveau pour la production d'énergie. Cette cétogenèse est essentiellement hépatique chez l'homme, les corps cétoniques rejoignant les organes par la circulation sanguine.

❐ **c.** Les corps cétoniques sont produits lorsque l'acétyl-CoA est en excès, non pas par un apport important de glucose, mais au contraire lors d'un déficit de glucides. Dans ce cas, la dégradation des lipides fonctionne pleinement alors que les voies de synthèse sont inhibées. L'acétyl-CoA va alors servir à la production de corps cétoniques qui vont être utilisés, par exemple par le cerveau. Dans cet organe, l'utilisation des corps cétoniques ne se fait qu'en cas de jeûne prolongé.

☒ **d.** La trop grande production de corps cétoniques entraîne leur élimination par l'organisme. Dans les urines ou par les voies respiratoires, la présence de ces corps cétoniques se traduit par des odeurs caractéristiques, l'acétone ayant une odeur de pomme.

☒ **e.** La production de corps cétonique se produit lors d'un déficit dans l'apport en glucides. Si le glucose pénètre mal dans la cellule (diabète insulinodépendant), tout se passe comme si il y avait carence en sucres, donc production de corps cétoniques.

4

☒ **a.** Dans l'intestin, les protéines alimentaires vont être hydrolysées en petits peptides par des endopeptidases (pepsine, trypsine, chymotrypsine…), puis découpées en acides aminés par des endopeptidases (carboxypeptidases et aminopeptidases). En effet, les protéines sont bien trop volumineuses pour passer la paroi intestinale. Seuls les acides aminés pourront être absorbés par les entérocytes.

☒ **b.** Les acides aminés peuvent provenir des protéines alimentaires exogènes, mais aussi du recyclage endogène des protéines de l'organisme. Lors de leur dégradation, les acides aminés qui les constituent seront donc recyclés dans de nouvelles protéines.

☒ **c.** Bien que nous ayons besoin de tous les acides aminés, seuls 10 d'entre eux sont réellement indispensables, car l'homme ne peut pas les synthétiser. La liste est la suivante : tryptophane, lysine, méthionine, phénylalanine, valine, thréonine, leucine, isoleucine, histidine et arginine.

☒ **d.** Quel que soit le devenir des acides aminés, ils subissent trois types de réactions chimiques, catalysées par des enzymes spécifiques :

- Décarboxylations (perte de la fonction acide carboxylique) ;
- Transaminations (transfert de la fonction amine) ;
- Désaminations (perte de la fonction amine).

❒ **e.** Les acides aminés sont soit glucoformateurs, soit cétoformateurs.

Les glucoformateurs sont transformés en pyruvate qui entraîne la synthèse de glucose par la néoglucogénèse, ou sont transformés en intermédiaires du cycle de Krebs qui permettent donc également la synthèse éventuelle de glucose.

Les cétoformateurs sont transformés en corps cétoniques utilisables notamment par le cœur et le cerveau.

5 ❒ **a.** L'homme élimine majoritairement son azote sous la forme d'urée dans les urines. Le reste de l'azote est éliminé sous la forme d'ions ammonium NH_4^+. Certains animaux aquatiques éliminent l'azote sous forme d'ammoniac. Cette molécule toxique est très rapidement éliminée dans le milieu extérieur où elle se dilue, ce qui n'est évidemment pas possible pour l'homme.

❒ **b.** Le cycle de l'urée se déroule uniquement dans les hépatocytes. La glutamine est notamment chargée de transporter l'azote jusqu'au foie où il sera intégré dans la molécule d'urée. L'une des réactions de ce cycle est la transformation du carbamyl phosphate et de l'ornithine en citrulline. Cette réaction est catalysée par l'ornithine Carbamyl Transférase (OTC) qui n'est exprimée que dans les hépatocytes. Rejetée dans la circulation sanguine, l'urée sera ensuite captée par les reins. Par contre, les ions ammonium sont produits directement dans les reins.

❒ **c.** La première partie du cycle de l'urée se déroule dans les mitochondries. La glutamine y cède son azote et se transforme finalement en citrulline qui va alors quitter la mitochondrie. Dans le cytosol, cette citrulline sera transformée en urée.

☒ **d.** Nous avons déjà dit que la glutamine servait de transporteur d'azote dans le sang et peut donc être considérée comme la molécule de départ du cycle de l'urée. Un autre acide aminé, l'arginine, intervient dans ce cycle, mais pour la dernière réaction. En effet, la formation de l'urée se fait grâce à une enzyme, l'arginase, qui transforme l'arginine en urée et en ornithine. L'urée rejoindra alors la circulation sanguine, tandis que l'ornithine retourne dans la mitochondrie pour permettre la synthèse de la citrulline.

☒ **e.** La formation des ions ammonium au niveau des reins nécessite de l'ammoniac NH_3 et des protons H^+. Cette réaction permet donc d'éliminer ces protons, et donc d'éviter les cas d'acidose. La production des ions ammonium est donc augmentée lors des cas d'acidose, qu'ils soient pathologiques, ou qu'ils soient dus à un jeûne prolongé.

6

☒ **a.** L'activation des acides gras sous forme acylCoA se fait par l'hydrolyse d'une molécule d'ATP. La liaison thioester ainsi formée est une liaison riche en énergie.

❒ **b.** Sur l'ensemble des quatre étapes de l'oxydation des acides gras, la première et la troisième sont des déshydrogénations. La première génère une insaturation entre les carbones α et β, la seconde génère un groupement carbonyle.

☒ **c.** Les acides gras sont constitués par une longue chaîne carbonée (à l'exception de la fonction carboxyle du premier carbone). Cette chaîne est très réduite puisqu'elle ne porte aucun atome d'oxygène. Cela rend les acides gras très oxydables et permet donc à la cellule de récupérer beaucoup d'énergie.

☒ **d.** Les molécules d'acétylCoA produites lors de l'oxydation des acides gras rentrent dans le cycle de Krebs et engendrent la production de 12 ATP. Évidemment le bilan ne s'arrête pas là puisque les molécules de NADH,H^+ et de $FADH_2$ permettent elles aussi la production d'ATP.

☒ **e.** Les protéines endogènes peuvent être dégradées soit par les lysosomes, soit par le système ubiquitine-protéasome. Les lysosomes contiennent des hydrolases non spécifiques qui dégradent tous les types de protéines. L'ubiquitine est un système spécifique qui sert à marquer les protéines qui doivent être dégradées par le protéasome.

7

☒ **a.** Trois acides aminés permettent de former soit du glucose soit des corps cétoniques. Il s'agit de la phénylalanine, de la tyrosine et de l'isoleucine. Ces trois acides aminés fournissent aussi bien des corps cétoniques (acides aminés du troisième groupe) que des intermédiaires du cycle de Krebs (acides aminés du second groupe).

❒ **b.** La glutamine issue de l'acide glutamique par transamination est la voie de transport de l'azote dans le sang. Au niveau du rein, la glutamine engendre la production d'ammoniaque qui permettra par une suite de réactions la formation de l'urée qui sera éliminée dans les urines.

❒ **c.** La méthionine est un acide aminé indispensable car non synthétisable par l'homme. En revanche la méthionine peut conduire à la cystéine par une suite de réactions formant l'homocystéine, puis la cystathionine et enfin la cystéine. Cette suite de réactions n'étant par réversible, la méthionine a bien un caractère indispensable que ne possède pas la cyctéine.

☒ **d.** L'ornithine est formée à partir de la dégradation de l'arginine en urée. Cette ornithine retourne ensuite dans la mitochondrie où elle est transformée en citrulline qui en sortant de la mitochondrie peut redonner de l'arginine, bouclant ainsi le cycle.

☒ **e.** La production d'acétylCoA à partir des acides aminés permet l'entrée dans le cycle de Krebs pour la production d'énergie. Nous pouvons ainsi citer la leucine, l'isoleucine, la méthionine, la cystéine.

Partie 4

QCM thématiques : Biologie moléculaire

Structure des nucléotides, des acides nucléiques et métabolisme

26

1 Parmi les propositions suivantes concernant les nucléotides, indiquez laquelle (lesquelles) est (sont) exacte(s).

❐ **a.** Les bases pyrimidiques contiennent toutes deux atomes d'azote dans leur cycle.

❐ **b.** Il n'existe en totalité que cinq bases azotées trouvées dans les acides nucléiques.

❐ **c.** Un nucléoside provient de la liaison entre un sucre et une base.

❐ **d.** Certains nucléotides ne sont pas utilisés pour synthétiser des acides nucléiques.

❐ **e.** Les nucléotides constituant les acides nucléiques contiennent de un à trois groupements phosphate.

2 Parmi les propositions suivantes concernant les nucléotides, indiquez laquelle (lesquelles) est (sont) exacte(s).

❐ **a.** Les nucléotides sont polymérisés entre eux par leurs bases.

❐ **b.** Il existe deux grandes voies de synthèse pour les nucléotides, qu'ils soient puriques ou pyrimidiques.

❐ **c.** Le précurseur de la synthèse de tous les nucléotides est le même.

❐ **d.** La synthèse *de novo* des nucléotides puriques se fait en moins d'étapes que celle des nucléotides pyrimidiques.

❐ **e.** Pour les nucléotides puriques, le carrefour métabolique de la synthèse est l'AMP.

3 Parmi les propositions suivantes, indiquez laquelle (lesquelles) est (sont) exacte(s).

❐ **a.** Les désoxyribonucléotides sont synthétisés avant les ribonucléotides.

❐ **b.** Le catabolisme des bases puriques peut être à l'origine de pathologies.

❐ **c.** La séquence en nucléotides d'un acide nucléique est écrite conventionnellement de 3' vers 5'.

❐ **d.** Dans la double hélice d'ADN, une base purique est toujours associée à une base pyrimidique.

❐ **e.** Il existe deux formes spatiales d'ADN.

4 Parmi les propositions suivantes, indiquez laquelle (lesquelles) est (sont) exacte(s).

❐ **a.** L'hélice d'ADN ménage à sa surface un sillon.

❐ **b.** L'ARN est plus stable que l'ADN car il n'est pas soumis au phénomène de dénaturation.

❐ **c.** Le taux de compaction de l'ADN est de l'ordre de 10 000.

❐ **d.** Le premier niveau de compaction correspond à la formation du nucléosome.

❐ **e.** L'ADN est une molécule chargée positivement.

5 Parmi les propositions suivantes, indiquez laquelle (lesquelles) est (sont) exacte(s).

❐ **a.** La compaction de l'ADN est un phénomène dynamique.

❐ **b.** Les histones peuvent subir des modifications chimiques.

❐ **c.** Les phénomènes d'acétylation/désacétylation sont très rares dans la chromatine.

❐ **d.** Il existe quatre types d'histone.

❐ **e.** L'ADN compacté est non fonctionnel.

6 Parmi les propositions suivantes, indiquez laquelle (lesquelles) est (sont) exacte(s).

❐ **a.** L'ADN humain est le plus complexe de tous les êtres vivants.

❐ **b.** Le génome humain est contenu exclusivement dans le noyau des cellules.

❐ **c.** Plus un gène est grand, et plus il code pour une grande protéine.

❐ **d.** La majorité de notre ADN correspond à des gènes.

❐ **e.** Une très petite partie du gène contient effectivement une information.

7 Parmi les propositions suivantes, indiquez laquelle (lesquelles) est (sont) exacte(s).

❐ **a.** Tous les gènes sont traduits en protéines.

❒ **b.** Certaines régions du génome peuvent se déplacer le long de la molécule d'ADN.

❒ **c.** Des séquences répétitives sont trouvées près des centromères de chromosomes.

❒ **d.** Les séquences répétitives ne sont pas utiles puisque ne contenant pas de message génétique.

❒ **e.** L'ADN minisatellite peut être utilisé comme identification d'un individu.

8 Parmi les propositions suivantes, laquelle (lesquelles) est (sont) exacte(s) ?

❒ **a.** L'uracile est la 2,4-dioxopyrimidine.

❒ **b.** Le désoxyribose ne possède plus de groupement hydroxyle en 3'.

❒ **c.** Dans les nucléotides, les liaisons entre groupes phosphates sont riches en énergie.

❒ **d.** Dans les chaînes polynucléotidiques, les liaisons entre les nucléotides sont des liaisons 5'-3' phosphodiester.

❒ **e.** L'IMP est un carrefour métabolique dans la synthèse des bases puriques.

9 Parmi les propositions suivantes, laquelle (lesquelles) est (sont) exacte(s) ?

❒ **a.** La synthèse du désoxyribonucléotide portant une thymine se fait à partir du ribonucléotide correspondant.

❒ **b.** Les crises de goutte peuvent être traitées par des inhibiteurs de la xanthine oxydase.

❒ **c.** Le catabolisme des bases pyrimidiques engendre des molécules toxiques.

❒ **d.** Les rapports A/T et G/C sont égaux à 1.

❒ **e.** L'ADN humain est exclusivement nucléaire.

Corrigés

1

☒ **a.** Les bases pyrimidiques (cytosine, uracile et thymine) possèdent un cycle unique à 6 atomes, formé de deux atomes d'azote et de quatre atomes de carbone. Par contre, la cytosine porte une ramification amine sur son carbone 4, mais qui n'est pas incluse dans le cycle.

❒ **b.** Il existe cinq bases classiques : trois pyrimidiques et deux puriques (adénine et guanine). Mais il existe des bases plus rares formées à partir de ces cinq bases classiques. On trouve par exemple de la dihydro-uracile, de la 5-méthyl cytosine, de l'hypoxanthine…

☒ **c.** Les nucléosides sont formés par la liaison d'un sucre, le ribose (pour les ARN) ou le désoxyribose (pour les ADN), avec une base, qu'elle soit purique ou pyrimidique. Dans tous les cas, la liaison est de type N-glycosidique puisqu'elle utilise l'un des atomes d'azote présent dans la base et la fonction hydroxyle du carbone 1' du sucre.

Pour les bases pyrimidiques, il s'agit de l'atome d'azote 1, pour les bases puriques de l'atome d'azote 9.

☒ **d.** Les nucléotides proviennent de la liaison de groupements phosphates sur les nucléosides en utilisant la fonction hydroxyle du sucre portée par le carbone 5'. Il est possible de greffer de un à trois groupements phosphates pour aboutir respectivement aux nucléotides mono, di ou triphosphatés. La liaison entre le sucre et le premier groupement phosphate est du type ester phosphorique. Mais les deux liaisons avec les groupements phosphates suivants sont de type anhydride d'acide. Ces liaisons sont très énergétiques et permettent à l'organisme lors de leur hydrolyse de récupérer cette énergie. Les nucléotides triphosphates sont donc des molécules de réserve énergétiques, dont le plus connu reste l'ATP (Adénosine Tri Phosphate).

❒ **e.** Il existe naturellement des nucléotides mono, di et triphosphatés. Les triphosphatés sont utilisés pour la synthèse des acides nucléiques, puisqu'ils apportent l'énergie nécessaire à la polymérisation. Cependant, une fois les liaisons anhydrides d'acide hydrolysées, on ne trouve dans les acides nucléiques que des nucléotides monophosphatés.

2

❒ **a.** La liaison qui se crée entre les nucléotides est une liaison phosphodiester impliquant le groupe phosphate d'un nucléotide et la fonction hydroxyle OH d'un autre nucléotide. Cette liaison est une liaison dite 3'-5' car la fonction hydroxyle est portée par le carbone 3' du sucre du premier nucléotide, et le groupe phosphate est porté par le carbone 3' de l'autre sucre du nucléotide suivant.

☒ **b.** L'organisme peut synthétiser les nucléotides suivant deux voies. La voie *de novo* qui permet la synthèse complète des nucléotides à partir de molécules très diverses, et la voie de récupération qui recycle les nucléotides. Les nucléotides recyclés proviennent soit de l'alimentation, soit de la dégradation interne des nucléotides de l'organisme.

☒ **c.** Dans tous les cas de synthèse, que ce soit pour les nucléotides puriques ou pyrimidiques, la cellule utilise le même précurseur, à savoir le PRPP. Ce 5-phosphoribosyl-1-pyrophosphate provient d'une phosphorylation du 5-phosphoribose grâce à la PRPP synthase.

❒ **d.** La synthèse complète du noyau purique est plus longue que celle du noyau pyrimidique car sa structure est plus complexe. On compte une dizaine d'étapes pour les nucléotides puriques contre seulement six pour les nucléotides pyrimidiques.

❒ **e.** Pour la synthèse des nucléotides puriques, le PRPP est transformé en une dizaine d'étapes en IMP (inosine mono phosphate) dont la base correspond à une hypoxanthine. Cet IMP permettra ensuite de basculer soit vers l'AMP, soit vers le GMP.

3 ❒ **a.** Une fois que la cellule a synthétisé les ribonucléotides monophosphates, ils sont transformés en dérivés diphosphatés. Une ribonucléotide réductase les transforme alors en désoxyribonucléotides diphosphates.

☒ **b.** Le catabolisme des bases puriques aboutit à la formation de xanthine, puis d'acide urique. En cas d'excès, cet acide urique présent dans le sang cristallise préférentiellement dans les zones froides de l'organisme (les extrémités telles que les pieds ou les mains). Le patient soufre alors de crises inflammatoires appelées crises de goutte très douloureuses.

Cet excès peut être du à une alimentation trop riche, ou à des maladies entraînant des renouvellements cellulaires importants.

❒ **c.** Par convention, le premier nucléotide d'une chaîne nucléique est celui dont le groupement phosphate n'est pas engagé dans une liaison, ce qui correspond à l'extrémité dite 5'. À l'opposé, le dernier nucléotide de la chaîne est le seul à conserver sa fonction hydroxyle portée par le carbone 3'du sucre libre. Cette extrémité est dite 3'. Les chaînes sont donc toutes orientées de 5' vers 3'.

☒ **d.** Les deux chaînes d'ADN formant la double hélice nécessitent que les nucléotides s'apparient par leurs bases constitutives. Ces appariements se font par des liaisons hydrogènes qui ne peuvent s'établir que si des groupements bien précis se positionnent les uns en face des autres. Cela n'est possible que si en face d'une adénine on trouve une thymine, et en face d'une guanine une cytosine. Il faut donc toujours une base purique en face d'une base pyrimidique. De plus, vu le volume occupé par ces bases, cela permet d'avoir toujours le même écartement des deux brins d'ADN, donc une structure régulière et stable.

❒ **e.** L'ADN est toujours une double hélice, mais dont les caractéristiques sont variables. On trouve trois types d'hélice d'ADN dénommées l'ADN A, B et Z. La forme A est une hélice plus compacte et plus large que la forme B. Cependant, la forme B est la plus fréquemment rencontrée chez l'homme. La troisième forme est beaucoup plus rare, et correspond à l'hélice la plus étroite et la plus étirée.

4 ❒ **a.** On observe à la surface de la double hélice d'ADN la présence de deux sillons, l'un beaucoup plus profond que l'autre, appelé respectivement grand et petit sillon. Le grand sillon permettra la fixation de facteurs régulateurs de l'expression des gènes, alors que le petit servira de fixation à des protéines permettant la compaction de l'ADN, les histones.

❒ **b.** La présence de désoxyribose dans l'ADN s'explique car son hydrolyse est beaucoup plus difficile que s'il s'agissait d'un ribose comme dans l'ARN. La molécule d'ADN est de ce fait beaucoup plus stable, ce qui est très important puisqu'elle porte l'information génétique de l'individu.

Le fait que l'ADN subisse le phénomène de dénaturation n'est pas un problème, puisque ce terme ne signifie pas que l'ADN soit « perdu ». Il signifie simplement qu'il est possible sous l'effet de la chaleur en laboratoire de séparer les deux brins d'ADN. Dès que ces brins seront refroidis, ils s'apparieront de nouveau.

☒ **c.** Vu la taille du noyau d'une cellule et la taille de la molécule d'ADN on estime communément que le taux de compaction est de l'ordre de 10 000.

☒ **d.** Le premier niveau de compaction correspond à l'enroulement de l'ADN autour d'un assemblage de huit protéines (histones). Cette structure protéique a un diamètre de 10 nm et permet l'enroulement d'environ 200 paires de bases.

Cette structure désoxyriboprotéique s'appelle un nucléosome. On désigne l'ensemble de cette structure par le terme de fibre de 10 nm.

❒ **e.** On trouve dans l'ADN un très grand nombre de groupes phosphates. Au pH physiologique, ces groupes se chargent négativement, faisant de la molécule d'ADN une structure anionique. Ce sont ces charges négatives qui réagiront avec les charges positives portées par les histones. Il s'établira ainsi des liaisons électrostatiques qui maintiendront la structure du nucléosome.

5 ☒ **a.** Même si certaines zones de l'ADN restent très souvent compactées, comme les centromères, il est nécessaire pour la cellule de pouvoir décompacter ou recompacter son ADN. Cela sera par exemple nécessaire pour répliquer l'ADN car il faudra alors qu'il soit accessible. Il existe donc des moyens variés pour la cellule de réguler la compaction de l'ADN.

☒ **b.** L'un des moyens pour contrôler la compaction de l'ADN est de modifier chimiquement les histones. Toutes les modifications qui auront pour conséquences d'éloigner la molécule d'ADN entraîneront une décompaction (et inversement).

❒ **c.** L'une des modifications chimiques les plus importantes sur les histones est l'acétylation. Ce groupement chimique est non seulement volumineux, mais il apporte également des charges négatives. L'effet est évidemment un éloignement de l'ADN et des histones, et donc une décompaction de la chromatine. Au contraire, une désacétylation entraîne immédiatement une compaction de la chromatine.

❒ **d.** Pour la formation du nucléosome, le noyau protéique contient quatre paires d'histones différentes : les histones H2A, H2B, H3 et H4. Mais le niveau de compaction supérieure appelé fibre de 30 nm nécessite l'intervention d'un cinquième type d'histone : l'histone H1.

☒ **e.** Lorsque l'ADN est compacté, il est alors inaccessible à toutes les machineries enzymatiques. Cela caractérise donc les zones non fonctionnelles de l'ADN Au contraire, les zones décondensées indiquent des zones fonctionnelles.

6 ❒ **a.** On a longtemps pensé que l'homme étant l'espèce la plus évoluée et la plus complexe, son ADN devait être lui aussi le plus complexe. Or il n'en est rien. Bon nombre d'espèces ont un ADN plus grand que le nôtre (y compris des végétaux), mais également un plus grand nombre de gènes.

❒ **b.** La très grande majorité de notre génome est nucléaire, soit environ $3 \cdot 10^9$ bases réparties en environ 25 000 à 30 000 gènes. Mais il existe une petite fraction de notre génome contenu dans les mitochondries, soit 16 600 bases correspondant à 37 gènes.

❒ **c.** On a découvert très rapidement qu'il n'y avait aucune corrélation entre la taille d'un gène et la taille de la protéine qu'il code éventuellement. Le plus grand gène connu actuellement est celui qui code la dystrophine (2 400 kb), alors que la plus grande protéine est la titine (son gène contient 280 kb).

❒ **d.** Seuls 30 % de notre ADN correspond à des gènes. Plus de 50 % sont des séquences dites intergéniques et répétitives, le reste étant globalement des zones de régulation.

☒ **e.** Sur la totalité du gène, on considère en moyenne que seulement 5 % sont des zones codantes.

7 ❒ **a.** environ 90 % de la totalité des gènes codent des protéines. Les 10 % restant codent pour des ARN qui ne seront pas traduits en protéines : les ARN ribosomaux, les ARN de transfert, les ARN interférences…

☒ **b.** Il existe des séquences répétitives capables de se déplacer le long de la molécule d'ADN et de s'insérer à des endroits différents. On les regroupe sous les noms de transposons et de rétrotransposons. Les premiers sont de simples séquences d'ADN qui se déplacent, les seconds passant à un moment sous la forme d'un ARN avant d'être rétrotranscrits sous la forme ADN.

☒ **c.** À côté des séquences répétitives mobiles que nous venons d'évoquer, il existe des séquences répétitives qui sont toujours positionnées aux mêmes endroits de l'ADN. Ainsi, l'ADN satellite formé de séquences hautement répétitives constitue l'ADN centromèrique.

❒ **d.** Bien que les séquences répétitives ne contiennent pas d'information génétique, il est faux de penser qu'elles n'ont aucune utilité. Par exemple, les séquences mobiles, en venant s'insérer dans des régions différentes de l'ADN sont capables d'activer ou d'inhiber des gènes. Elles participent donc au phénomène général de dynamique du génome, et donc à son évolution.

☒ **e.** Près des télomères, on trouve des séquences répétitives dénommées minisatellite. La grande variabilité de ces séquences et de leur répétition fait qu'il est statistiquement impossible que deux individus différents possèdent les mêmes caractéristiques à leur niveau. Cet ADN minisatellite est donc utilisé pour identifier génétiquement un individu.

8 ☒ **a.** En plus de leur nom trivial, les bases azotées peuvent être nommées dans une nomenclature plus systématique. On indique alors les substituant du noyau en indiquant leur position respective. On trouve ainsi des substituants oxo (ou oxy), méthyl ou amino suivant la base.

❒ **b.** Le désoxyribose est formé à partir du ribose par une réduction du groupement hydroxyle porté par le carbone 2', mais conserve évidemment les autres groupements hydroxyle, dont celui en 3'. Cette réduction rend le désoxyribose environ 100 fois plus stable face aux hydrolyses.

☒ **c.** La liaison du premier groupe phosphate avec le sucre est une liaison ester non énergétique. Par contre, les liaisons entres les groupes phosphates sont des liaisons anhydride d'acide très énergétiques. La rupture de ces liaisons fournit l'énergie nécessaire aux réactions de polymérisation des nucléotides.

❒ **d.** Les chaînes polynucléotidiques sont orientées par convention de l'extrémité 3' vers l'extrémité 5'. De ce fait, la liaison entre les nucléotides est orientée de 3' vers 5'. Il s'agit donc d'une liaison 3'-5' phosphodiester.

☒ **e.** Une voie métabolique transforme le PRPP en IMP. Cette molécule peut ensuite être transformée soit en AMP, soit en GMP. L'IMP est donc bien un carrefour métabolique dans cette synthèse.

9

❒ **a.** La synthèse du dTMP est impossible directement puisqu'il n'y a pas de ribonucléotide à thymine. La cellule va donc utiliser le dUMP qui va subir une méthylation pour former le dTMP.

☒ **b.** La xanthine oxydase est la dernière enzyme du catabolisme des bases puriques transformant la xanthine en acide urique. Des médicaments inhibiteurs de cette enzyme vont donc empêcher la formation de l'acide urique responsable des crises de goutte.

❒ **c.** Le catabolisme des bases pyrimidiques génère des molécules qui ne présentent aucune toxicité : dioxyde de carbone éliminé par la respiration, ammoniac éliminé par les urines et des dérivés d'acides aminés.

☒ **d.** L'appariement entre les deux chaînes d'ADN nécessite des appariements AT et GC. Les rapports de ces bases sont donc égaux à 1.

❒ **e.** Une petite partie du génome humain est localisée dans les mitochondries. Il est formé d'environ 16 000 paires de base et contient 37 gènes. Sa particularité est d'être circulaire, comme les génomes des procaryotes. On pense d'ailleurs que son origine serait due à une infection ancestrale par un ADN procaryotique qui aurait, avec le temps, été intégré dans notre génome.

Dynamique de l'ADN : réplication, mutations, réparations

27

1 Parmi les propositions suivantes concernant la réplication, indiquez laquelle (lesquelles) est (sont) exacte(s).

- ❒ **a.** La réplication est semi-conservative.
- ❒ **b.** La réplication nécessite un grand nombre de ruptures de l'ADN.
- ❒ **c.** La réplication débute en un point appelé l'origine de réplication.
- ❒ **d.** La réplication se fait toujours dans le même sens.
- ❒ **e.** Il faut de l'ARN pour répliquer l'ADN.

2 Parmi les propositions suivantes concernant la réplication, indiquez laquelle (lesquelles) est (sont) exacte(s).

- ❒ **a.** La réplication se fait exactement de la même manière sur les deux brins de la double hélice d'ADN.
- ❒ **b.** Chez l'homme, il existe un seul type d'ADN polymérase.
- ❒ **c.** La réplication engendre des erreurs de copie.
- ❒ **d.** Des ions magnésium sont indispensables à la réplication.
- ❒ **e.** La réplication de l'extrémité 5' des chromosomes est problématique.

3 Parmi les propositions suivantes, indiquez laquelle (lesquelles) est (sont) exacte(s).

- ❒ **a.** Les mutations chez l'homme touchent à chaque fois un seul nucléotide.
- ❒ **b.** Les causes de mutations chez l'homme sont purement exogènes.
- ❒ **c.** Des rayonnements peuvent provoquer des mutations.
- ❒ **d.** Certaines mutations sont dues à des modifications chimiques sur les bases de l'ADN.
- ❒ **e.** Certaines mutations sont des dépurinations.

4 Parmi les propositions suivantes, indiquez laquelle (lesquelles) est (sont) exacte(s).

❒ **a.** Le système NER est un mode de réparation des mutations.

❒ **b.** La réparation des dimères de thymine est codée par les gènes XP.

❒ **c.** Certaines bases anormales peuvent être réparées directement sur l'ADN.

❒ **d.** La cellule ne sait pas réparer les cassures de l'ADN.

❒ **e.** Toutes les mutations sont réparables.

5 Parmi les propositions suivantes, indiquez laquelle (lesquelles) est (sont) exacte(s).

❒ **a.** Toutes les mutations sont problématiques.

❒ **b.** Un changement d'un seul acide aminé dans une protéine est obligatoirement problématique.

❒ **c.** Tous les changements dans la séquence d'ADN sont des mutations.

❒ **d.** Des phénomènes de répétitions anormales de séquences sont parfois observés.

❒ **e.** Les changements dans la séquence d'ADN contribuent à la dynamique du génome.

6 Parmi les propositions suivantes, relevez laquelle (lesquelles) est (sont) exacte(s)

❒ **a.** Les topoisomérases sont indispensables à la réplication.

❒ **b.** Les ADN poymérases peuvent réparer une partie des erreurs de réplication qu'elles ont commises.

❒ **c.** Une mutation silencieuse à de graves répercussions pour la protéine concernée.

❒ **d.** Des agents mutagènes chimiques sont produits naturellement par l'organisme.

❒ **e.** Les agents intercalants sont des agents mutagènes.

7 Parmi les propositions suivantes, relevez laquelle (lesquelles) est (sont) exacte(s)

❒ **a.** Certaines formes héréditaires du cancer du colon sont dues à une mutation des systèmes de réparation de l'ADN.

❒ **b.** La photolyase est une enzyme capable de réparer les dimères de thymine.

❒ **c.** La maladie de l'X fragile ne touche que les filles.

❒ **d.** Des protéines paralogues ont une forte homologie de structure chez deux espèces différentes.

❒ **e.** Des échanges de séquence peuvent avoir lieu dans l'ADN.

Corrigés

1 ☒ **a.** Lors de la réplication, les deux brins d'ADN se séparent et sont copiés. Ceci engendre deux nouvelles hélices d'ADN, mais chacune est formée d'un brin initial, et d'un brin nouvellement synthétisé. On dit donc que la réplication est semi-conservative, car chaque nouvelle hélice ne contient qu'un seul brin possédant l'information initiale, l'autre brin n'en étant qu'une copie.

☒ **b.** Lors de l'ouverture de la double hélice, les hélicases créent de superenroulements dans la molécule d'ADN. La seule manière de supprimer ces points de tension est de couper temporairement la molécule d'ADN. Le brin peut alors se dérouler sur lui-même, puis il est ressoudé. Les enzymes responsables de ce phénomène sont les topo-isomérases.

❐ **c.** Le génome humain est relativement long, et si la réplication ne débutait qu'en un seul point, cela prendrait des semaines pour tout copier. Il y a donc chez l'homme plusieurs milliers d'origines de réplication desquelles démarre simultanément la réplication. De cette manière, tout est terminé en quelques heures.

☒ **d.** Le brin néosynthétisé l'est toujours dans le sens 5' vers 3' (ce qui nécessite d'ailleurs de lire le brin matriciel dans le sens opposé de 3' vers 5'). Il n'existe en effet aucune ADN polymérase capable de synthétiser l'ADN dans l'autre sens.

❐ **e.** Les ADN polymérases présentent comme caractéristique d'être incapables de commencer une chaîne d'ADN. Elles ne sont capables que de les continuer. Au contraire, les ARN polymérases savent démarrer les chaînes d'ARN.

Pour répliquer l'ADN, on commence donc par synthétiser de courtes séquences d'ARN appelées des amorces à la suite desquelles on polymérise de l'ADN. Il suffira ensuite d'hydrolyser ces amorces et des les remplacer par de l'ADN.

2 ❐ **a.** Le brin matriciel doit être lu dans le sens 3' vers 5' pour que la polymérisation se fasse dans le sens 5' vers 3'. Or nous savons que les deux brins de la double hélice sont en sens opposé. L'un des deux brins ne peut donc pas être lu dans le bon sens par l'ADN polymérase qui se déplace dans un seul sens sur la double hélice. La solution au problème a été découverte par Reiji Okasaki qui a montré que l'un des brins est copié de manière continue (le brin avancé), tandis que l'autre l'était de manière discontinue sous forme de petits fragments (le brin retardé).

❐ **b.** Les amorces d'ARN sont synthétisées par une ADN polymérase α qui possède une sous-unité capable de polymériser de l'ARN (activité dite de primase). Après avoir polymérisé quelques dizaines de nucléotides, elle est remplacée par les ADN polymérases δ et ε beaucoup plus efficaces.

☒ **c.** Les ADN polymérases fonctionnent à des vitesses très élevées de près de 1 000 nucléotides à la seconde. Elles commettent donc inévitablement des erreurs à un taux de l'ordre d'une erreur pour 100 000 nucléotides polymérisés. De plus, ces ADN polymérases peuvent corriger une partie de leurs erreurs, et le taux tombe ainsi à une erreur pour 10^9 nucléotides polymérisés.

☒ **d.** Les ADN polymérases ont besoin de nucléotides triphosphates pour fabriquer le nouveau brin d'ADN. Or ces nucléotides sont sensibles aux hydrolyses enzymatiques qui les dégradent. Les ions magnésium permettent de stabiliser ces nucléotides, et donc de les protéger.

❒ **e.** L'extrémité 3' des chromosomes pose un souci de réplication. En effet, l'amorce d'ARN qui a permis de débuter la synthèse de cette extrémité a été hydrolysée (comme toutes les amorces), mais la brèche ne peut être comblée puisqu'il n'y a pas d'ADN avant. Il faut donc l'action d'une télomérase pour allonger l'extrémité 3' du chromosome avec une séquence répétitive TTAGGG de plusieurs centaines de nucléotides. Ainsi, la portion qui n'est pas répliquée ne correspond pas à de l'information génétique. Il n'y a donc pas de perte de message.

3 ❒ **a.** Les mutations peuvent être ponctuelles lorsqu'elles ne touchent qu'un seul nucléotide. Mais parfois ce sont de larges séquences d'ADN qui sont touchées par ces mutations, engendrant par exemple des duplications complètes de gènes.

❒ **b.** Il existe de nombreux facteurs exogènes qui sont des facteurs de mutation (solvants, cigarettes...). Mais certains proviennent du fonctionnement propre de l'organisme. Nous pouvons citer par exemple les erreurs lors de la réplication de l'ADN, où encore les radicaux libres produits par les chaînes d'oxydation cellulaire.

☒ **c.** Parmi les agents mutagènes, on trouve les rayonnements qui sont parfois extrêmement nocifs. Les ultra-violets engendrent de dimères de thymine (pontage entre deux thymines contiguës sur le même brin), les rayons X ou γ provoquent des cassures de l'ADN.

☒ **d.** Un grand nombre de molécules chimiques provoquent des modifications chimiques sur les bases (désamination, alkylations...). Les bases anormales ainsi formées sont reconnues par l'organisme et réparées. Mais si plusieurs réplications de suite ont lieu avant que les systèmes de réparation n'aient agi, alors la mutation va perdurer et deviendra irréparable car indétectable.

☒ **e.** Il est possible de perdre une base purique sur l'ADN, ce que l'on appelle une dépurination. Il se crée alors un site abasique qui correspond à une mutation.

4 ☒ **a.** Il existe deux grands systèmes de réparation des mutations chez l'homme : les systèmes NER et BER. Le système NER (*Nucléotide excision Repair*) enlève et remplace des nucléotides complets. Le système BER (*Base Excision Repair*) n'enlève et ne remplace que la base sur le nucléotide. C'est ce même système qui intervient en cas de perte d'une base sur l'ADN (dépurination).

☒ **b.** Les dimères de thymine sont réparés par le système NER qui enlève une séquence de nucléotides contenant ce dimère, puis qui comble la brèche. Ce système est codé par sept gènes appelés les gènes XP. En effet, un défaut génétique dans ce système de réparation engendre le syndrome du *Xeroderma Pigmentosum* (appelé également maladie des enfants de la lune) qui se caractérise par une extrême sensibilité aux ultra-violets solaires. Les personnes touchées (quelques dizaines en France) ne peuvent donc absolument pas s'exposer à la lumière du jour.

☒ **c.** Les bases anormales peuvent être prises en charge par le système BER qui retire la base et la remplace. Il existe cependant des systèmes encore plus précis qui n'ôtent pas la base, mais la répare *in situ.*

❒ **d.** Il existe un système capable de réparer les cassures de l'ADN appelé le DSBR (*Double Strand Break Repair*). Il fonctionne en recherchant l'information sur la chromatide sœur afin de réparer le brin endommagé. La déficience de ce système de réparation engendre les syndromes de Bloom et le syndrome de la cassure de Nimégue.

❒ **e.** La cellule peut théoriquement prendre en charge toutes les mutations. Malheureusement, il est fréquent que les systèmes de réparation soient débordés par un nombre de mutations trop nombreuses.

5 ❒ **a.** Une mutation non réparée engendre une modification dans la séquence d'ADN. Mais parfois, cela n'a aucune conséquence pour l'organisme. En effet, les mutations dites silencieuses engendrent un nouveau codon, mais qui code pour le même acide aminé. Il n'y a donc aucun changement dans la protéine codée par ce gène, malgré la mutation.

❒ **b.** Si le nouvel acide aminé est très différent de l'acide aminé normal, la conséquence est en général importante pour la protéine. Mais parfois, l'acide aminé est chimiquement très proche, et les conséquences sont minimes (mutations conservatrices).

❒ **c.** Si le changement dans la séquence d'ADN touche plus de 1 % de la population, on ne parle plus de mutation mais de polymorphisme. On peut alors considérer que ce changement n'est plus problématique, mais engendre l'apparition d'un nouvel allèle dans la population.

☒ **d.** Nous savons qu'il existe un grand nombre de séquences répétitives dans l'ADN. Mais parfois, certaines séquences se répètent plus que la normale, ce qui engendre des pathologies lourdes en général. Nous pouvons par exemple citer la maladie de l'X fragile (répétition anormale d'un triplet CGG), ou la chorée de Huntington (répétition anormale d'un triplet CAG).

☒ **e.** Les changements dans la séquence d'ADN peuvent provoquer des pathologies parfois très lourdes telles que des cancers. Mais ces changements vont aussi participer à l'évolution du génome, et donc de l'espèce. L'ADN n'est donc pas une molécule statique, mais sujette à de nombreuses évolutions qui ont permis à l'espèce humaine de s'adapter à son environnement.

6 ☒ **a.** Pour que la réplication ait lieu, il faut ouvrir la double hélice d'ADN. Ce sont les hélicases qui assurent cette fonction, puis des topoisomérases suppriment les superenroulements ainsi créés. Elles sont appelées de type I ou II suivant qu'elles coupent l'ADN sur un brin ou sur les deux.

☒ **b.** Lorsqu'une ADN polymérase intègre un mauvais nucléotide, il se produit un mauvais appariement qui ralentit la polymérisation. L'ADN polymérase peut alors hydrolyser ce mauvais nucléotide grâce à une activité exonucléasique 3' vers 5'.

❒ **c.** Les mutations silencieuses entraînent l'apparition d'un nouveau codon, mais qui code pour le même acide aminé. Il n'y a donc aucune conséquence pour la protéine puisque la séquence est strictement la même.

☒ **d.** Les chaînes d'oxydation cellulaire produisent un grand nombre de radicaux libres. Ces radicaux peuvent oxyder les guanines en oxo-guanine, ce qui engendre le remplacement d'une paire initiale G-C par une paire T-A.

☒ **e.** Les agents intercalants, comme le bromure d'éthidium (BET), s'insèrent entre les bases de la double hélice d'ADN et provoquent des délétions ou des insertions de base.

7

☒ **a.** Le système MMR (Mismatch Repair) répare les mésappariements de l'ADN. Lors d'une mutation de ce système de réparation, il peut apparaître une forme de cancer du colon sans polypes (cancer HNPCC) connu sous le nom de syndrôme de Lynch.

☒ **b.** Les dimères de thymine causés par les UV sont réparés soit par le système NER, soit par la photolyase. Cette enzyme est activée par la lumière, lumière qui est la cause par ses rayons UV de la création des dimères de thymine.

❒ **c.** Cette maladie est due à la répétition anormale d'un triplet CGG qui entraîne une fragilité de l'extrémité 5' du chromosome X. Cette maladie ne touche que les garçons, car les filles peuvent compenser la mutation par leur autre chromosome X, ce que ne peuvent pas faire les garçons.

❒ **d.** Les protéines ayant des structures homologues démontrent une forte homologie du gène qui les code. Elles sont appelées paralogues si elles appartiennent à la même espèce, et orthologues si elles appartiennent à deux espèces différentes.

☒ **e.** Le phénomène de crossing-over a lieu durant la méiose et permet des échanges complets de séquences.

Transcription et traduction : mécanismes et régulations

28

1 Parmi les propositions suivantes, indiquez laquelle (lesquelles) est (sont) exacte(s).

❒ **a.** Les ARN polymérases polymérisent dans le même sens que les ADN polymérases.

❒ **b.** Il existe plusieurs types d'ARN polymérases.

❒ **c.** La transcription ne nécessite que des ARN polymérases et des nucléotides triphosphates.

❒ **d.** La transcription débute au niveau d'un site promoteur.

❒ **e.** Les ARN polymérases sont aussi efficaces que les ADN polymérases.

2 Parmi les propositions suivantes, indiquez laquelle (lesquelles) est (sont) exacte(s).

❒ **a.** L'ARNm synthétisé est modifié sur ces deux extrémités 3' et 5'.

❒ **b.** Une coiffe est ajoutée du côté 3' de l'ARNm.

❒ **c.** L'ARNm synthétisé est tout de suite traduit en protéine.

❒ **d.** L'épissage de l'ARNm consiste à ôter certaines séquences non informatives.

❒ **e.** De petits ARN sont nécessaires pour obtenir un ARNm fonctionnel.

3 Parmi les propositions suivantes, indiquez laquelle (lesquelles) est (sont) exacte(s).

❒ **a.** L'épissage d'un même ARNm peut être variable.

❒ **b.** Certains inhibiteurs de transcription sont des poisons, d'autres des médicaments.

❒ **c.** Les hormones stéroïdiennes activent la transcription en se liant directement à l'ADN.

❒ **d.** Les *silencers* sont des facteurs répresseurs de transcription.

❒ **e.** La régulation de la transcription peut mettre en jeu un remodelage de la chromatine

4 Parmi les propositions suivantes, indiquez laquelle (lesquelles) est (sont) exacte(s).

❒ **a.** Certains facteurs régulateurs de la transcription sont extérieurs à la cellule.

❒ **b.** L'épissage de l'ARNm est soumis à une régulation.

❒ **c.** Il existe différents modes de répression de la transcription.

❒ **d.** Les ARNm peuvent être bloqués, ce qui empêche leur traduction.

❒ **e.** L'ARNm peut subir des changements de séquences, comme l'ADN.

5 Parmi les propositions suivantes, indiquez laquelle (lesquelles) est (sont) exacte(s).

❒ **a.** le codon est l'unité de base de la traduction.

❒ **b.** Le code génétique est universel, non ambigu et non dégénéré.

❒ **c.** Certains codons ne codent pour aucun acide aminé.

❒ **d.** L'ARNm traduit contient toujours plus de nucléotides que ceux nécessaires à la traduction.

❒ **e.** La séquence de Kozak est située avant le codon initiateur de traduction.

6 Parmi les propositions suivantes, indiquez laquelle (lesquelles) est (sont) exacte(s).

❒ **a.** Les ARNt contiennent des bases rares.

❒ **b.** L'acide aminé est fixé à l'extrémité 3' de l'ARNt qui correspond toujours à la séquence CCA.

❒ **c.** Chaque acide aminé différent est greffé sur son ARNt par une enzyme spécifique.

❒ **d.** Le ribosome se fixe sur l'ARNm pour le traduire.

❒ **e.** Le premier acide aminé de nos protéines est toujours une méthionine.

7 Parmi les propositions suivantes, indiquez laquelle (lesquelles) est (sont) exacte(s).

❒ **a.** Le ribosome n'est formé que de protéines.

❒ **b.** Le ribosome porte une activité enzymatique.

❒ **c.** Un seul ribosome lit à la fois le même ARNm.

❒ **d.** L'arrivée du ribosome au niveau du codon stop entraîne le clivage de l'ARNm, et donc la fin de la traduction.

❒ **e.** La synthèse des protéines ne consomme pas d'énergie.

8 Parmi les propositions suivantes, indiquez laquelle (lesquelles) est (sont) exacte(s).

❒ **a.** Toute régulation de la transcription et aussi une régulation de la traduction.

❒ **b.** Certains antibiotiques inhibent la traduction.

❒ **c.** Tous les ARNm ont une courte durée de vie.

❒ **d.** Les protéines peuvent subir des contrôles post-traductionnels.

❒ **e.** Toutes les protéines ont la même durée de vie.

9 Parmi les propositions suivantes, laquelle (ou lesquelles) est (sont) exacte(s) ?

❒ **a.** Les ARN polymérases recopient le brin sens.

❒ **b.** L'ARNm en cours de synthèse reste apparié au brin d'ADN matrice puisqu'il lui est complémentaire.

❒ **c.** La transcription se termine grâce à une structure en épingle à cheveux.

❒ **d.** La transcription est sous le contrôle de facteurs généraux de transcription.

❒ **e.** Les enhancers sont des facteurs activateurs de la transcription.

10 Parmi les propositions suivantes, laquelle (ou lesquelles) est (sont) exacte(s) ?

❒ **a.** L'editing de l'ARN est un moyen permettant d'obtenir différentes protéines à partir du même gène.

❒ **b.** Le complexe de traduction se fixe sur le codon initiateur AUG chez l'homme.

❒ **c.** La formation de la liaison peptidique entre les acides aminés est réalisée par un ARN à activité enzymatique.

❒ **d.** La disparition du codon stop dans l'ARNm entraîne l'apparition d'une séquence de polylysine du côté Cterminal.

❒ **e.** Le contrôle du facteur eIF2 est un moyen de contrôle post-traductionnel.

Corrigés

1

☒ **a.** Toutes les polymérases possèdent le même sens de polymérisation, à savoir de 5' vers 3'. Elles doivent donc lire le brin matrice de 3' vers 5'.

☒ **b.** Contrairement aux Procaryotes, l'homme possède trois types d'ARN polymérases :

- L'ARN polymérase I qui transcrit les ARN ribosomaux ;
- L'ARN polymérase II qui transcrit les ARN messagers et l'autre partie des ARN nucléaires ;
- L'ARN polymérase III qui transcrit les ARN de transfert et une partie des ARN nucléaires.

❒ **c.** Les ARN polymérases ont besoin pour fonctionner correctement de très nombreuses protéines appelées les facteurs de transcription (TF). De plus, la transcription est soumise à de nombreux phénomènes de régulation mettant en jeu des protéines régulatrices.

☒ **d.** Le site promoteur permet globalement la fixation et la mise en place du complexe de transcription contenant l'ARN polymérase et certains facteurs de transcription. Ce site promoteur est le plus souvent la TATAbox (séquence TATAAT)

❒ **e.** Les ARN polymérases sont beaucoup moins rapides que les ADN polymérases, avec à peine 50 nucléotides polymérisés par seconde. De plus, elles sont incapables de corriger leurs erreurs.

2

☒ **a.** L'ARNm est sensible à toutes les attaques enzymatiques. Les exonucléases sont capables de dégrader les acides nucléiques par leurs extrémités. Il faut donc protéger ces extrémités en les modifiant chimiquement.

❒ **b.** Pour protéger l'ARNm, les deux extrémités doivent être modifiées. Sur l'extrémité 5', une coiffe est positionnée qui correspond à l'addition d'une 7-méthylguanosine. Sur l'extrémité 3'est placée une queue de polyadénine correspondant à plusieurs centaines de résidus d'acide adénylique.

❒ **c.** Chez l'homme, l'ARNm issu de la transcription est en fait un pré ARNm. Il va devoir subir toutes une série de modifications afin de pouvoir être traduit : on parle alors de la maturation de l'ARNm.

☒ **d.** Les gènes sont constitués de séquences informatives (les exons) et de séquences non informatives (les introns). Le pré ARNm est une copie de l'ensemble du gène contenant les exons et les introns. Il faut donc que les séquences correspondant aux introns soient éliminées. Ce phénomène est connu sous le nom d'épissage des ARNm. Il consiste à exciser les séquences correspondantes aux introns, puis à relier entre elles les séquences correspondant aux exons.

☒ **e.** L'épissage des ARNm est réalisé par un complexe appelé le splicéosome. Ce complexe est formé de l'assemblage de protéines et de petits ARN nucléaires appelés les ARNsn (*Small Nuclear ARN*). Ces ARNsn sont d'ailleurs les seuls ARN à intervenir dans le noyau de la cellule, les autres ARN étant localisés dans le cytoplasme.

3

☒ **a.** On a récemment découvert que l'élimination des introns dans l'ARNm pouvait se faire suivant des modes différents. On a alors parlé d'épissage alternatif. Ceci permet à la cellule, à partir du même gène, de fournir des ARNm différents, et donc des protéines différentes

☒ **b.** Certaines molécules ont la propriété de bloquer la transcription. Si elles la bloquent chez les eucaryotes, il s'agit d'un poison pour l'homme (c'est le cas de la toxine produite par l'amanite phalloïde). Si elles la bloquent chez les procaryotes, il s'agit d'un médicament (c'est le cas de l'actinomycine D comme antibiotique).

☒ **c.** Les hormones stéroïdiennes sont très efficaces car elles sont capables d'agir directement sur l'ADN. Elles possèdent en effet une structure dite en doigts de zinc qui leur permet de se lier à l'ADN pour en activer la transcription. Chaque type d'hormone se fixe sur une séquence particulière appelée séquence RE (*Response Element*).

❒ **d.** Les séquences présentes sur l'ADN permettent la fixation de facteurs répresseurs ou activateurs. Les séquences d'ADN permettant la fixation d'activateurs sont des *enhancers*, les séquences d'ADN permettant la fixation des répresseurs sont des *silencers*.

☒ **e.** Un autre moyen que possède la cellule pour réguler la transcription est de rendre plus ou moins accessible le gène. Tout événement qui conduit à une décompaction de la chromatine va rendre le gène accessible, et donc en augmenter la transcription. Nous avons déjà vu qu'il est possible de modifier chimiquement les histones pour contrôler cette compaction. Il est également possible de modifier chimiquement l'ADN. En effet, avec le temps, l'ADN subit des méthylations de plus en plus nombreuses qui ont pour effet de compacter l'ADN (l'effet est inverse de la méthylation des histones). On comprend ainsi qu'avec l'âge de l'individu, la transcription soit de plus en plus difficile.

4

☒ **a.** Contrairement aux hormones stéroïdiennes qui agissent directement sur l'ADN, les hormones hydrosolubles ne peuvent pas pénétrer dans la cellule. Leur signal doit donc être transduit par l'intermédiaire de récepteur membranaire. Cela aura pour conséquence la production d'AMPc, qui lui-même finit par activer des facteurs protéiques dans le noyau, telle la protéine CREB. Ce sont ces facteurs qui agiront en activant la transcription.

☒ **b.** La régulation de l'épissage des ARNm contribue à la régulation générale de la transcription. Il existe ainsi des protéines capables soit d'aider au recrutement du splicéosome, soit de le gêner.

☒ **c.** Les répresseurs de transcription se fixent sur l'ADN et inhibent la transcription suivant plusieurs modèles : certains entrent en compétition avec un activateur, d'autres empêchent la formation du complexe de transcription ou au contraire l'empêchent de fonctionner.

☒ **d.** Il existe de petits ARN interférence appelé les ARNmi (microARN) et ARNsi. Ces ARN ont la faculté de se fixer sur les ARNm et donc d'empêcher leur traduction. Dans certains cas, ils seraient même capables d'entraîner le clivage de l'ARNm, et donc sa destruction.

☒ **e.** Il existe un phénomène appelé correction de l'ARN (ou *editing*) qui consiste à modifier la séquence des nucléotides. Il peut s'agir comme dans l'ADN de substitution, de délétion ou d'insertion de nucléotides. Bien évidemment, cela change généralement le message porté par l'ARNm et donc la protéine qui va en découler.

5

☒ **a.** Le codon correspond à un ensemble de trois nucléotides permettant de coder pour les 20 acides aminés. En effet, avec quatre bases différentes, le code à trois lettres permet 64 combinaisons (un code à deux lettres n'aurait permis que 16 combinaisons).

☐ **b.** Le code génétique est le même chez la quasi-totalité des espèces vivantes. Malgré de très rares exceptions, on dit donc qu'il est universel. Il est non ambigu car un codon code toujours pour le même acide aminé. Mais par contre il est dégénéré car un acide aminé est codé par plusieurs codons différents (64 combinaisons possibles pour seulement 20 acides aminés).

☒ **c.** Trois codons ont la particularité de ne coder pour aucun acide aminé : les codons UAA, UAG et UGA. Il s'agit des trois codons stop qui permettront l'arrêt de la traduction de l'ARNm. On leur donne également les noms respectivement de codon ambre, ocre et opale.

☒ **d.** Les ARNm contiennent un ORF (*Open Reading Frame*) qui délimite le début et la fin de la séquence à traduire. Avant le début de l'ORF les nucléotides permettent la fixation de la machinerie de traduction, et après on trouve notamment la queue de polyadénine placée en 3' de l'ARNm. On comprend donc que les ARNm soient toujours plus longs que ce qui va réellement être traduit en protéine.

☐ **e.** Le codon initiateur de traduction chez l'homme est toujours le codon AUG. Il fait partie d'une séquence dite séquence de Kozak qui contient un nucléotide purique en position -3 et une guanine en position +4 (le codon AUG occupant les positions +1, +2 et +3).

6

☒ **a.** Les ARNt sont constitués par les nucléotides classiques des ARN, mais contiennent également des bases rares telles que de la dihydrouracile, de l'hypoxanthine.

☒ **b.** Tous les ARNt se terminent par la séquence CCA sur leur extrémité 3'. C'est là que se fixe l'acide aminé transporté par l'ARNt.

☒ **c.** Les acides aminés vont être activés sous la forme d'aminoacyls-AMP. C'est alors qu'ils sont pris en charge par leur aminoacyl-ARNt synthétases qui les greffe sur le bon ARNt. Il faut donc une enzyme spécifique pour chacun des 20 acides aminés.

☐ **d.** Le ribosome est constitué de deux sous-unités, la petite et la grande, qui sont dissociées dans le cytoplasme. Seule la petite sous-unité est capable de se fixer sur l'ARNm en amont de la séquence de Kozak. Elle se déplace alors à la recherche du codon d'initiation. Ce n'est qu'à ce moment-là que la grande sous-unité du ribosome s'associe à la petite et que le ribosome est entièrement constitué.

❒ **e.** Le codon d'initiation est toujours le codon AUG, qui code pour la méthionine. On pourrait donc penser que toutes nos protéines débutent par cette méthionine du côté N-terminal. Cependant, des événements se produisent sur la protéine en cours d'élongation qui entraînent dans la plupart des cas la perte de cette méthionine initiale.

7 ❒ **a.** Le ribosome résulte de l'assemblage d'une centaine de protéines différentes et de plusieurs types d'ARN ribosomaux. On y trouve les ARN 5 S, 18 S, 28 S et 5,8 S.

☒ **b.** L'une des activités du ribosome consiste à assembler les acides aminés entre eux en créant une liaison peptidique. Cette activité nommée peptidyl transférase est portée dans le ribosome par l'ARN 28S. C'est l'un des très rares cas d'une activité enzymatique qui ne soit pas due à une protéine, mais à un ARN (on parle parfois de ribozyme).

❒ **c.** Pour gagner du temps, et permettre des synthèses protéiques rapides, on observe que plusieurs ribosomes lisent en même temps le même ARNm. Cela permet d'avoir plusieurs exemplaires de la même protéine en un temps très court.

❒ **d.** Lorsque le ribosome arrive au-dessus du codon stop, des facteurs de terminaison interviennent, ce qui entraîne la dissociation des deux sous-unités du ribosome et la libération de la protéine qui vient d'être synthétisée. L'ARNm reste évidemment disponible pour permettre d'autres traductions.

❒ **e.** La synthèse protéique est fortement consommatrice d'énergie pour la cellule. Il faut activer les acides aminés, déplacer le ribosome et placer les ARNt dans le bon site du ribosome.

8 ☒ **a.** La transcription est un événement antérieur à la traduction. Donc tout ce qui régule la transcription a obligatoirement une implication sur la traduction.

☒ **b.** Nous avons déjà vu que des molécules étaient capables d'inhiber la transcription. Il en est de même pour la traduction. Nous pouvons citer par exemple la streptomycine, la gentamycine ou le chloramphénicol.

❒ **c.** Les ARNm n'ont pas tous la même durée de vie, d'autant plus que cette dernière peut être soumise à une régulation. Il est ainsi possible de raccourcir la queue de polyadénine ou d'hydrolyse la coiffe. Les extrémités de l'ARNm n'étant plus protégées, il sera beaucoup plus vite dégradé par les nucléases.

☒ **d.** Il est très fréquent que des protéines subissent des modifications après leur synthèse : on parle alors de contrôle post-traductionnel. Il s'agit par exemple de leur enlever leur méthionine du côté 5', ou encore de les lier à des sucres ou des lipides (formation des glycoprotéines ou des glycolipides).

❒ **e.** La durée de vie des protéines est très variable, de quelques minutes à quelques semaines. En général, les protéines régulatrices ont une courte durée de vie, tandis que les protéines de structure ont une durée de vie beaucoup plus longue. Plusieurs systèmes enzymatiques sont chargés de dégrader les protéines telles que les lysosomes ou le protéasome (après marquage des protéines par l'ubiquitine).

9 ❒ **a.** Les ARN polymérases recopient le brin antisens, ainsi dénommé car le message génétique est le complémentaire de celui qui est lu. Le brin sens est le brin non transcrit qui contient le même message génétique que celui de l'ARN (mis à part le remplacement des thymines par des uraciles).

❒ **b.** L'ARNm ne reste apparié à l'ADN transcrit que sur une longueur d'environ 10 nucléotides.

☒ **c.** La terminaison de la transcription est le plus souvent due à des séquences palindromiques qui permettent à l'ADN de se boucler sur lui-même suivant une structure en épingle à cheveux.

☒ **d.** La transcription ne peut se faire que si le complexe transcriptionnel est mobilisé par des facteurs généraux de transcription (TF II). En plus de ces facteurs généraux interviennent des facteurs régulateurs.

❒ **e.** Les enhancers ne sont pas des facteurs activateurs, mais des séquences de l'ADN sur lesquelles des facteurs protéiques peuvent venir se fixer pour accélérer la transcription.

10

☒ **a.** L'editing de l'ARN consiste à modifier la séquence de l'ARNm par substitution, délétion ou insertion de bases. Ceci permet donc, à partir du même message génétique, de former des protéines différentes.

❒ **b.** Le complexe de transcription formé notamment de la petite sous-unité du ribosome se fixe en amont du codon initiateur AUG. Il y a alors déplacement de ce complexe jusqu'à se positionner au-dessus du codon initiateur. C'est alors que la grande sous-unité du ribosome se fixe et que la transcription débute.

☒ **c.** La liaison peptidique est créée par l'ARN 28S du ribosome qui est donc un ARN à activité enzymatique, un ribozyme.

☒ **d.** Si le codon stop disparaît de la séquence de l'ARNm, il y aura traduction de la queue de polyadénine située du côté 5'. Le codon AAA codant pour une lysine, on verra apparaître du côté C terminal de la protéine une séquence anormale de polylysine. Cette séquence anormale sera d'ailleurs le signal pour certaines protéases leur indiquant qu'il faut dégrader cette protéine anormale.

☒ **e.** Le facteur eIF2 est indispensable à la traduction. Il porte une molécule de GTP qui est hydrolysée en GDP, puis ensuite régénérée. Une posphorylation de ce facteur empêche cette régénération, ce qui diminue d'autant la synthèse protéique. C'est ce mode de contrôle post-traductionnel qui est utilisé pour contrôler la synthèse des chaînes de globine de l'l'hémoglobine.

Partie 5

Concours blancs

Premier concours blanc 1

CHIMIE GÉNÉRALE

Temps imparti	30 minutes
Nombre de questions	10

1 Soit la réaction suivante, d'ordre 1 par rapport au réactif A, et de constante de vitesse $k = 6{,}3.10^{-4}\ s^{-1}$:

$A = B + 1/2C$

À t = 0 s, la concentration de ce réactif vaut $C_0 = 2{,}5\ mol.L^{-1}$.

On peut affirmer que la concentration du réactif, à t = 6 min, vaut :

❒ **a.** $2{,}3\ mol.L^{-1}$.

❒ **b.** $2{,}0\ mol.L^{-1}$.

❒ **c.** $1{,}5\ mol.L^{-1}$.

❒ **d.** $1{,}0\ mol.L^{-1}$.

❒ **e.** aucune réponse exacte.

2 (Suite du QCM 1)

La durée nécessaire pour que 1/3 du réactif soit consommé est :

❒ **a.** 644 s.

❒ **b.** 12,5 min.

❒ **c.** 250 s

❒ **d.** 10,7 min

❒ **e.** aucune réponse exacte.

3 Soit la réaction suivante, d'ordre 2 par rapport au réactif X :

$X = Y + Z$

À t = 0 s, la concentration de ce réactif vaut $C_0 = 0{,}5\ mol.L^{-1}$.

On peut affirmer que le rapport $t_{1/4}/t_{1/2}$ vaut :

❒ **a.** 1/3.

❒ **b.** 2/3.

❒ **c.** 1.

❒ **d.** 4/3.

❒ **e.** aucune réponse exacte.

4 Soit la réaction acido-basique suivante :

$A_1 + B_2 = B_1 + A_2$

On note A_1/B_1 et A_2/B_2 les couples acido-basiques 1 et 2, ainsi que Ka_1 et Ka_2 leurs constantes d'acidité respectives. On donne $pKa_1 = 4,8$.

La valeur de pKa_2, pour que la réaction soit totalement déplacée dans le sens direct, doit au moins être égale à :

❒ **a.** 0,89.

❒ **b.** 0,79.

❒ **c.** 0,69.

❒ **d.** 0,59.

❒ **e.** aucune réponse exacte

5 Soit une solution d'acide fort notée A de concentration Ca = 0,0015 $mol.L^{-1}$, et une solution de base forte notée B de concentration Cb = 0,030 $mol.L^{-1}$.Les deux solutions ont un écart de pH égal à 6 ($\Delta pH = 6$).

À la température considérée, on peut affirmer que la valeur de Ke (produit ionique de l'eau) est :

❒ **a.** $1,0 \times 10^{-14}$.

❒ **b.** $2,0 \times 10^{-14}$.

❒ **c.** $2,0 \times 10^{-16}$.

❒ **d.** $1,0 \times 10^{-16}$.

❒ **e.** aucune réponse exacte

6 Soit la réaction suivante, à T = 330 K :

A = B + 2 C

On donne $R = 8{,}31\ J.K^{-1}.mol^{-1}$; $\Delta_r H° = 5{,}9\ kJ.mol^{-1}$; $\Delta_r S° = 0,1\ kJ.mol^{-1}$.

On peut affirmer que K la constante d'équilibre de la réaction vaut :

❒ **a.** $1,25 \times 10^{4}$.

❒ **b.** $2,65 \times 10^{1}$.

❒ **c.** $1,95 \times 10^{4}$.

❒ **d.** $1,80 \times 10^{-16}$.

❒ **e.** aucune réponse exacte

7 (suite du QCM 6)

On admet que la réaction précédente suit la loi d'exponentielle d'Arrhenius, et on donne l'énergie d'activation $Ea = 4,2 \times 10^{4}\ J.mol^{-1}$, et le facteur de fréquence $A = 10^{11} s^{-1}$.

On peut affirmer que le logarithme népérien de la constante de vitesse k vaut :

❒ **a.** 10.

❒ **b.** 20.

❒ **c.** 30.

❒ **d.** 40.

❒ **e.** aucune réponse exacte

8 On mélange 150 mL d'une solution 1 de chlorure d'étain (II) (Sn^{2+}, 2 Cl^-), avec une solution 2 de chlorure de fer (III) (Fe^{3+}, 3 Cl^-).

Les deux solutions ont des concentrations respectives $C_1 = 2 \times 10^{-2}$ mol.L^{-1}et C2 = 4×10^{-2} mol.L^{-1}.

On donne : E° (Fe^{3+}/Fe^{2+}) = 0, 77 V ; E° (Sn^{4+}/Sn^{2+}) = 0, 15 V.

La constante d'équilibre de la réaction vaut :

❒ **a.** $1,0 \times 10^{14}$.

❒ **b.** $2,5 \times 10^{24}$.

❒ **c.** $3,8 \times 10^{16}$.

❒ **d.** $4,6 \times 10^{20}$.

❒ **e.** aucune réponse exacte

9 On ajoute $4,6 \times 10^{-4}$ mol de MnO_4^- à x mL d'une solution de H_2O_2 de concentration 0,1 mol.L^{-1} pour atteindre l'équivalence.

On peut affirmer que la valeur de x est :

❒ **a.** 10.

❒ **b.** 20.

❒ **c.** 30.

❒ **d.** 40.

❒ **e.** aucune réponse exacte

10 La Bétadine est un désinfectant à usage externe dont le principe actif est le diiode(couple redox I_2/I^-). Pour obtenir la décoloration de v = 10 mL de Bétadine, il faut ajouter un volume v' = 8,5 mL de solution aqueuse de thiosulfate de sodium (2 Na^+, $S_2O_3^{2-}$) de concentration c' = 0,1 mol.L^{-1}.

Le couple redox du thiosulfate est ($S_4O_6^{2-}$, $S_2O_3^{2-}$).

On peut affirmer que la concentration molaire en diiode de la Bétadine est :

❒ **a.** $1,0 \times 10^{-1}$.

❒ **b.** $2,2 \times 10^{-4}$.

❒ **c.** $4,3 \times 10^{-5}$.

❒ **d.** $5,7 \times 10^{-2}$.

❒ **e.** aucune réponse exacte

CONCOURS BLANC 1

CHIMIE ORGANIQUE

Temps imparti	20 minutes
Nombre de questions	10

1 Trois hormones sont représentées ci-dessous.

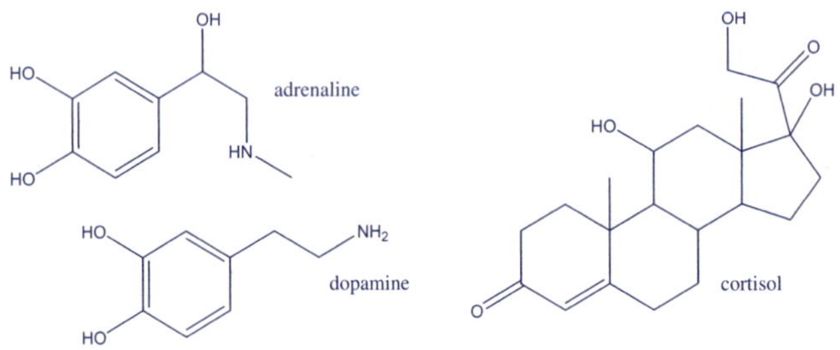

Parmi les affirmations suivantes, lesquelles sont correctes ?

❒ **a.** Chaque hormone possède un noyau benzénique.

❒ **b.** Le cortisol possède deux fonctions cétone.

❒ **c.** L'adrénaline possède une fonction amide.

❒ **d.** L'adrénaline et la dopanime possèdent une fonction amine.

❒ **e.** La dopamine possède une fonction amine primaire.

2 Parmi les affirmations suivantes concernant la notion d'isomérie, lesquelles sont correctes ?

❒ **a.** Deux isomères ont même formule brute.

❒ **b.** Deux isomères ont même formule semi-développée.

❒ **c.** Deux isomères de fonction possèdent les mêmes fonctions.

❒ **d.** Deux isomères de position possèdent les mêmes fonctions.

❒ **e.** Deux isomères de chaîne ont la même structure carbonée.

3 Parmi les affirmations suivantes, lesquelles sont correctes ?

❒ **a.** D'après les règles C.I.P., -C est prioritaire sur -H.

❒ **b.** D'après les règles C.I.P., -D est prioritaire sur -H.

❒ **c.** D'après les règles C.I.P., -D est prioritaire sur -C.

❒ **d.** D'après les règles C.I.P., $-CH_2OH$ est prioritaire sur $-CH_3$.

❒ **e.** D'après les règles C.I.P., - CH_2OH est prioritaire sur $-C(CH_3)_3$.

4 On considère les molécules suivantes :

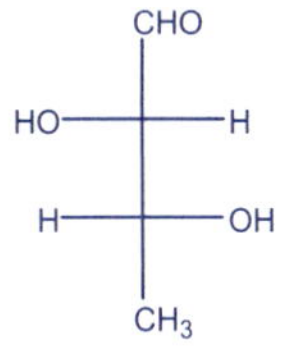
A

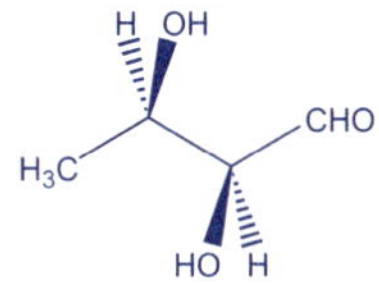
B

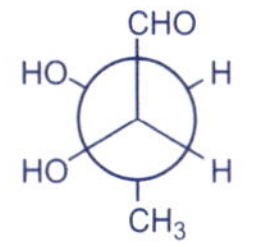
C

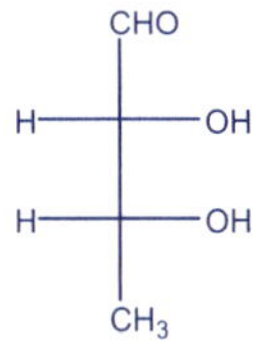
D

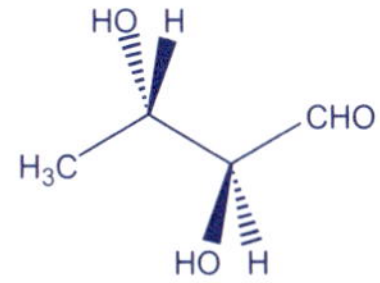
E

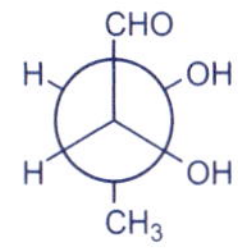
F

Parmi ces, lesquelles sont correctes ?

❒ **a.** A appartient à la série L.

❒ **b.** C est de configuration thréo.

❒ **c.** F est de configuration érythro.

❒ **d.** A et B sont deux représentations du même composé.

❒ **e.** D et F sont deux représentations du même composé.

5 Parmi les molécules suivantes, lesquelles sont chirales ?

❒ **a.** 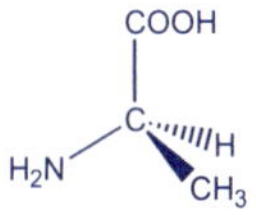

❒ **b.** 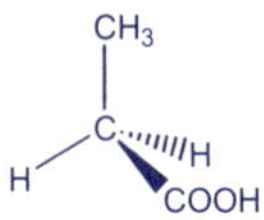

❒ **c.** 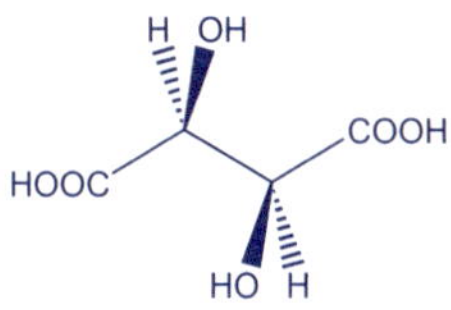

❒ **d.** 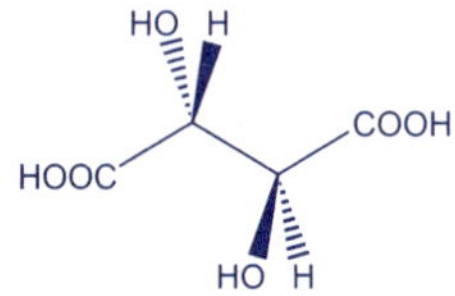

❒ **e.** 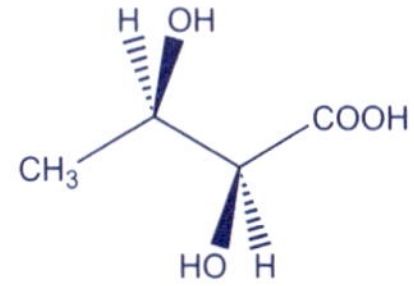

6 On considère les molécules suivantes :

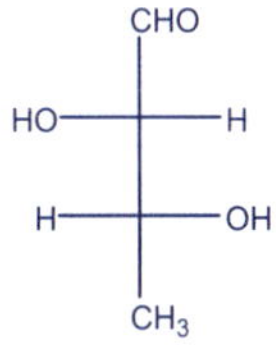
A

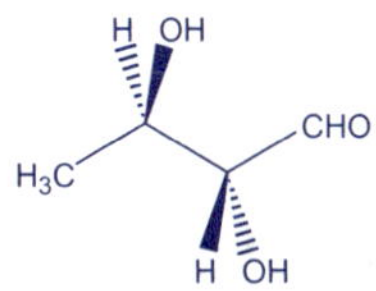
B

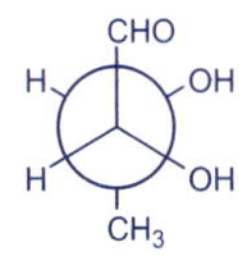
C

Parmi ces, lesquelles sont correctes ?

❒ **a.** A et B sont stéréoisomères de configuration.

❒ **b.** A et B sont énantiomères.

❒ **c.** A et C sont diastéréoisomères.

❒ **d.** B et C sont diastéréoisomères.

7 Parmi les affirmations suivantes concernant l'hydrogénation catalytique des alcènes, lesquelles sont correctes ?

❒ **a.** La réaction nécessite une catalyse acide.

❒ **b.** L'hydrogénation catalytique du (Z)-but-2-ène conduit à un mélange racémique.

❒ **c.** L'hydrogénation catalytique du (Z)-3,4-diméthylhept-3-ène conduit à la formation exclusive du (3R, 4S) 3,4-diméthylheptane.

❒ **d.** L'hydrogénation catalytique du (Z)-3,4-diméthylhept-3-ène conduit à la formation d'un mélange des quatre stéréoisomères de configuration du 3,4-diméthylheptane.

❒ **e.** L'hydrogénation catalytique du (E)-3,4-diméthylhept-3-ène conduit à la formation d'un mélange racémique.

8 On considère les transformations suivantes :

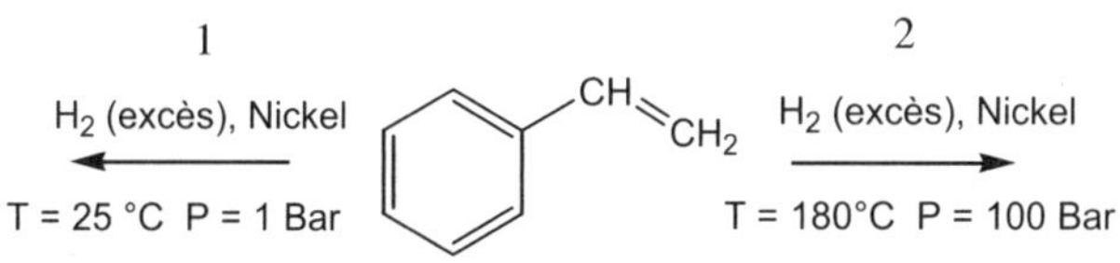

phényléthène

Et les composés suivants :

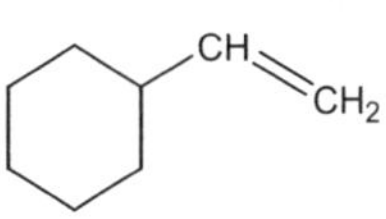

A

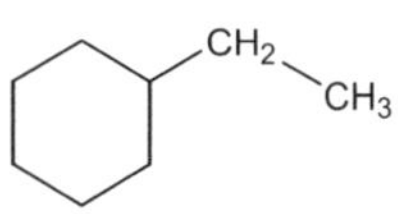

B

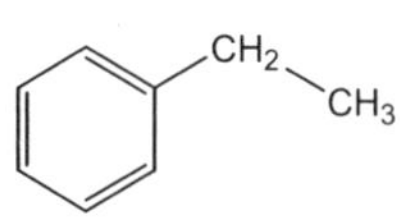

C

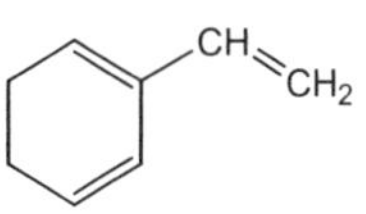

D

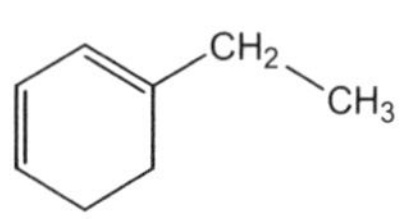

E

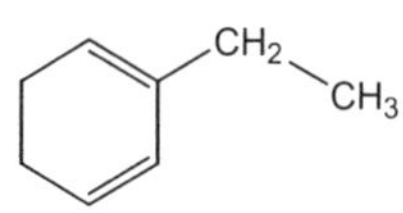

F

Parmi ces affirmations, lesquelles sont correctes ?

❒ **a.** La transformation 1 conduit au composé D.

❒ **b.** La transformation 1 conduit au composé A.

❒ **c.** La transformation 1 conduit au composé C.

❒ **d.** La transformation 2 conduit aux composés E et F.

❒ **e.** La transformation 2 conduit au composé B.

9 On traite le (2R)-2-chlorobutane par les ions HO^-, on obtient un alcool. On constate qu'en doublant la concentration en HO^-, la vitesse de réaction est doublée. Parmi les affirmations suivantes concernant cette réaction, lesquelles sont correctes ?

❒ **a.** La réaction suit un mécanisme de type SN_1.

❒ **b.** On obtient un mélange racémique.

❒ **c.** La solution obtenue est optiquement active.

❒ **d.** On obtient 100 % de (2R)-butan-2-ol.

❒ **e.** On obtient 100 % de (2S)-butan-2-ol.

❒ **f.** On obtient 50 % de (2R)-butan-2-ol et 50 % de (2S)-butan-2-ol.

10 Parmi ces affirmations concernant la réaction entre l'hexan-3-ol et l'acide éthanoique, lesquelles sont correctes ?

❒ **a.** C'est une réaction d'hydrolyse.

❒ **b.** En milieu neutre, la réaction est lente et équilibrée.

❒ **c.** En milieu acide, la réaction est rapide et totale.

❒ **d.** On obtient un ester et une molécule d'éthanol.

❒ **e.** On forme de l'éthanoate de 1-éthylbutyle.

❒ **f.** En partant d'un mélange équimolaire, le rendement est environ 6 %.

BIOCHIMIE-BIOLOGIE MOLÉCULAIRE

Temps imparti	35 minutes
Nombre de questions	15

1 Parmi les propositions suivantes, laquelle (lesquelles) est (sont) exacte(s) ?

❐ **a.** Les triglycérides représentent environ 90 % de la ration alimentaire normale.

❐ **b.** Les huiles végétales sont très riches en acides gras libres insaturés, ce qui explique leur aspect liquide à température ambiante.

❐ **c.** Plus un acide gras possède de doubles liaisons, plus son point de fusion et bas, plus il est sensible à l'oxydation et plus il rend fluide les membranes dans lesquelles il peut se trouver.

❐ **d.** Les triglycérides possèdent deux fonctions alcools primaires et une fonction alcool secondaire.

❐ **e.** Un individu adulte possède à la fois des adipocytes blancs et des adipocytes bruns.

2 Parmi les propositions suivantes, laquelle (lesquelles) est (sont) exacte(s) ?

❐ **a.** Les lipides membranaires peuvent subir des dégradations produisant des molécules secondaires qui serviront de messagers chimiques.

❐ **b.** Les glycérophospholipides constituent une fraction importante des lipides membranaires.

❐ **c.** Les lipides membranaires sont de nature hydrophobe pour pouvoir rester enchâssé dans la membrane de nature lipidique.

❐ **d.** Les glycérophospholipides sont de différente nature en fonction de la nature du substituant X greffé, comme la phosphatidyl éthanolamine obtenue par la liaison de la phosphoéthanolamine.

❐ **e.** La dégradation de ces composés peut mettre en jeu quatre phospholipases différentes, comme la phospholipase A2 qui va hydrolyser l'acide gras estérifié sur le carbone 2, et produire ainsi un lysophospholipide.

3 Parmi les propositions suivantes, laquelle (lesquelles) est (sont) exacte(s) ?

❐ **a.** Le cholestérol est une molécule amphipathique avec une partie polaire et une partie apolaire de taille sensiblement équivalente.

❐ **b.** Le cholestérol est un alcool.

❐ **c.** La cholécystokinine est une enzyme secrétée lors de la digestion, pour aider notamment à l'excrétion de la bile dans l'intestin.

- ❑ **d.** Les sels biliaires jouent le même rôle dans les intestins que le savon, à savoir permettre la solubilisation des graisses grâce à des structures dénommées micelles, dans lesquelles la molécule de graisse est à l'intérieur, entourée par les parties polaires des molécules de savon.
- ❑ **e.** Le cholestérol est une molécule globalement plane.

4 Parmi les propositions suivantes, laquelle (lesquelles) est (sont) exacte(s) ?

- ❑ **a.** Les lipoprotéines sont classées en fonction de leur densité.
- ❑ **b.** Les chylomicrons portent la B 100.
- ❑ **c.** La Lipoprotéine lipase a une affinité variable pour les triglycérides en fonction de l'organe.
- ❑ **d.** Les IDL proviennent des VLDL.
- ❑ **e.** Les HDL servent de réserve d'apoprotéines.

5 Parmi les propositions suivantes, laquelle (lesquelles) est (sont) exacte(s) ?

- ❑ **a.** La chaîne de sucres du groupe sanguin O se termine par un galactose.
- ❑ **b.** La chaîne de sucres du groupe sanguin B contient une GalNac.
- ❑ **c.** La maladie de Tay-Sachs a une prévalence moyenne d'environ 1/300 000.
- ❑ **d.** La sphingosine possède 18 carbones, une fonction amine, deux fonctions alcool et une double liaison C = C.
- ❑ **e.** L'estérification de la fonction amine de la sphingosine par un AG crée un céramide.

6 Parmi les propositions suivantes, laquelle (lesquelles) est (sont) exacte(s) ?

- ❑ **a.** La déficience d'un enzyme peut entraîner des pathologies liées parfois à l'accumulation du substrat de cette enzyme.
- ❑ **b.** Le dosage de la CPK sanguine peut permettre de détecter un infarctus du myocarde.
- ❑ **c.** Une enzyme EC 4-7-2-4 est une ligase.
- ❑ **d.** Le site actif de l'enzyme constitue un environnement en général polaire.
- ❑ **e.** Les enzymes diminuent l'énergie d'activation des réactions qu'elles catalysent.

7 Parmi les propositions suivantes, laquelle (lesquelles) est (sont) exacte(s) ?

- ❑ **a.** Une augmentation de température entraîne toujours une augmentation de la vitesse de catalyse.
- ❑ **b.** L'aspirine est un inhibiteur réversible des cyclooxygénases.

❒ **c.** Les inhibiteurs compétitifs diminuent la vitesse de catalyse.

❒ **d.** En présence d'une augmentation de la concentration en inhibiteur non compétitif, la pente des droites de Lineweaver-Burk diminue.

❒ **e.** Un inhibiteur incompétitif peut se fixer sur l'enzyme ou sur le complexe enzyme-substrat.

8 Parmi les propositions suivantes, laquelle (lesquelles) est (sont) exacte(s) ?

❒ **a.** Le rapport des bases puriques et des bases pyrimidiques est de 1,5 chez l'homme.

❒ **b.** Les liaisons hydrogènes entre les deux brins de l'ADN sont au nombre de deux pour une paire GC.

❒ **c.** La double hélice d'ADN est formée de deux chaînes antiparallèles et complémentaires.

❒ **d.** Les plans des bases appariées entre les deux brins d'ADN sont globalement perpendiculaires à la direction de la double hélice.

❒ **e.** La forme hélicoïdale la plus fréquente de l'ADN présente 10 paires de base par tour d'hélice.

9 Parmi les propositions suivantes, laquelle (lesquelles) est (sont) exacte(s) ?

❒ **a.** Le génome mitochondrial possède 37 gènes pour environ 16 000 paires de base.

❒ **b.** La titine, plus grande protéine humaine, n'est pas codée par le gène le plus long.

❒ **c.** Les gènes codant les ARNr sont présents en très grand nombre de copies dans le génome humain.

❒ **d.** Les familles de gènes sont toujours positionnées dans la même région du génome.

❒ **e.** Les gènes nichés sont des gènes positionnés dans les introns d'autres gènes.

10 Parmi les propositions suivantes, laquelle (lesquelles) est (sont) exacte(s) ?

❒ **a.** Le déroulement de la double hélice lors de la réplication nécessite l'action des hélicases, des topoisomérases et des protéines SSB.

❒ **b.** L'ADN polymérase α ne peut pas commencer une chaîne d'ADN.

❒ **c.** L'activité primase est une activité d'ADN polymérase.

❒ **d.** La synthèse du brin avancé se fait en petits fragments nommés fragments d'Okasaki.

❒ **e.** La télomérase allonge le brin matrice du côté 3'.

11 Parmi les propositions suivantes, laquelle (lesquelles) est (sont) exacte(s) ?

- ❒ **a.** Une mutation non conservative provoque le remplacement d'un acide aminé par un autre.
- ❒ **b.** Les SNPs sont très nombreux dans le génome humain.
- ❒ **c.** Il existe des variations quantitatives et qualitatives de l'ADN.
- ❒ **d.** Le brassage d'exons est un phénomène permettant l'évolution des gènes humains, donc de l'espèce.
- ❒ **e.** Une mutation peut n'avoir aucune conséquence.

12 Parmi les propositions suivantes, laquelle (lesquelles) est (sont) exacte(s) ?

- ❒ **a.** La maturation des ARNm se produit dans le cytoplasme avant la traduction.
- ❒ **b.** L'ARN polymérase III synthétise les ARN de transfert.
- ❒ **c.** L'addition de la coiffe en 5' permet une protection de l'ARNm contre les attaques des exonucléases.
- ❒ **d.** La maturation des ARNm nécessite des ARNsn organisés dans un complexe dénommé de nucléosome.
- ❒ **e.** L'épissage des ARNm nécessite une double transestérification.

13 Parmi les propositions suivantes, laquelle (lesquelles) est (sont) exacte(s) ?

- ❒ **a.** L'édition de l'ARN modifie la séquence de l'ARNm correspondant.
- ❒ **b.** Les ARNmi bloquent la transcription des gènes cibles.
- ❒ **c.** Le code génétique à trois lettres entraîne l'existence de 64 codons.
- ❒ **d.** Ce code génétique est universel, dégénéré et non ambigu.
- ❒ **e.** La séquence de l'ARNm qui sera traduite est toujours plus courte que la taille totale de cet ARNm.

14 Parmi les propositions suivantes, laquelle (lesquelles) est (sont) exacte(s) ?

- ❒ **a.** Tous les ARNt se terminent du côté 3' par une adénine.
- ❒ **b.** L'acide aminé doit être activé par l'ATP avant d'être greffé sur l'ARNt correspondant.
- ❒ **c.** Les deux sous-unités des ribosomes ne s'associent qu'au moment de la traduction.
- ❒ **d.** Le premier acide aminé utilisé dans la traduction est toujours une méthionine.
- ❒ **e.** Cette méthionine se place toujours du côté 5'.

15 Parmi les propositions suivantes, laquelle (lesquelles) est (sont) exacte(s) ?

❒ **a.** L'aconitase peut activer la traduction de la ferritine.

❒ **b.** L'acétylation des histones est une modification post-transcriptionnelle.

❒ **c.** Les signaux de dégradation des protéines sont plutôt situés dans les régions N-terminales des protéines.

❒ **d.** Les protéines ont des durées de vie différente suivant leur nature.

❒ **e.** Les protéines formées après la traduction peuvent être liées de manière covalente à des sucres ou à des lipides.

Corrigés

CHIMIE GÉNÉRALE

Question	Réponses et commentaires
1	**Bonne réponse : b.** La réaction est d'ordre 1, donc la cinétique suit la loi exponentielle : $C_t = C_0e^{-kt}$ Donc l'application numérique donne : $C_t = 2{,}45e^{-(0{,}00063\times6\times60)} = 2{,}0\ mol.L^{-1}$.
2	**Bonnes réponses : a. et d.** La réaction a consommé 1/3 du réactif, donc il en reste 2/3, soit : $C_t = 2/3C_0$ Donc $2/3C_0 = C_0e^{-kt}$ $\Rightarrow 2/3 = e^{-kt}$ $\Rightarrow \ln(2/3) = -kt$ $\Rightarrow t = t_{1/3} = -\ln(2/3)/(6,3.10^{-4}) = 644$ s $\Rightarrow t_{1/3} = 644/60 = 10,7$ min.
3	**Bonne réponse : a.** La réaction est d'ordre 2, donc elle obéit à la loi de vitesse : $1/C - 1/C_0 = kt$. Quand $t = t_{1/2}$, on a, par définition : $C = C_0/2$ $\Rightarrow 2/C_0 - 1/C_0 = kt_{1/2}$ (loi de vitesse) $\Rightarrow 1/C_0 = kt_{1/2}$ (*équation 1*) Quand $t = t_{1/4}$, on a, par définition : $C = 3C_0/4$ $\Rightarrow 4/3C_0 - 1/C_0 = kt_{1/4}$ (loi de vitesse) $\Rightarrow 1/C_0 = 3kt_{1/4}$ (*équation 2*) Identifions les équations 1 et 2 : $3kt_{1/4} = kt_{1/2}$ $\Rightarrow t_{1/4}/t_{1/2} = 1/3$.
4	**Bonne réponse : c.** La constante de réaction s'écrit : $Kr = ([B_1][A_2])/([A_1][B_2]) = Ka_1/Ka_2$ $\Rightarrow Ka_2 = Ka_1/Kr$ avec $Kr \geq 10^4$ si la réaction est totale. Prenons la valeur limite : $\Rightarrow Ka_2 = 10_1^{-pKa}/10^{-pKr}$ $\Rightarrow Ka_2 = 10^{-4,8}/10^{-4} = 0{,}16$ $\Rightarrow pKa_2 = 10_2^{-Ka} = 10^{-0,16} = 0{,}69$.

Question	Réponses et commentaires
5	**Bonne réponse : e.** La solution qui a le pH le plus élevé est la solution basique, donc : $\Delta pH = pHb - pHa = 6$. Le pH d'une solution de base forte s'écrit : $pHb = pKe + \log Cb$. Le pH d'une solution d'acide fort s'écrit : $pHa = -\log Ca$. On a donc : $\Delta pH = pHb - pHa = pKe + \log Cb + \log Ca$. $\Rightarrow pKe = \Delta pH - \log Cb - \log Ca$. $\Rightarrow pKe = 6 - \log 0{,}03 - \log 0{,}015 = 15{,}3$ $\Rightarrow Ke = 10^{-pKe} = 10^{-15{,}3} = 5{,}0 \times 10^{-16}$.
6	**Bonne réponse : c.** On a : $\Delta rG° = -RT\ln K = \Delta rH° - T\Delta rS°$ $\Rightarrow \ln K = (-\Delta rH° + T\Delta rS°)/(RT)$ $\Rightarrow \ln K = (330 \times 0,1 \times 1\,000 - 5\,900)/(8,31 \times 330) = 9,9$ $\Rightarrow K = e^{9,9} = 1,95 \times 10^4$.
7	**Bonne réponse : a.** La loi d'Arrhenius s'écrit : $K = Ae^{-Ea/RT}$ $\Rightarrow \ln K = -Ea/(RT) + \ln A$ $\Rightarrow \ln K = -42\,000/(8,31 \times 330) + \ln 10^{11}$ $\Rightarrow \ln K = 10$.
8	**Bonne réponse : d.** Les demi-équations redox sont : $Fe^{3+} + e^- = Fe^{2+}$ *(réduction)* $Sn^{2+} = Sn^{4+} + 2\,e^-$ *(oxydation)* La constante d'équilibre K vérifie : $\text{Log } K = n_1 \times n_2(\Delta E°/0,06)$ $\Rightarrow \text{Log } K = 1 \times 2(0,77 - 0,15/0,06) = 20,7$ $\Rightarrow K = 10^{20,7} = 4,6 \times 10^{20}$.
9	**Bonne réponse : a.** La réaction s'écrit : $H_2O_2 = O_2 + 2H^+ + 2e^-$ *(×5)* $MnO_4^- + 8H^+ + 5e^- = Mn^{2+} + 4H_2O$ *(×2)* $2MnO_4^- + 6H^+ + 5H_2O_2 = 5O_2 + 2Mn^{2+} + 8H_2O$ À l'équivalence : $\frac{n_1}{2} = \frac{n_2}{5}$ (indice 1 permanganate et indice 2 eau oxygénée) $\Rightarrow \frac{n_1}{2} = \frac{c_2 v_2}{5}$ $\Rightarrow v_2 = \frac{5}{2}\left(\frac{n_1}{c_2}\right) = 2,5 \times (4.10^{-4}/0.1) = 0,010\ \text{L} = 10\ \text{mL}$.
10	**Bonne réponse : e.** La réaction est : $I_2 + 2e^- = 2I^-$ $2S_2O_3^{2-} = S_4O_6^{2-} + 2\,e^-$ $2S_2O_3^{2-} + I_2 = S_4O_6^{2-} + 2I^-$ À l'équivalence : $n'/2 = n$ Soit : $c'v' = 2\,cv$ Donc : $c = c'v'/(2v) = (0,1 \times 8,5)/(2 \times 10) = 0,043\ \text{mol.L}^{-1}$.

CHIMIE ORGANIQUE

Question	Réponses et commentaires
1	**Bonnes réponses : b. d. e.** Le cortisol ne présente pas de noyau benzénique, la dopamine possède une fonction amine primaire et l'adrénaline une fonction amine secondaire
2	**Bonnes réponses : a. d.** Deux isomères de constitution ont la même formule brute mais des formules semi-développées différentes
3	**Bonnes réponses : a. b. d. e.** La priorité augmente avec le numéro atomique
4	**Bonnes réponses : b. et d.**
5	**Bonnes réponses : a. c. e.** Une molécule chirale est une molécule non superposable à son image dans un miroir. Elle ne possède pas de plan de symétrie. Attention une molécule peut posséder des carbones asymétriques et être achirale.
6	**Bonnes réponses : a. d.** A est le (2S,3R), B est le (2R,3R) et C est le (2R,3S) donc A et B sont diastéréoisomères, A et C sont énantiomères B et C sont diastéréoisomères.
7	**Bonne réponse : e.** La réaction est stéréospécifique de type syn : les deux H se fixent du même coté du plan de la double liaison
8	**Bonnes réponses : c. e.** L'hydrogénation des liaisons doubles du cycle est plus difficile que celle de la liaison à l'extérieur et conduit à un cycle complètement hydrogéné
9	**Bonnes réponses : c. e.** Si la vitesse de réaction est influencée par la concentration en nucléophile, il s'agit d'une SN_2, stéréospécicique de type anti.
10	**Bonnes réponses : b. e.** Cette estérification conduit à l'éthanoate de 1-éthylbutyle et à une molécule d'eau

BIOCHIMIE-BIOLOGIE MOLECULAIRE

Question	Réponses et commentaires
1	**Bonnes réponses : c., e.** a. : 90 % de la fraction lipidique de la ration alimentaire. b. : Les AG insaturés présents dans les huiles ne sont pas libres mais engagés dans les triglycérides. d. : Ce sont des liaisons esters primaires et secondaires.
2	**Bonnes réponses : a., b., e.** c. : Ces composés sont amphiphiles et présentent leur partie polaire vers les milieux aqueux. Seule la partie apolaire est dirigée vers l'intérieur de la membrane. d. : Ce n'est pas la phosphoéthanolamine qui est greffée, mais l'éthanolamine.
3	**Bonnes réponses : b., c., e.** a. : La partie polaire est bien plus petite que la partie apolaire. d. : La molécule de graisse est entourée par les parties apolaires des molécules de savon, les parties polaires étant tournées vers l'eau.
4	**Bonnes réponses : a., c., d., e.** b. : Ils portent la B 48. c. : Très forte affinité dans le cœur, faible dans les tissus adipeux.
5	**Bonnes réponses : b., c., d.,** a. : Par un fucose. e. : Il s'agit d'une amidification.
6	**Bonnes réponses :** c. : Une lyase. d. : En général apolaire.
7	**Bonnes réponses : c.** a. : Il peut y avoir destruction de l'enzyme sous l'effet de la chaleur. b. : Inhibiteur irréversible. c. : Ne pas confondre avec la Vmax. d. :Elle augmente. e. : Uniquement sur le complexe ES.
8	**Bonnes réponses : c., d., e.** a. : Il est de 1. b. : Trois.
9	**Bonnes réponses : a., b., c., e.** b. : Il n'y a pas de corrélation entre la taille du gène et la taille de la protéine c. : Ceci permet une très grande production de ces ARNr d. : Elles peuvent être dispersées dans le génome.
10	**Bonnes réponses : a., b., e.** b. : Aucune ADN polymérase ne sait le faire d'ailleurs… c. : D'ARN polymérase. d. : Synthèse du brin retardé.

Question	Réponses et commentaires
11	**Bonnes réponses : a., b., c., d., e.** b. : Plusieurs millions. c. : SNPs et CNV.
12	**Bonnes réponses : b., c., e.,** a. : Elle a lieu dans le noyau. d. : Le complexe se nomme le splicéosome.
13	**Bonnes réponses : a., c., d., e.** b. : Ils bloquent la traduction. c. : Dont trois codons stop.
14	**Bonnes réponses : a., b., c., d.** a. : Séquence CCA. e. : Coté N-terminal.
15	**Bonnes réponses : c., d., e.** a. : Inhiber la traduction. b. : Post-traductionnelle.

Deuxième concours blanc 2

ÉPREUVE DE CHIMIE GÉNÉRALE

Temps imparti	30 minutes
Nombre de questions	10

1 On considère l'hydroxyde de calcium $Ca(OH)_2$ de produit de solubilité $Ks = 10^{-5}$.

On peut affirmer que la solubilité s de $Ca(OH)_2$ dans l'eau est :

❒ **a.** $6{,}4.10^{-3}$ mol.L^{-1}

❒ **b.** $5{,}4.10^{-3}$ mol.L^{-1}

❒ **c.** $4{,}4.10^{-3}$ mol.L^{-1}

❒ **d.** $3{,}4.10^{-2}$ mol.L^{-1}

❒ **e.** $2{,}4.10^{-2}$ mol.L^{-1}

❒ **f.** $1{,}4.10^{-2}$ mol.L^{-1}

2 On considère une solution aqueuse saturée en $Ca(OH)_2$.

Données : $Ke = 10^{-14}$

On peut affirmer que le pH de la solution est :

❒ **a.** 1,5

❒ **b.** 2,3

❒ **c.** 7,0

❒ **d.** 8,7

❒ **e.** 12,4

❒ **f.** 10,6

3 On considère une solution de aqueuse de $Ca(OH)_2$ dont le pH = 11 et dont la solubilité est notée s.

On peut affirmer que :

❒ **a.** s = 0,8 mol.L^{-1}

❒ **b.** s = 10 mol.L^{-1}

❒ **c.** s = 2,8 $mol.L^{-1}$

❒ **d.** s = 8,2 $mol.L^{-1}$

❒ **e.** s = 3,9 $mol.L^{-1}$

❒ **f.** s = 7,5 $mol.L^{-1}$

Énoncé des QCM 4 à 8

On considère la pile suivante, dont les compartiments ont le même volume : Ni/Ni^{2+} // Ag^+/Ag

Données : $T = 298\ K$; $[Ni^{2+}] = 10^{-3}\ mol.L^{-1}$; $[Ag^+] = 10^{-1} mol.L^{-1}$;
$E°(Ni^{2+}/Ni) = -0,23\ V$; $E°(Ag^+/Ag) = 0,80\ V$;

4 On peut affirmer que le potentiel de la 1re demi-pile est :

❒ **a.** $E(Ni^{2+}/Ni) = + 0,32$ V

❒ **b.** $E(Ni^{2+}/Ni) = + 3,2$ V

❒ **c.** $E(Ni^{2+}/Ni) = + 2,3$ V

❒ **d.** $E(Ni^{2+}/Ni) = -0,32$ V

❒ **e.** $E(Ni^{2+}/Ni) = -3,2$ V

❒ **f.** $E(Ni^{2+}/Ni) = -2,3$ V

5 On peut affirmer que le potentiel de la 2e demi-pile est :

❒ **a.** $E(Ag^+/Ag) = -0,32$ V

❒ **b.** $E(Ag^+/Ag) = -0,45$ V

❒ **c.** $E(Ag^+/Ag) = -0,67$ V

❒ **d.** $E(Ag^+/Ag) = + 0,62$ V

❒ **e.** $E(Ag^+/Ag) = + 0,55$ V

❒ **f.** $E(Ag^+/Ag) = + 0,74$ V

6 On peut affirmer que la force électromotrice initiale de la pile est :

❒ **a.** $\Delta E = 2,45$ V

❒ **b.** $\Delta E =1,06$ V

❒ **c.** $\Delta E = 0,00$ V

❒ **d.** $\Delta E = 3,30$ V

❒ **e.** $\Delta E = 4,12$ V

❒ **f.** $\Delta E = 5,05$ V

7 On peut affirmer que la force électromotrice de la pile quand elle est usée vaut :

❒ **a.** $\Delta E = 2,45$ V

❒ **b.** $\Delta E =1,06$ V

❐ **c.** $\Delta E = 0{,}00$ V

❐ **d.** $\Delta E = 3{,}30$ V

❐ **e.** $\Delta E = 4{,}12$ V

❐ **f.** $\Delta E = 5{,}05$ V

8 On peut affirmer que la constante d'équilibre de la réaction de la pile est :

❐ **a.** $K_{éq} = 10^{12}$

❐ **b.** $K_{éq} = 10^{21}$

❐ **c.** $K_{éq} = 10^{2}$

❐ **d.** $K_{éq} = 10^{34}$

❐ **e.** $K_{éq} = 10^{8}$

❐ **f.** $K_{éq} = 10^{47}$

Énoncé des QCM 9 et 10

Soit une solution aqueuse A d'acide nitreux HNO_2, de concentration $C_1 = 0{,}2$ mol.L^{-1} et de pH = 1,3 ; soit une solution aqueuse B de méthanoate de sodium ($HCOO^- + Na^+$) de pH = 8,7 et de concentration $C_2 = 0{,}4$ mol.L^{-1}.

Données : $pKa_1(HNO_2/NO_2^-) = 3{,}3$; $pKa_2(HCOOH/HCOO^-) = 3{,}8$; $pKe = 14$.

9 On peut affirmer que la constante d'équilibre K_2 de la réaction entre l'ion méthanoate et l'eau est :

❐ **a.** $K_2 = 10^{pKa2+pKe}$

❐ **b.** $K_2 = 10^{pKe-pKa2}$

❐ **c.** $K_2 = 10^{pKa2-pKe}$

❐ **d.** $K_2 = 10^{pKa2-pKe}$

❐ **e.** $K_2 = 10^{pKa1-pKe}$

❐ **f.** $K_2 = 10^{pKa1+pKe}$

10 On peut affirmer que :

❐ **a.** dans la solution A la forme basique est prédominante

❐ **b.** dans la solution A la forme acide est prédominante

❐ **c.** dans la solution A la forme acide est prédominante

❐ **d.** dans la solution B la forme basique est prédominante

❐ **e.** dans les solutions A et B les formes acides sont prédominantes

❐ **f.** dans les solutions A et B les formes basiques sont prédominantes

CHIMIE ORGANIQUE

Temps imparti	20 minutes
Nombre de questions	10

1 Le N-diphénylméthylèneglycinate est représenté ci-dessous. Quelles sont les fonctions organiques présentes dans cette molécule ?

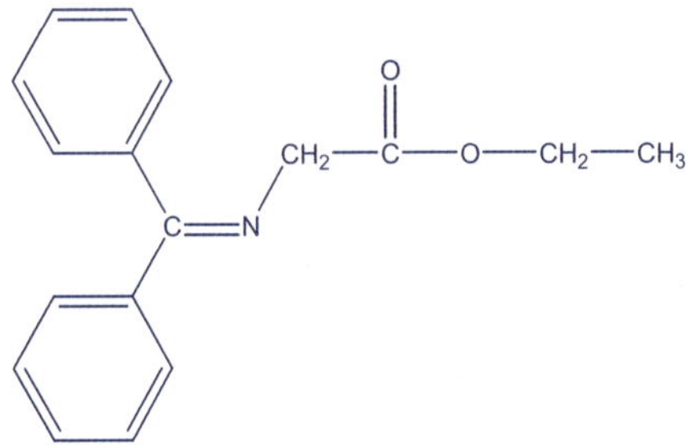

❒ **a.** amine.

❒ **b.** cétone.

❒ **c.** acide carboxylique.

❒ **d.** ester.

2 Soit la molécule suivante :

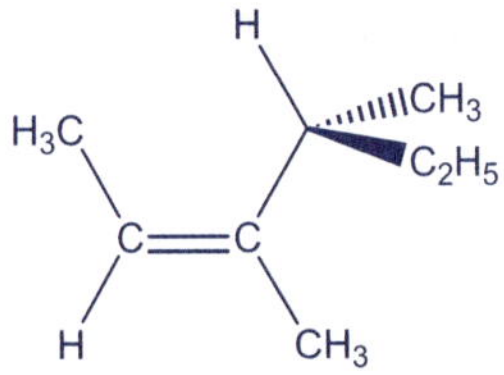

Parmi ces affirmations, lesquelles sont correctes ?

❒ **a.** Le carbone asymétrique est de configuration absolue R.

❒ **b.** Le carbone asymétrique est de configuration absolue S.

❒ **c.** La double liaison C=C est de configuration Z.

❒ **d.** La double liaison C=C est de configuration E.

3 Parmi ces molécules, lesquelles sont chirales ?

❒ **a.**

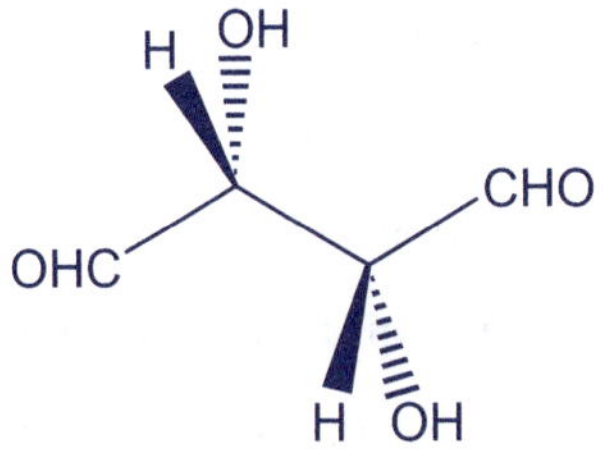

❒ **b.** 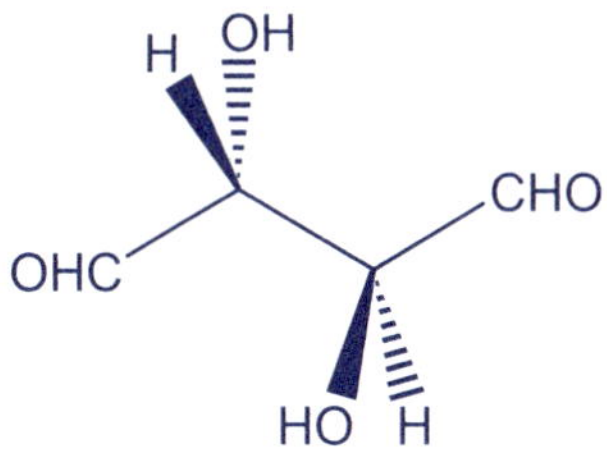

❒ **c.** 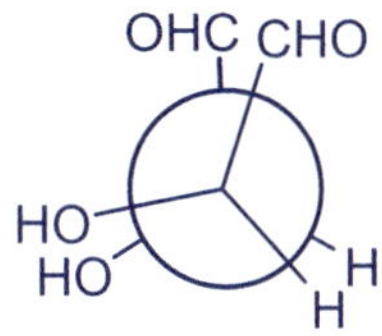

❒ **d.** 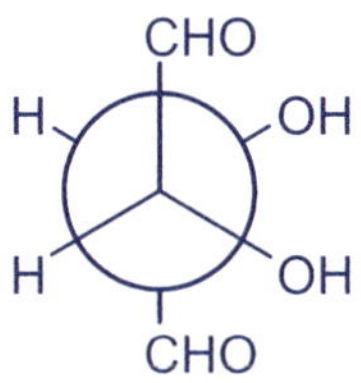

4 Soit la molécule suivante :

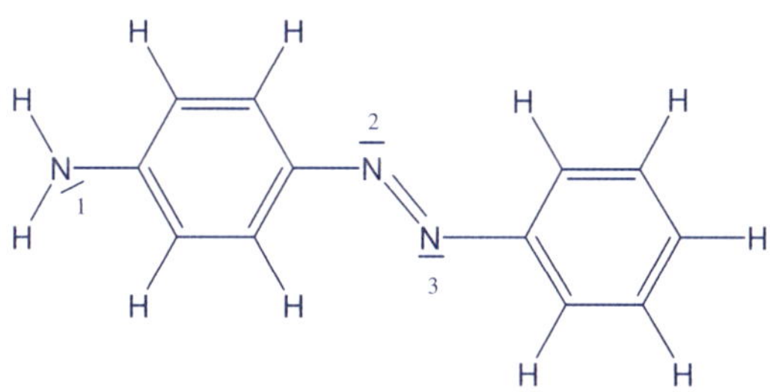

Parmi ces affirmations, lesquelles sont correctes ?

❒ **a.** Le doublet de l'azote 1 est délocalisable.

❒ **b.** Le doublet de l'azote 2 est délocalisable.

❒ **c.** Le doublet de l'azote 3 est délocalisable.

❒ **d.** La molécule est plane.

5 On considère la réaction suivante :

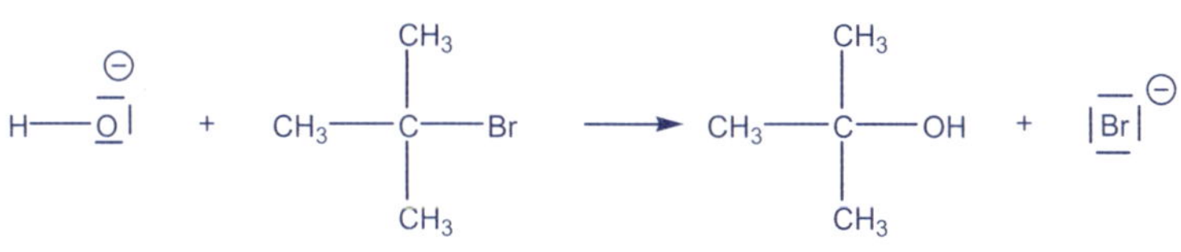

L'expérience montre que si on double la concentration en ions HO^-, la vitesse initiale reste inchangée. Quelles informations nous apporte cette observation ?

❒ **a.** L'ion HO^- intervient dans l'étape cinétiquement déterminante.

❒ **b.** Le mécanisme est monomoléculaire.

❒ **c.** la vitesse de la réaction s'écrit $v = k[CH_3\text{-}CH_2\text{-}Br][HO^-]$.

❒ **d.** Il se forme un intermédiaire réactionnel.

Énoncé des QCM 6 à 8

Soit la séquence réactionnelle suivante :

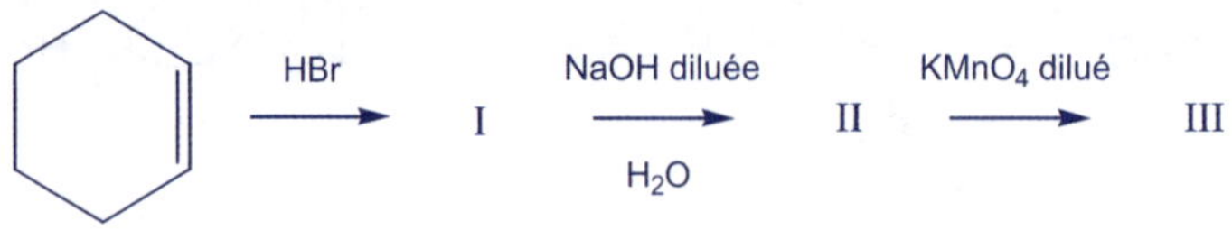

Parmi les composés suivants :

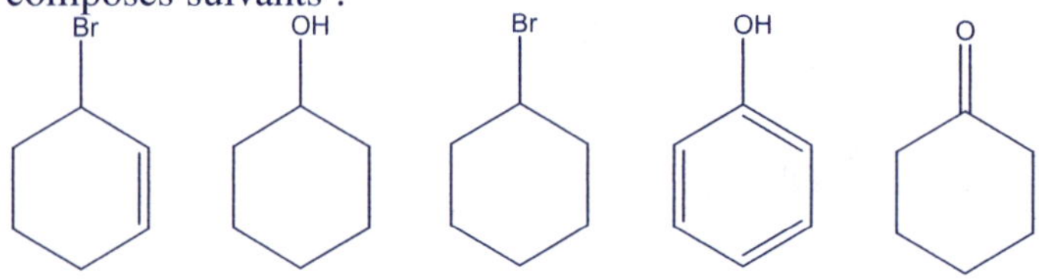

a b c d e

6 Quelle est la formule de I ?

❒ **a.** ❒ **b.** ❒ **c.** ❒ **d.** ❒ **e.**

7 Quelle est la formule de II ?

❒ **a.** ❒ **b.** ❒ **c.** ❒ **d.** ❒ **e.**

8 Quelle est la formule de III ?

❒ **a.** ❒ **b.** ❒ **c.** ❒ **d.** ❒ **e.**

9 Soit la séquence réactionnelle suivante, obtenue à partir d'un composé de formule brute C_2H_6O :

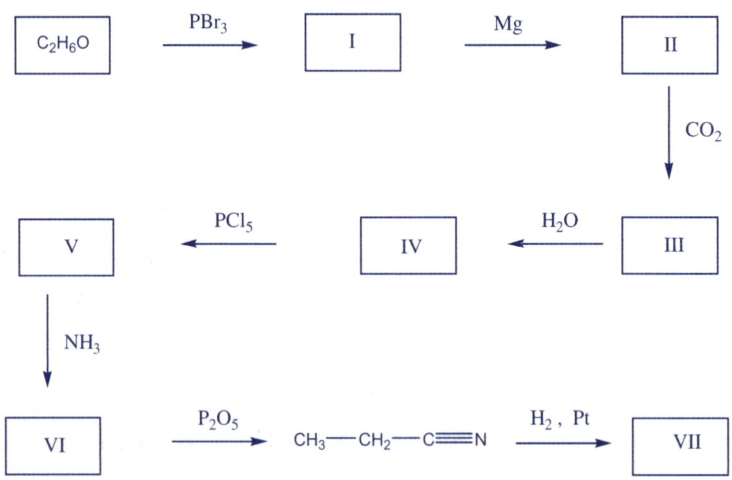

Parmi les affirmations suivantes, lesquelles sont correctes ?

❒ **a.** I est dérivé monohalogéné secondaire

❒ **b.** II est un réactif de Grignard.

❒ **c.** IV est la propanone

❒ **d.** V est le composé suivant : $CH_3—CH_2—C(=O)—Cl$

❒ **e.** VI est une amine.

❒ **f.** VII est une amine

10 On considère les molécules suivantes :

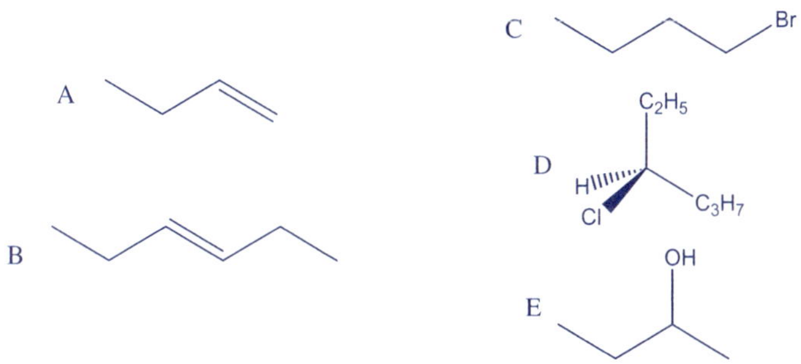

Parmi les affirmations suivantes, lesquelles sont correctes ?

❒ **a.** L'hydratation de A en milieu acide conduit majoritairement à E.

❒ **b.** La réaction entre A et le bromure d'hydrogène conduit majoritairement à C.

❒ **c.** La réaction entre B et le chlorure d'hydrogène conduit exclusivement à D.

❒ **d.** La réaction entre B et le chlorure d'hydrogène est régiosélective.

BIOCHIMIE-BIOLOGIE MOLÉCULAIRE

Temps imparti	20 minutes
Nombre de questions	15

1 Parmi les propositions suivantes concernant les protéines, relevez la(les) proposition(s) exacte(s).

❒ **a.** Dans une protéine, les acides aminés sont reliés entre eux par des liaisons non covalentes.

❒ **b.** La liaison peptidique est plane et rigide.

❒ **c.** Les liaisons peptidiques sont très souvent sous la conformation « trans ».

❒ **d.** Les ponts disulfures réunissent les chaînes latérales de résidus de méthionine.

❒ **e.** Séquence ou « structure secondaire » d'une protéine sont synonymes.

2 Parmi les propositions suivantes concernant les protéines, relevez la(les) proposition(s) exacte(s).

❒ **a.** Les protéines sont des polymères linéaires d'acides aminés.

❒ **b.** La liaison peptidique est toujours engagée entre la fonction amine de l'acide aminé « n » et la fonction carboxyle de l'acide aminé « n +1 ».

❒ **c.** La masse molaire d'une protéine est toujours supérieure à 1 kilodalton.

❒ **d.** La structure primaire d'une protéine énumère l'ordre d'enchaînement successif des acides aminés à partir de l'extrémité C-terminale.

❒ **e.** Les protéines peuvent posséder plusieurs fonctions amines primaires.

3 Parmi les propositions suivantes concernant les acides aminés, relevez la(les) proposition(s) exacte(s).

❒ **a.** La chromatographie de partage permet de séparer les acides aminés selon leur charge.

❒ **b.** L'électrophorèse est très utile pour séparer les acides aminés non chargés.

❒ **c.** La chromatographie d'échange d'ions permet de séparer les acides aminés acides des acides aminés basiques.

❒ **d.** En milieu très basique ($pH > 11$), tous les acides aminés sont amphotères.

❒ **e.** En milieu très acide ($pH < 0,2$), tous les acides aminés portent une charge positive.

4 Parmi les propositions suivantes concernant les enzymes, relevez la(les) proposition(s) exacte(s).

L'ASP 4000 est un inhibiteur réversible « analogue de substrat » de la dipeptidylpeptidase IV ou DPPIV (EC 3.4.14.5) ayant un K_I de 1 nM. L'activité enzymatique de la DPPIV a été testée *in vitro* vis-à-vis d'un substrat synthétique en présence de concentrations croissantes en inhibiteur ASP 4000 comme indiqué ci-dessous :

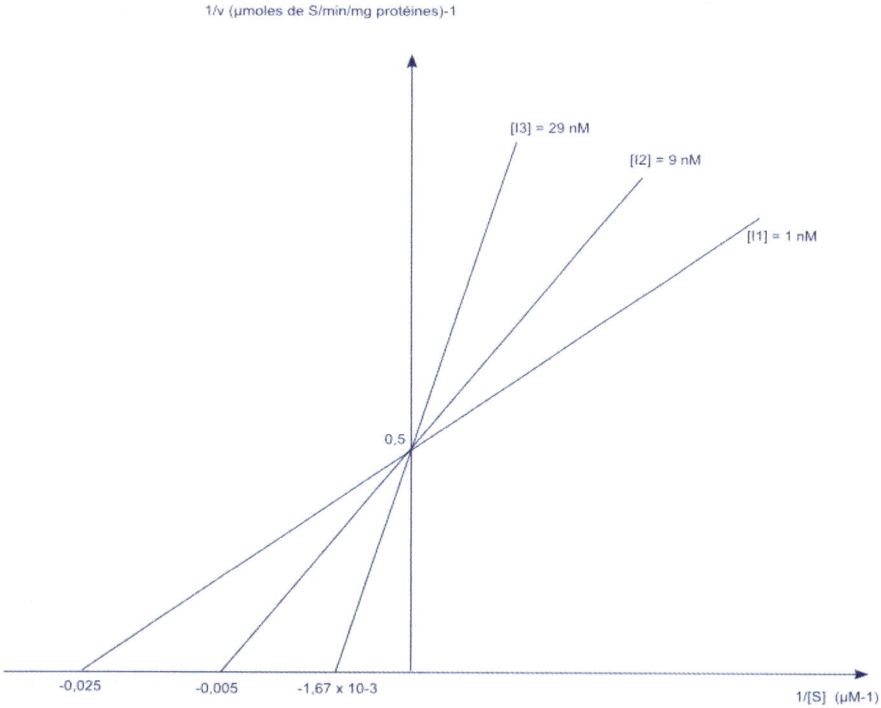

❒ **a.** L'ASP 4000 est un inhibiteur de type non compétitif.

❒ **b.** L'ASP 4000 est capable d'interagir avec le site actif de la DPPIV.

❒ **c.** Le K_M de la DPPIV pour le substrat utilisé dans cette expérience en l'absence d'inhibiteur est de 20 μM.

❒ **d.** Le DPPIV appartient à la classe des hydrolases.

❒ **e.** La Vmax de la préparation enzymatique utilisée ici est non modifiée par l'ajout de l'ASP 4000 est s'établit à 2 μmoles de substrat/min pour 1 mg d'enzyme.

5 Parmi les propositions suivantes concernant les glucides, relevez la(les) proposition(s) exacte(s).

❒ **a.** L'amidon est une forme de réserve de glucose présent dans les tissus humains.

❒ **b.** L'amylopectine est un polymère linéaire et jamais ramifié.

❒ **c.** Dans l'unité disaccharidique de base de l'acide hyaluronique, on compte deux charges négatives au pH physiologique.

❒ **d.** L'acide hyaluronique est une molécule très hydratée.

❒ **e.** Les sucres des glycannes des glycoprotéines sont souvent utilisés par la cellule comme signaux de reconnaissance.

6 Parmi les propositions suivantes concernant les glucides, relevez la(les) proposition(s) exacte(s).

❒ **a.** Les glycolipides sont présents dans le feuillet interne de la bicouche lipidique des membranes plasmiques.

❒ **b.** Les glycoprotéines peuvent contenir des charges négatives.

❒ **c.** Les glycanes des glycolipides des globules blancs sont le support des antigènes des groupes sanguins A, B, O.

❒ **d.** La liaison N-glycosidique est une liaison covalente.

❒ **e.** La chondroitine sulfate est un composant du cartilage.

7 Parmi les propositions suivantes concernant les acides aminés, relevez la(les) proposition(s) exacte(s).

❒ **a.** l'alanine est un acide aminé polaire.

❒ **b.** La sérine possède une fonction thiol.

❒ **c.** La glutamine est un transporteur efficace d'azote dans le sang.

❒ **d.** La proline possède une fonction amine primaire.

❒ **e.** La sérotonine est un neurotransmetteur contrôlant l'alternance veille/sommeil.

8 Parmi les propositions suivantes concernant les lipides, relevez la(les) proposition(s) exacte(s).

❒ **a.** Tous les lipides sans exception sont amphiphiles.

❒ **b.** Les acides gras sont riches en carbone et en hydrogène.

❒ **c.** Le degré de fluidité des acides gras diminue lorsque le nombre de doubles liaisons augmente.

❒ **d.** Les acides gras saturés naturels contiennent un nombre pair d'atomes de carbone.

❒ **e.** Les acides gras saturés sont sensibles à l'oxydation.

9 Parmi les propositions suivantes concernant le cholestérol, relevez la(les) proposition(s) exacte(s).

❒ **a.** Le cholestérol est une molécule polycyclique.

❒ **b.** Le cholestérol est habituellement absent des membranes cellulaires.

❒ **c.** Chez l'homme, le cholestérol dérive exclusivement d'une synthèse endogène.

❒ **d.** Les acides biliaires sont des détergents.

❒ **e.** Les esters de cholestérol sont abondants dans les membranes cellulaires.

10 Parmi les propositions suivantes concernant les lipides, relevez la(les) proposition(s) exacte(s).

❒ **a.** Les glycérophospholipides sont des constituants des membranes.

❒ **b.** Le PAF-acéther se comporte comme un messager chimique anticoagulant.

❒ **c.** L'inositol triphosphate est un médiateur libéré dans le milieu extracellulaire.

❒ **d.** Les sphingomyélines sont présentes dans la gaine de myéline des axones des neurones myélinisés.

❒ **e.** Les glycosphingolipides jouent un rôle dans les mécanismes de reconnaissance intercellulaire.

11 Parmi les propositions suivantes concernant la glycolyse, relevez la(les) proposition(s) exacte(s).

❒ **a.** La transformation du glucose en pyruvate est une réaction commune à la plupart des espèces vivantes.

❒ **b.** La glycolyse est purement aérobie.

❒ **c.** Le but de la glycolyse est la formation de deux pyruvates et de deux molécules d'ATP.

❒ **d.** La glycolyse fait intervenir de très nombreux composés phosphorylés.

❒ **e.** Les composés phosphorylés sont piégés dans le cytoplasme et ne peuvent sortir de la cellule.

12 Parmi les propositions suivantes concernant les ARN, relevez la(les) proposition(s) exacte(s).

❒ **a.** Ce sont des molécules adoptant une structure régulière en double hélice.

❒ **b.** Elles contiennent toujours du ribose.

❒ **c.** Les plus abondants dans la cellule sont les ARNr.

❒ **d.** Tous les ARNm ont une taille identique.

❒ **e.** Dans les structures tige-boucle, on n'observe jamais d'appariement T-U.

13 Parmi les propositions suivantes concernant le génome humain, relevez la(les) proposition(s) exacte(s).

❒ **a.** Il contient plus d'un million de gènes.

❒ **b.** Tous les gènes humains codent des protéines.

❒ **c.** L'ADN intergénique représente moins de 10 % du génome.

❒ **d.** L'exon représente une partie de la séquence d'un gène qui ne sera pas transcrite ni traduite.

❒ **e.** Le génome nucléaire est porté par la molécule d'ADN.

14 Parmi les propositions suivantes concernant la technique de PCR, relevez la(les) proposition(s) exacte(s).

❒ **a.** Elle est utilisée couramment pour amplifier une séquence d'ADN cible.

❒ **b.** Elle permet d'amplifier la cible au maximum d'un facteur 100.

❒ **c.** Elle nécessite l'emploi d'oligonucléotides synthétiques.

❒ **d.** Elle peut être utilisée pour détecter la présence d'ADN viral ou bactérien.

❒ **e.** Sa mise en œuvre nécessite plusieurs jours de travail en laboratoire.

15 Parmi les propositions suivantes concernant la traduction, relevez la(les) proposition(s) exacte(s).

❒ **a.** Le code génétique est identique chez presque toutes les espèces vivantes.

❒ **b.** Il existe moins de codons possibles que d'acides aminés.

❒ **c.** L'ARNt porte une séquence nucléotidique identique à celle d'un codon.

❒ **d.** Le codon d'initiation est toujours le même.

❒ **e.** Un acide aminé ne peut être codé par plusieurs codons différents.

Corrigés

CHIMIE GÉNÉRALE

Question	Réponses et commentaires
1	**Bonne réponse : f.** D'après l'expression du Ks en fonction de la solubilité s ($Ks = 4s^3$).
2	**Bonne réponse : e.** À partir du Ke et de la concentration molaire en ions hydroxyde égale à 2s.
3	**Bonne réponse : b.** À partir du Ke puis du Ks.
4	**Bonne réponse : d.** D'après la loi de Nernst.
5	**Bonne réponse : f.** Toujours à partir de l'expression du potentiel d'après Nernst.
6	**Bonne réponse : b.** La fém. est la différence des deux potentiels précédents.
7	**Bonne réponse : c.** Car quand la pile est usée il y a égalité des deux potentiels d'électrodes.
8	**Bonne réponse : d.** D'après les deux expressions de $\Delta G^\circ = -nFE^\circ = -RT \text{ Ln } Keq$.
9	**Bonne réponse : c.** D'après les expressions des constantes d'acidité que l'on fait apparaître dans la constante de réaction.
10	**Bonne réponse : b.** En comparant la valeur du pH avec celle du pKa.

CHIMIE ORGANIQUE

Question	Réponses et commentaires
1	**Bonne réponse : d.** La molécule possède également une fonction imine
2	**Bonnes réponses : a. c.**
3	**Bonnes réponses : a. d.** a et d sont des représentations du stéréoisomère (R, R), b et c sont des réprésentation du stéréoisomère (R, S), molécule identique à son image dans un miroir donc achirale (composé méso)
4	**Bonnes réponses : a. d.**
5	**Bonnes réponses : b. d.** Il s'agit d'une SN_1. L'étape cinétiquement déterminante est la formation du carbocation.
6	**Bonne réponse : c.**
7	**Bonne réponse : b.**
8	**Bonne réponse : e.** 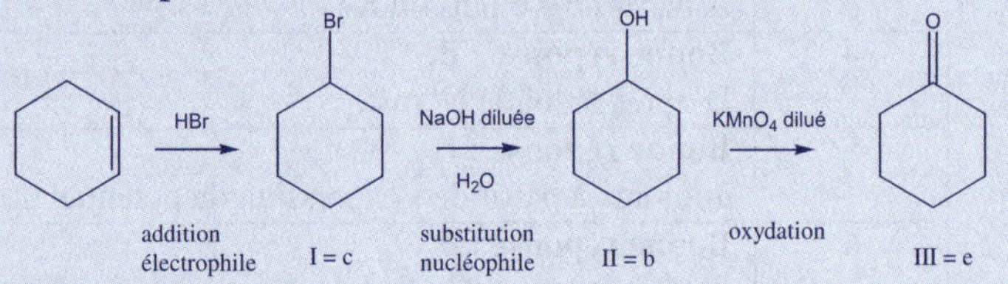
9	**Bonnes réponses : b. d. f.** 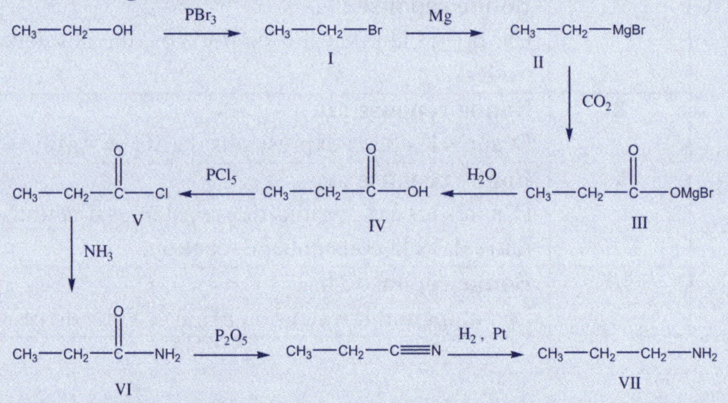
10	**Bonne réponse : a.** L'hydratation en milieu acide ou l'action d'un halogénure d'hydrogène sur un alcène **non symétrique** est régiosélective, d'après la règle de Markovnikov, on forme l'alcool ou le dérivé monohalogéné le plus substitué.

BIOCHIMIE-BIOLOGIE MOLÉCULAIRE

Question	Réponses et commentaires
1	**Bonnes réponses : b. c.** a. : la liaison peptidique est covalente. d. : ce sont les résidus de cystéine. e. : la séquence correspond à la structure primaire.
2	**Bonnes réponses : a. c. e.** a. : les protéines ne sont jamais ramifiées. b. : c'est le contraire. c. : puisqu'un acide aminé à une masse de 110 daltons en moyenne, et qu'il y a au moins 10 acides aminés dans une protéine. d. : à partir de l'extrémité N-terminale. e. : de par la présence des acides aminés basiques dans sa séquence.
3	**Bonnes réponses : c. e.** a. : la séparation se fait en fonction du degré d'hydrophilie. b. : la séparation se fait en fonction de la charge. c. : puisque leur charge est différente. d. : tous les acides aminés sont chargés négativement et n'ont donc plus de caractère amphotère.
4	**Bonnes réponses : b. c. d. e.** a. : la courbe indique qu'il s'agit d'un inhibiteur compétitif. b. : puisqu'il y a compétition. c. : nous savons que le K'_M de l'enzyme en présence d'inhibiteur est égal à $K'_M = K_M\left(1 + \frac{1}{K_I}\right)$. La droite avec I_1 permet le calcul le plus simple. d. : le premier chiffre dans la nomenclature EC est 3. e. : les droites se croisent toutes en 1/Vmax, soit 1/0,5 = 2. L'unité indiquée sur l'axe des ordonnées correspond à celle indiquée dans la question.
5	**Bonnes réponses : d. e.** a. : présent dans le règne végétal. b. :il est ramifié. c. : une seule charge par unité disaccharidique.
6	**Bonnes réponses : b. d. e.** a. : dans le feuillet externe. c. : à la surface des globules rouges.
7	**Bonnes réponses : c. e.** a. : AA aliphatique. b. : une fonction alcool.
8	**Bonnes réponses : b. d.** a. : les triglycérides sont totalement hydrophobes. c. : le degré de fluidité augmente car le point de fusion diminue. e. : l'oxydation touche les insaturations.
9	**Bonnes réponses : a. d.** b. : il est un régulateur de la fluidité membranaire. c. : une source exogène également. e. : ils ne s'y trouvent jamais.

Question	Réponses et commentaires
10	**Bonnes réponses : a. d. e.** a. : ce sont les constituants majoritaires. b. : il active la coagulation. c. : libéré dans le milieu intracellulaire.
11	**Bonnes réponses : a. c. d. e.** b. : elle peut avoir lieu en anaérobie et en aérobie. e. : grâce aux charges négatives portées par le groupe phosphate.
12	**Bonnes réponses : b. c. e.** a. : ceci s'applique plutôt aux ADN. d. : puisque ces ARNm ont une taille qui dépend de celle du gène dont ils sont issus. e. : puisqu'il n'y a pas de thymine dans les ARN.
13	**Bonne réponse : e.** a. : environ 25 000 à 30 000 gènes. b. : par exemple ceux codant les ARN (environ 10 %). c. : il représente environ 50 % du génome. d. : cette définition correspond à l'intron.
14	**Bonnes réponses : a. c. d.** b. : amplification de plusieurs millions. e. : le travail n'est que de quelques heures.
15	**Bonnes réponses : a. d.** b. : il y a plus de codons que d'acides aminés. c. : l'anticodon est complémentaire du codon. d. : chez les Eucaryotes, il s'agit du codon AUG. e. : le code est dégénéré.

Troisième concours blanc 3

ÉPREUVE DE CHIMIE GÉNÉRALE

Temps imparti	30 minutes
Nombre de questions	10

Énoncé des QCM 1 à 6

Soit une solution aqueuse A d'acide nitreux HNO_2, de concentration $C_1 = 0,2$ mol.L^{-1} et de pH = 1,3 et une solution aqueuse B de méthanoate de sodium ($HCOO^- + Na^+$) de pH = 8,7 et de concentration $C_2 = 0,4$ mol.L^{-1}.

Données : $pKa_1(HNO_2/NO_2^-) = 3,3$; $pKa_2(HCOOH/HCOO^-) = 3,8$; $pKe = 14$.

On mélange 200 ml de solution A avec 200 ml de solution B.

1 On peut affirmer que :

❒ **a.** le quotient de réaction initial est Qi = 0

❒ **b.** le quotient de réaction initial est Qi = 10

❒ **c.** le quotient de réaction initial est Qi = 2,1

❒ **d.** le quotient de réaction initial est Qi = 3,2

❒ **e.** le quotient de réaction initial est Qi = 5,4

❒ **f.** le quotient de réaction initial est Qi = 20

2 On peut affirmer que :

❒ **a.** le quotient de réaction à l'équilibre est Qéq = 0

❒ **b.** le quotient de réaction à l'équilibre est Qéq = 10

❒ **c.** le quotient de réaction à l'équilibre est Qéq = 2,1

❒ **d.** le quotient de réaction à l'équilibre est Qéq = 3,2

❒ **e.** le quotient de réaction à l'équilibre est Qéq = 5,4

❒ **f.** le quotient de réaction à l'équilibre est Qéq = 20

3 On peut affirmer que :

❒ **a.** à l'équilibre $[HNO_{2(aq)}] = 2,8.10^{-2}$ mol.L^{-1}

❒ **b.** à l'équilibre $[HNO_{2(aq)}] = 5,8.10^{-2}$ mol.L^{-1}

❐ **c.** à l'équilibre $[HNO_{2(aq)}] = 7{,}8.10^{-2}$ mol.L^{-1}

❐ **d.** à l'équilibre $[HNO_{2(aq)}] = 8{,}8.10^{-2}$ mol.L^{-1}

❐ **e.** à l'équilibre $[HNO_{2(aq)}] = 3{,}8.10^{-2}$ mol.L^{-1}

❐ **f.** à l'équilibre $[HNO_{2(aq)}] = 1{,}8.10^{-2}$ mol.L^{-1}

4 On peut affirmer que :

❐ **a.** à l'équilibre $[HCO^-_{2\,(aq)}] = 2{,}2.10^{-1}$ mol.L^{-1}

❐ **b.** à l'équilibre $[HCO^-_{2\,(aq)}] = 5{,}2.10^{-1}$ mol.L^{-1}

❐ **c.** à l'équilibre $[HCO^-_{2\,(aq)}] = 7{,}2.10^{-1}$ mol.L^{-1}

❐ **d.** à l'équilibre $[HCO^-_{2\,(aq)}] = 8{,}2.10^{-1}$ mol.L^{-1}

❐ **e.** à l'équilibre $[HCO^-_{2\,(aq)}] = 3{,}2.10^{-1}$ mol.L^{-1}

❐ **f.** à l'équilibre $[HCO^-_{2\,(aq)}] = 1{,}2.10^{-1}$ mol.L^{-1}

5 On peut affirmer que :

❐ **a.** à l'équilibre $[HCOOH_{(aq)}] = 2{,}3.10^{-2}$ mol.L^{-1}

❐ **b.** à l'équilibre $[HCOOH_{(aq)}] = 5{,}3.10^{-2}$ mol.L^{-1}

❐ **c.** à l'équilibre $[HCOOH_{(aq)}] = 7{,}3.10^{-2}$ mol.L^{-1}

❐ **d.** à l'équilibre $[HCOOH_{(aq)}] = 8{,}3.10^{-2}$ mol.L^{-1}

❐ **e.** à l'équilibre $[HCOOH_{(aq)}] = 3{,}3.10^{-2}$ mol.L^{-1}

❐ **f.** à l'équilibre $[HCOOH_{(aq)}] = 1{,}3.10^{-2}$ mol.L^{-1}

6 On peut affirmer que :

❐ **a.** à l'équilibre, pH = 1,0

❐ **b.** à l'équilibre, pH = 2,0

❐ **c.** à l'équilibre, pH = 3,0

❐ **d.** à l'équilibre, pH = 4,0

❐ **e.** à l'équilibre, pH = 5,0

❐ **f.** à l'équilibre, pH = 6,0

Énoncé des QCM 7 à 9

On considère à 298 K la réaction de synthèse du méthanol : $CO_{2(g)} + 3\,H_{2(g)} = CH_3OH_{(l)} + H_2O_{(l)}$

Données : enthalpies standard de formation en kJ.mol $^{-1}$

$\Delta_f H°(CO_{2(g)}) = -393{,}5$; $\Delta_f H°(CH_3OH_{(l)}) = -238{,}7$; $\Delta_f H°(H_2O_{(l)}) = -285{,}7$.

7 On peut affirmer que :

❐ **a.** l'enthalpie standard de la réaction est $\Delta_r H^\circ = -421$ kJ.mol^{-1}

❐ **b.** l'enthalpie standard de la réaction est $\Delta_r H^\circ = -271$ kJ.mol^{-1}

❐ **c.** l'enthalpie standard de la réaction est $\Delta_r H^\circ = -501$ kJ.mol^{-1}

❐ **d.** l'enthalpie standard de la réaction est $\Delta_r H^\circ = -751$ kJ.mol^{-1}

❐ **e.** l'enthalpie standard de la réaction est $\Delta_r H^\circ = -131$ kJ.mol^{-1}

❐ **f.** l'enthalpie standard de la réaction est $\Delta_r H^\circ = -611$ kJ.mol^{-1}

8 On peut affirmer que :

❐ **a.** la réaction de synthèse du méthanol est athermique

❐ **b.** la réaction de synthèse du méthanol est endothermique

❐ **c.** la réaction de synthèse du méthanol est exothermique

❐ **d.** la réaction de synthèse du méthanol ne dégage pas de chaleur

❐ **e.** la réaction de synthèse du méthanol dégage de l'énergie thermique

❐ **f.** la réaction de synthèse du méthanol nécessite de l'énergie thermique

9 On peut affirmer que :

❐ **a.** l'équilibre de la réaction de synthèse de CH_3OH est modifié par une variation de pression.

❐ **b.** l'équilibre de la réaction de synthèse de CH_3OH est déplacé dans le sens inverse par une diminution de pression.

❐ **c.** l'équilibre de la réaction de synthèse de CH_3OH est déplacé dans le sens inverse par une augmentation de pression.

❐ **d.** l'équilibre de la réaction de synthèse de CH_3OH est modifié par une variation de température.

❐ **e.** l'équilibre de la réaction de synthèse de CH_3OH est déplacé dans le sens inverse par une diminution de température.

❐ **f.** l'équilibre de la réaction de synthèse de CH_3OH est déplacé dans le sens inverse par une augmentation de température.

10 On considère que la synthèse du méthanol à un rendement de 20 %, et qu'initialement il y a 2 moles de CO_2 et 6 moles de H_2. On peut affirmer que :

❐ **a.** la quantité de chaleur échangée est –52,4 kJ

❐ **b.** la quantité de chaleur échangée est –72,4 kJ

❐ **c.** la quantité de chaleur échangée est –42,4 kJ

❐ **d.** la quantité de chaleur échangée est –82,4 kJ

❐ **e.** la quantité de chaleur échangée est –32,4 kJ

❐ **f.** la quantité de chaleur échangée est –92,4 kJ

CHIMIE ORGANIQUE

Temps imparti	20 minutes
Nombre de questions	10

1 Quelles sont les fonctions organiques présentes dans l'acide 2-amino-3-mercaptopentanoïque ?

❒ **a.** alcool primaire.

❒ **b.** amine primaire.

❒ **c.** thiol.

❒ **d.** acide carboxylique.

2 Parmi les affirmations concernant la molécule suivante, lesquelles sont correctes ?

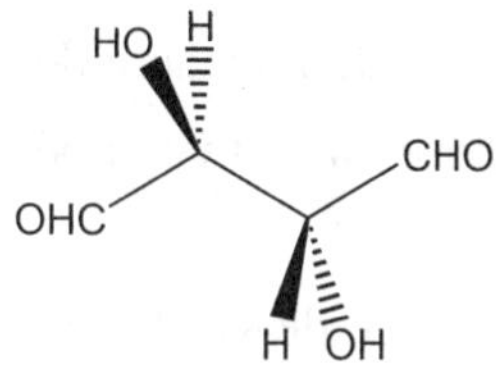

❒ **a.** Les deux carbones asymétriques sont de configuration R.

❒ **b.** La molécule est chirale.

❒ **c.** La molécule est optiquement active.

❒ **d.** La molécule est superposable à son image dans un miroir plan.

3 Parmi les affirmations concernant les deux molécules suivantes, lesquelles sont correctes ?

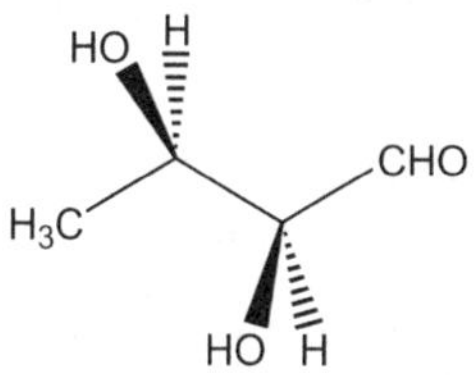

A

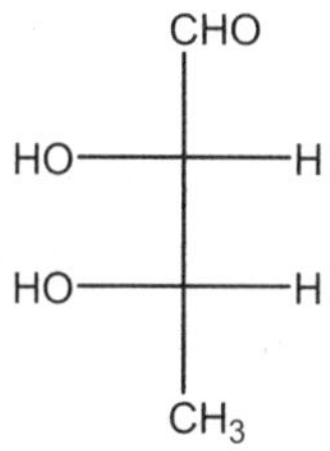

B

❒ **a.** A et B sont énantiomères.

❒ **b.** A et B ont des pouvoirs rotatoires spécifiques opposés.

❒ **c.** A et B sont diastéréoisomères.

❒ **d.** A et B ont même température de fusion et d'ébullition.

4 Parmi les couples suivants, lesquels sont des couples d'énantiomères ?

❒ **a.**

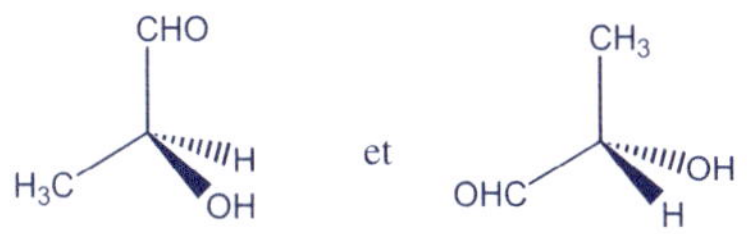

❒ **b.**

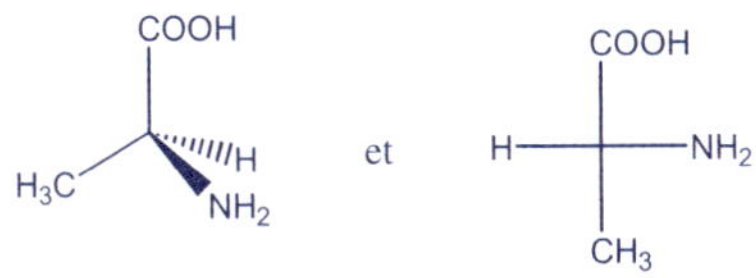

❒ **c.**

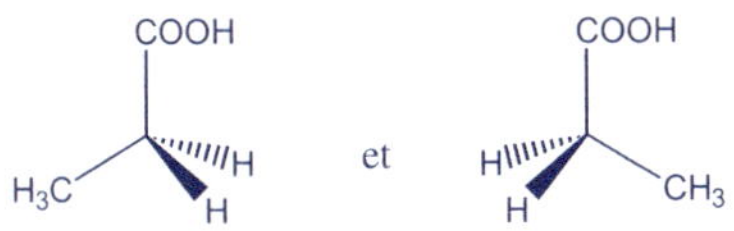

❒ **d.**

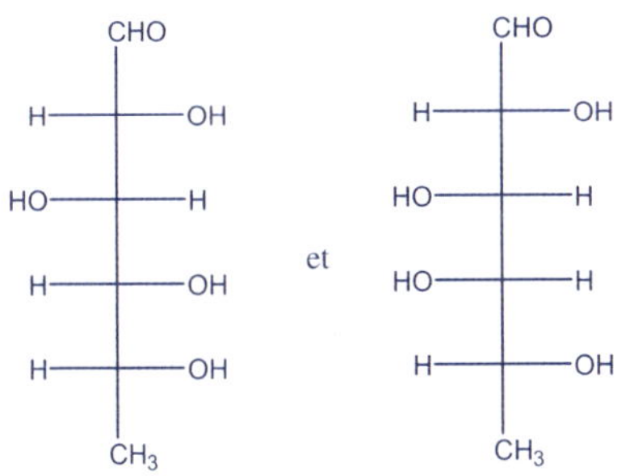

5 Parmi ces affirmations concernant les intermédiaires réactionnels, lesquelles sont correctes

❒ **a.** Un carbocation est une espèce plane.

❒ **b.** Un carbanion est une espèce plane.

❒ **c.** Un carboradical est une espèce plane.

❒ **d.** Le carbone d'un carbocation possède un environneemnt à 8 électrons.

❒ **e.** Un carboradical est chargé négativement

6 Parmi ces affirmations concernant les réactions d'élimination sur les dérivés monohalogénés, lesquelles sont correctes

❒ **a.** Lors du mécanisme E_1 un intermédiaire carbocationique est formé.

❒ **b.** La régiosélectivité suit la règle de Markovnikov.

❒ **c.** La réaction est favorisée à basse température.

❒ **d.** La réaction est favorisée par l'emploi d'un solution de soude concentrée.

Énoncé des QCM 7 à 9

Soit la séquence réactionnelle suivante :

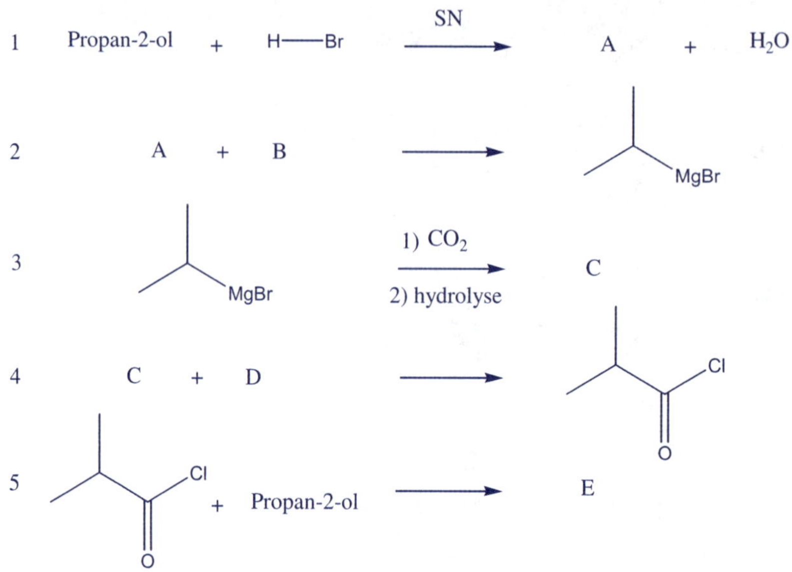

7 Parmi les affirmations suivantes, lesquelles sont correctes ?

❒ **a.** L'étape 1 se fait à haute température pour favoriser la substitution nucléophile par rapport à l'élimination.

❒ **b.** A est le propène.

❒ **c.** L'étape 2 doit impérativement se faire dans un solvant anhydre.

❒ **d.** C est une cétone.

❒ **e.** La synthèse de E peut se faire directement par action du propan-2-ol sur C.

8 Parmi les réactifs suivants, le(s)quel(s) peuvent être utilisés pour l'étape 4, synthèse du chlorure d'acyle à partir de C (réactif D) ?

❒ **a.** $SOCl_2$.

❒ **b.** $NaBH_4$.

❒ **c.** PBr_3.

❒ **d.** NaOH.

❒ **e.** CH_3-Cl.

❒ **f.** PCl_5.

9 Parmi les molécules représentées ci-dessous, laquelle correspond à E ?

❒ **a.** 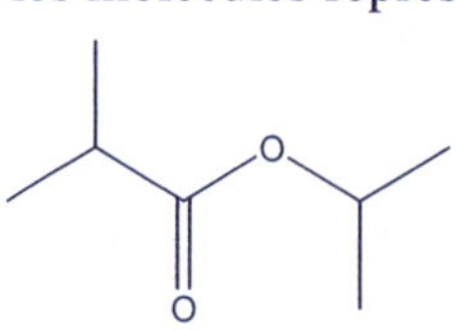

❒ **b.** 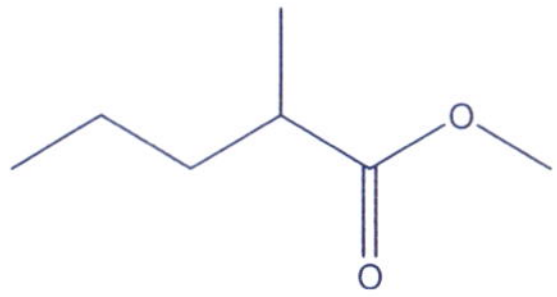

❒ **c.** 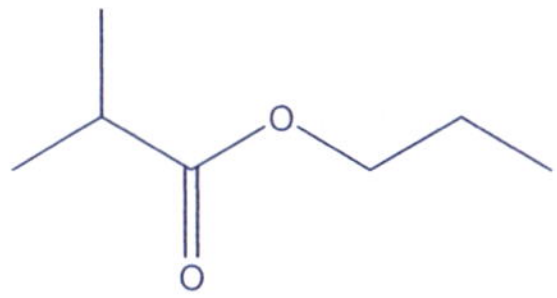

❒ **d.** 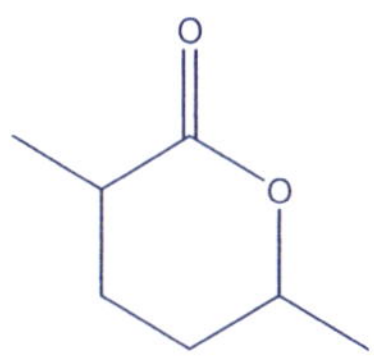

10 On traite le (E)-3-méthylhex-2-ène par l'acide hypobromeux HBrO. Parmi les bromhydrines suivantes, lesquelles obtient-on ?

❒ **a.** 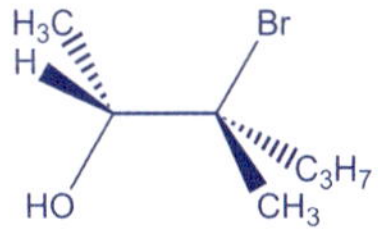

❒ **b.** 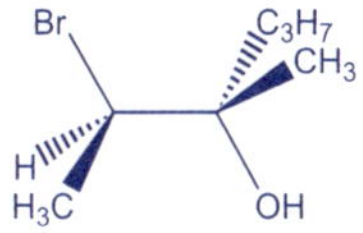

❒ **c.** 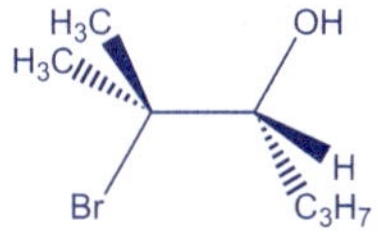

❒ **d.** 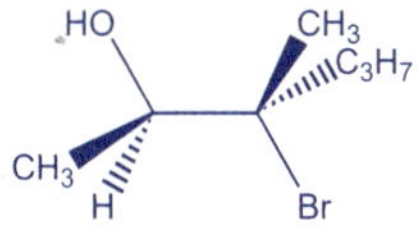

BIOCHIMIE-BIOLOGIE MOLÉCULAIRE

Temps imparti	20 minutes
Nombre de questions	15

1 Parmi les acides aminés suivants, lequel (ou lesquels) possède(nt) une chaîne latérale cyclique ?

❒ **a.** Alanine.

❒ **b.** Tyrosine.

❒ **c.** Proline.

❒ **d.** Valine.

❒ **e.** Lysine.

2 Parmi les propositions suivantes concernant l'urée, relevez la(les) proposition(s) exacte(s).

❒ **a.** C'est le produit majeur de l'élimination de l'azote chez l'homme.

❒ **b.** Elle possède trois atomes d'azote.

❒ **c.** C'est une molécule très hydrophile.

❒ **d.** Elle est synthétisée par le rein.

❒ **e.** C'est une molécule très toxique.

3 Parmi les propositions suivantes concernant les protéines, relevez la(les) proposition(s) exacte(s).

❒ **a.** Les protéines fibreuses riches en hélice α ont un caractère extensible.

❒ **b.** Les protéines fibreuses riches en feuillets β plissés ont plutôt un caractère rigide.

❒ **c.** Dans une structure en feuillet β plissé, les angles φ (phi) et ψ (psi) prennent successivement les mêmes valeurs absolues.

❒ **d.** Dans une structure en feuillet β plissé, l'angle φ(phi) est positif, l'angle ψ (psi) négatif.

❒ **e.** La valine et l'isoleucine sont favorables à l'établissement d'une hélice α.

4 Parmi les propositions suivantes concernant les enzymes, relevez la(les) proposition(s) exacte(s).

La lactate déshydrogénase (ou LDH) est une enzyme oligomérique à l'état natif et dissociée en monomères en présence d'urée.

Parmi les propositions suivantes, laquelle (ou lesquelles) est (sont) exacte(s) ?

❒ **a.** En présence d'urée, la courbe v = f([S]) prendra une allure sigmoïdienne.

❐ **b.** Un coefficient de Hill supérieur à 1 pour une enzyme allostérique signifie qu'elle aura des propriétés de coopérativité positive, par analogie avec ce qui existe pour l'hémoglobine.

❐ **c.** La LDH en l'absence d'urée se comportera comme une enzyme allostérique.

❐ **d.** La LDH appartient à la classe 1 de l' « enzyme commission » (EC).

❐ **e.** L'urée est un agent dénaturant des protéines qui détruit la structure quaternaire de la LDH.

5 Parmi les propositions suivantes concernant les enzymes, relevez la(les) proposition(s) exacte(s).

❐ **a.** En présence d'un inhibiteur irréversible, c'est le temps de contact entre enzyme et inhibiteur qui détermine le nombre de molécules d'enzyme disponible pour métaboliser le substrat.

❐ **b.** En présence d'enzyme, un faible pourcentage des molécules de substrat atteint l'état de transition $S^{\#}$.

❐ **c.** En conditions physiologiques, on peut déterminer la concentration en enzyme dans un liquide biologique en divisant la vitesse de la réaction par K_3.

❐ **d.** Pour une β-lactamine, plus le rapport K_2/K_I est faible et plus l'antibiotique développe une liaison covalente avec le site actif de la transpeptidase bactérienne.

❐ **e.** L'effet d'un inhibiteur compétitif est levé par l'augmentation de [S] dans le milieu réactionnel.

6 Parmi les propositions suivantes concernant la néoglucogenèse, relevez la(les) proposition(s) exacte(s).

❐ **a.** Le foie joue un rôle majeur dans le maintien de la glycémie.

❐ **b.** La néoglucogenèse n'est que l'inverse de la glycolyse.

❐ **c.** Son but est de former du glucose à partir de pyruvate.

❐ **d.** La néoglucogenèse nécessite de l'ATP et du NADH.

❐ **e.** La néoglucogenèse explique que le cerveau a toujours un apport en glucose même lorsque ce dernier est absent de la ration alimentaire.

7 Parmi les propositions suivantes concernant le cycle de Krebs, relevez la(les) proposition(s) exacte(s).

❐ **a.** Le cycle de Krebs fonctionne aussi bien en aérobie qu'en anaérobie.

❐ **b.** Des molécules de dioxygène interviennent directement dans le cycle.

❐ **c.** Le cycle peut tourner dans les deux sens.

❒ **d.** Le cycle de Krebs est en contact avec de très nombreuses voies métaboliques.

❒ **e.** Ce cycle ne sert qu'à terminer les voies métaboliques en vue de la formation d'énergie.

8 Parmi les propositions suivantes concernant les glucides, relevez la(les) proposition(s) exacte(s).

❒ **a.** L'amidon et le glycogène sont utilisés par des organismes vivants comme source énergétique.

❒ **b.** Dans l'intestin, le glycogène et l'amidon sont hydrolysés par des amylases qui détruisent spécifiquement les liaisons glycosidiques (α1-2).

❒ **c.** Les vaches et autres ruminants sont incapables de digérer la cellulose.

❒ **d.** Les liaisons (α 1-4) de l'amylopectine conduisent ce polymère à adopter une structure droite étirée.

❒ **e.** L'amidon est une substance fibreuse constitutive des parois cellulaires des tiges, des troncs, et des portions ligneuses des tissus végétaux.

9 Parmi les propositions suivantes concernant les glucides, relevez la(les) proposition(s) exacte(s).

❒ **a.** Les chaînes oligosaccharidiques des glycoprotéines ne modifient jamais la polarité et la solubilité des protéines auxquelles elles sont attachées.

❒ **b.** Les chaînes oligosaccharidiques des glycoprotéines sont généralement pauvres en information structurale.

❒ **c.** Les chaînes oligosaccharidiques des glycoprotéines peuvent constituer des signaux de reconnaissance pour des enzymes ou des récepteurs.

❒ **d.** Les chaînes oligosaccharidiques de certaines glycoprotéines peuvent avoir une fonction d'adressage ciblant des glycoprotéines vers un organite intracellulaire particulier.

❒ **e.** Des globules rouges traités *in vitro* par de la sialidase et réintroduits dans le sang ont une durée de vie plus longue que des globules rouges non traités.

10 Parmi les propositions suivantes concernant les lipides, relevez la(les) proposition(s) exacte(s).

❒ **a.** Dans la plupart des acides gras monoinsaturés, la double liaison est située entre C-10 et C-11.

❒ **b.** Les adipocytes blancs stockent de grandes quantités de sphingolipides sous forme de gouttelettes graisseuses remplissant la cellule.

❒ **c.** Les triacylglycérols sont stockés sous forme non hydratée.

❒ **d.** Dans l'estomac, des lipases hydrolysent les triacylglycérols libérant des acides gras libres et des 1,3-diacylglycérols.

❒ **e.** Les triacylglycérols sont des molécules amphipathiques ou amphiphiles.

11 Parmi les propositions suivantes concernant les acides nucléiques, relevez la(les) proposition(s) exacte(s).

❒ **a.** Ils sont riches en charges électriques négatives.

❒ **b.** L'ADN est une macromolécule dont le monomère est un « nucléotide ».

❒ **c.** Ils possèdent tous une structure en double hélice régulière.

❒ **d.** Ils sont riches en phosphore.

❒ **e.** Ils contiennent tous du ribose.

12 Parmi les propositions suivantes, relevez la(les) proposition(s) exacte(s).

❒ **a.** Les gènes d'ARNr codent des molécules qui ne seront pas traduites.

❒ **b.** Les micro ARN peuvent inhiber la traduction de leurs gènes cibles.

❒ **c.** Les gènes d'une fonction similaire peuvent être regroupés en « clusters ».

❒ **d.** La majorité des gènes humains sont polycistroniques.

❒ **e.** La densité moyenne du génome humain est de 1 gène pour 10 kb.

13 Parmi les propositions suivantes, relevez la(les) proposition(s) exacte(s).

❒ **a.** Les facteurs régulateurs de la transcription sont des protéines qui possèdent un domaine de liaison à l'ARN.

❒ **b.** Les récepteurs des hormones stéroïdes possèdent un domaine de liaison à l'ADN.

❒ **c.** Les répresseurs peuvent agir de façon indirecte en recrutant des histones désacétylases.

❒ **d.** Les îlots CpG sont situés en amont des gènes.

❒ **e.** La méthylation des îlots CpG active la transcription du gène situé en aval.

14 Parmi les propositions suivantes concernant le code génétique, relevez la(les) proposition(s) exacte(s).

❒ **a.** Le message génétique est constitué de trois nucléotides.

❒ **b.** Il implique la lecture des ARNm au niveau des ribosomes.

❒ **c.** Il est ambigu car un codon peut signifier plusieurs acides aminés.

❒ **d.** Le codon UAA correspond à un signal « stop ».

❒ **e.** Il permet la traduction des 20 acides aminés naturels.

15 Parmi les propositions suivantes concernant la traduction, relevez la(les) proposition(s) exacte(s).

❒ **a.** Les ARNt sont les molécules servant d'adaptateur entre l'ARNm et chaque acide aminé.

❒ **b.** Le codon initiateur est toujours AUG.

❒ **c.** Les ARNr n'exercent aucun rôle fonctionnel lors de la traduction.

❒ **d.** Chaque codon est strictement complémentaire de la séquence de l'anticodon.

❒ **e.** L'ARNm se fixe sur la petite sous-unité du ribosome.

Corrigés

CHIMIE GÉNÉRALE

Question	Réponses et commentaires
1	**Bonne réponse : a.** Puisque les concentrations des produits sont nulles initialement.
2	**Bonne réponse : e.** On calcule la constante d'équilibre à partir du tableau d'avancement.
3	**Bonnes réponses : f.** On calcule la concentration avec les valeurs du tableau d'évolution.
4	**Bonne réponse : f.** La concentration se calcule à partir du tableau d'avancement.
5	**Bonne réponse : d.** Toujours le tableau d'avancement.
6	**Bonne réponse : d.** Encore le tableau d'évolution.
7	**Bonne réponse : e.** D'après la variation des enthalpies standard de formation.
8	**Bonne réponse : c. et e.** La réaction est exothermique puisque $\Delta_r H°$ est négatif.
9	**Bonnes réponses : a. b. d. et f.** D'après la loi de modération de Le Châtelier.
10	**Bonne réponse : a.** À partir du tableau d'avancement et de l'avancement à l'équilibre.

CHIMIE ORGANIQUE

Question	Réponses et commentaires
1	**Bonnes réponses : b. c. d.**
2	**Bonne réponse : d.** Il s'agit du (R, S)-2,3-dihydroxybutanal. La molécule admet un plan de symétrie, elle est achirale donc optiquement inactive, c'est un composé méso.
3	**Bonne réponse : c.** Il s'agit de deux stéréoisomère du 2,3-dihydroxybutanal. A est le stéréoisomère (2S, 3R), B est le stéréoisomère (2S, 3S). Il s'agit d'un couple de diastéréoisomères, ils ont des propriétés physiques, chimiques et optiques différentes.
4	**Bonne réponse : b.** a : identiques, c : identiques, d : diastéréoisomères.
5	**Bonne réponse : a.** Les carbanions et les carboradicaux sont tétraédriques. Un carbocation possède une vacance électronique, donc un environnement à 6 électrons. Un carboradical est neutre.
6	**Bonnes réponses : a. d.** Si plusieurs alcènes peuvent se former, le plus substitué est majoritaire c'est la règle de Zaitsev.
7	**Bonnes réponses : c. e.**
8	**Bonnes réponses : a.f.**
9	**Bonne réponse : a.** 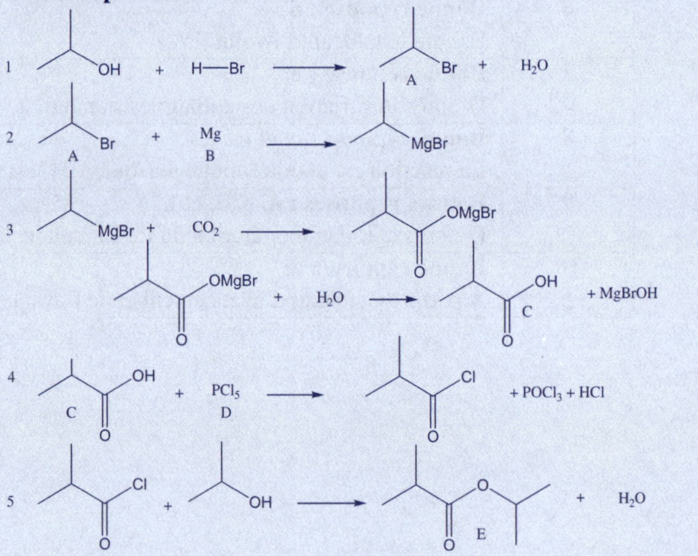

Question	Réponses et commentaires
10	**Bonnes réponses b. d.** 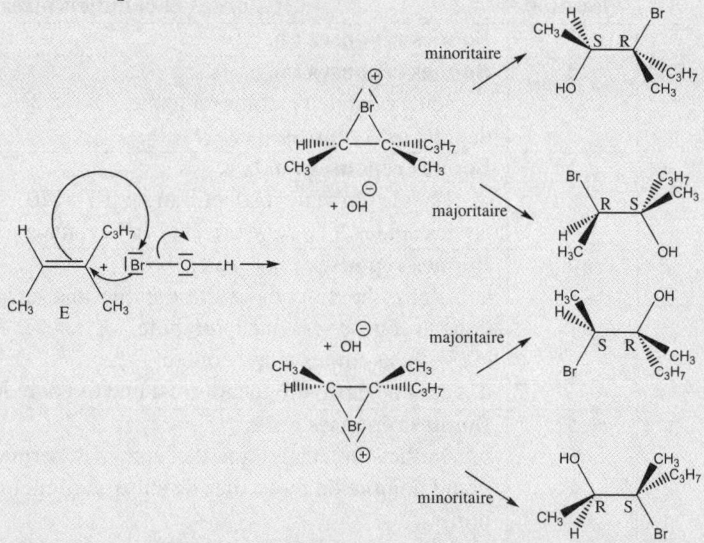 La réaction est stéréospécifique : l'ion HO^- attaque l'ion ponté en anti de l'atome d'halogène. La réaction est en plus régiosélective, HO^- se fixe majoritairement sur l'atome de carbone le plus substitué

BIOCHIMIE-BIOLOGIE MOLÉCULAIRE

Question	Réponses et commentaires
1	**Bonnes réponses : b. c.**
2	**Bonnes réponses : a. c.** b. : seulement deux atomes d'azote. d. : elle est synthétisée par le foie.
3	**Bonnes réponses : a. b. c.** d. : l'angle phi vaut -120° et l'angle psi +120°. e. : les acides VIT défavorisent l'hélice, mais favorisent le feuillet.
4	**Bonnes réponses : b. c. d. e.** a. : l'enzyme se comportera comme une enzyme Michaelienne, donc la courbe sera une hyperbole. c. : les sous-unités vont coopérer. d. : car une déshydrogénation est une oxydoréduction.
5	**Bonnes réponses : a. e.** b. : l'efficacité catalytique des enzymes permet au contraire à un grand nombre de molécules de substrat d'atteindre l'état de transition. c. : la relation v = Vmax = K_3[E] n'est valable qu'en concentration saturante de substrat, donc loin des conditions physiologiques. d. : il faut au contraire que ce rapport soit élevé pour que l'efficacité de l'antibiotique soit importante. e. : il y a compétition entre l'inhibiteur et le substrat.
6	**Bonnes réponses : a. c. d. e.** a. :il peut capter le glucose et le stocker sous forme de glycogène, ou au contraire le libérer si nécessaire. b. : de par la présence de trois réactions irréversibles, il ne peut s'agir d'une simple inversion de la glycolyse.
7	**Bonne réponse : d.** a. Faux ; ce cycle ne fonctionne qu'en présence de dioxygène. b. Faux ; le cycle ne peut avoir lieu qu'en présence de dioxygène, mais il n'y a pas d'intervention directe du dioxygène dans le cycle. Le dioxygène est nécessaire à la réoxydation des coenzymes d'oxydoréduction. c. : ce cycle contenant une majorité de réactions irréversibles, il est donc irréversible et donc ne peut tourner que dans un seul sens. e. : il sert également à fournir des molécules en vue de synthèses.
8	**Bonne réponse : a.** b. : les liaisons sont α 1-4. d. : la structure est hélicoïdale. e. : il s'agit de la cellulose.
9	**Bonnes réponses : c. d.** e. : leur durée de vie est plus brève.
10	**Bonne réponse : c.** b. : le stockage se fait sous forme de triglycérides. d. : l'hydrolyse touche les acides gras en 1 et 3. e. : molécules totalement hydrophobes.

Question	Réponses et commentaires
11	**Bonnes réponses : a. b. d.** c. : certains sont circulaires, les hélices sont de caractéristiques différentes... e. : les ADN contiennent du désoxyribose.
12	**Bonnes réponses : a. b. c.** b. : par fixation sur l'ARNm. d. : chez les Eucaryotes, le gène ne contient qu'un seul ORF. e. : 1 gène pour plus de 100 kb.
13	**Bonnes réponses : b. c. d.** a. : ces facteurs se fixent sur l'ADN. b. : des structures à doigts de zinc. c. : la désacétylation entraîne la condensation de la chromatine. e. : la méthylation des gènes entraîne la condensation de la chromatine.
14	**Bonnes réponses : a. b. d. e.** c. : il est non ambigu car un même codon ne peut coder que pour un seul acide aminé.
15	**Bonnes réponses : a. d. e.** b. : très souvent, mais pas toujours. c. : ils constituent la structure du ribosome. e. : même si certains auteurs préfèrent dire que c'est la petite sous unité qui se fixe sur l'ARNm.

83311 - (I) - OSB 80 - 280 - STY - MPN

JOUVE-PRINT
733, rue Saint-Léonard, 53100 MAYENNE
N° 2967514Z
Dépôt légal : novembre 2021

Imprimé en France